中医药畅销书选粹·针推精华

平衡针法临床精要

王文远　编著

中国中医药出版社·北京

图书在版编目（CIP）数据

平衡针法临床精要/王文远编著．—2 版．—北京：中国中医药出版社，2013. 2（2024.5重印）

（中医药畅销书选粹．针推精华）

ISBN 978－7－5132－1179－6

Ⅰ. ①平…　Ⅱ. ①王…　Ⅲ. ①针灸疗法－临床应用－文集

Ⅳ. ①R246－53

中国版本图书馆 CIP 数据核字（2012）第 238332 号

中国中医药出版社出版

北京经济技术开发区科创十三街 31 号院二区 8 号楼

邮政编码　100176

传真　010－64405721

保定市西城胶印有限公司印刷

各地新华书店经销

开本 880×1230　1/32　印张 10. 125　字数 261 千字

2013 年 2 月第 2 版　2024 年 5 月第 11 次印刷

书号　ISBN 978－7－5132－1179－6

定价　49.00 元

网址　www. cptcm. com

服务热线　010－64405510

购书热线　010－89535836

维权打假　010－64405753

微信服务号　zgzyycbs

微商城网址　https://kdt. im/LIdUGr

官方微博　http://e. weibo. com/cptcm

天猫旗舰店网址　https://zgzyycbs. tmall. com

如有印装质量问题请与本社出版部联系（010－64405510）

出版者的话

中国中医药出版社作为直属于国家中医药管理局的唯一国家级中医药专业出版社，自创办以来，始终定位于“弘扬中医药文化的窗口，交流中医药学术的阵地，传播中医药文化的载体，培养中医药人才的摇篮”，不断锐意进取，实现了由小到大、由弱到强、由稚嫩到成熟的跨越式发展，短短的20多年间累计出版图书3600余种，出书范围涉及全国各级各类中医药教材和教学参考书；中医药理论、临床著作，科普读物；中医药古籍点校、注释、语译；中医药译著和少数民族文本；中医药政策法规汇编、年鉴等。基本实现了“只要是中医药书我社最多，只要是中医药教材我社最全，只要是中医药书我社最有权威性”的目标，在中医药界和社会上产生了广泛的影响。2009年我社被国家新闻出版总署评为“全国百佳图书出版单位”。

为了进一步扩大我社中医药图书的传播效应，充分利用优秀中医药图书的价值，满足更多读者，尤其是一线中医药工作者的需求，我们在努力策划、出版更多更好新书的同时，从早期出版的专业学术图书中精心挑选了一批读者喜欢、篇幅适中、至今仍有很高实用价值和指导意义的品种，以“中医药畅销书选粹”系列图书的形式重新统一修订、刊印。整套图书约100种，根据内容大致分为七个专辑：“入门进阶”主要是中医入门、启蒙进阶类基础读物；“医经索微”是对中医经典的体悟、阐释；“名医传薪”记录、传承名医大家宝贵的临证经验；“针推精华”精选针灸、推拿临床经验；“特技绝活”展现传统中医丰富多样的特色疗法；“方药存真”则是中药、方剂的精编和临床应用；“临证精华”汇集临床各科精妙之法。可以说基本涵盖了中医各主要学科领域，对于广大读者学习中医、认识中医和应用中医大有裨益。

今年是“十二五计划”的开局之年，我们将牢牢抓住机遇，迎接挑战，不断创新，不辱中医药出版人的使命，出版更多、更好的中医药图书，为弘扬、传播中医药文化知识作出更大的贡献。

中国中医药出版社

2011年12月

内容提要

本书是一本临床实用性很强的单穴疗法专著。上篇重点报道了平衡针法的理论研究 16 篇，阐明了平衡针法的理论来源、产生的条件及临床主要特点。中篇侧重介绍了平衡针法的基础研究 10 篇，阐明了常用平衡穴位的作用原理。下篇主要筛选了临床研究论文 126 篇，重点阐明了内、外、妇、五官等各科临床治疗经验。

勤奮針術
刻苦鑽研
勇于創新
無私奉獻

辛未月書頭為
王文遠同志題
程莘農于勝千樓

为王文远医师《整体平衡针刺疗法》题

愿平衡针疗法以独特的理论显著的疗效为军民健康做出新贡献

迟浩田

一九九二年十月十八日

作者简介

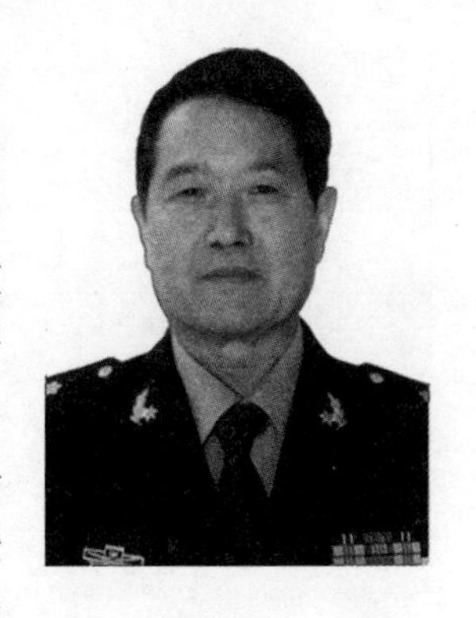

王文远教授，山东省临沂市人，平衡针灸学创始人，北京军区总医院专家组专家，全军平衡针灸中心主任。历经40余年的潜心研究，数万次的针感体验，500余项新技术开展，60余万门诊病人，全国4000多家医院的临床验证，200余期3万余人的技术推广，四届平衡针灸国际会议和三届全国会议的召开，成功创立了平衡针灸学。兼任北京中医药大学教授，中国针灸学会常务理事，中国医促会理事，中华中医药学会民间疗法研究专业委员会副主任委员，中国老年学学会理事兼平衡针灸学委员会主任委员，全军中医药学会针灸专业委员会副主任委员。先后获军地科技进步奖20项，荣立二等功2次，三等功3次，被评为全军中医药先进个人，全军中医技术能手，中华中医药学会首届传承先进个人，北京军区文职干部标兵，育才有功专家，优秀共产党员，科技先进个人，北京市精神文明先进个人，军警民先进个人。享受国务院特殊津贴。

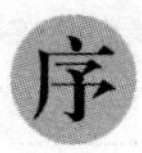

平衡针法是我国著名针灸专家、全国针灸学会理事、中国平衡针灸学会委员会主任委员、北京军区二九二医院中西医结合科主任、主任医师王文远，经过20余年的潜心研究，创立的中西医结合自然平衡单穴针法，是对中医学的继承与发展。

平衡针法显著的特点是突出了人体自身平衡和自动控制系统，充分利用人体的信息通道（神经、体液、经络等）和针刺技术的反馈效应原理，以针刺为手段，选择人体的某一特定穴位，间接地激发增强病人的防卫系统，完全依靠病人自己达到自我修复、自我完善、自我调节、自我治愈疾病的单穴自然平衡疗法，形成了以心理－生理－社会－自然相适应的整体医学调节模式。为中医针灸学走向现代化迈出了新的一步。

平衡针疗法重点强调单穴作用，即时效应，三快针法，突出四个90%，即90%的病症采用一针疗法，90%的病人一针见效，90%的患者不留针，90%的穴位在四肢。具有操作简便、易于普及、无副作用等特点。

王文远教授在总后勤部卫生部、北京军区卫生部、北京卫戍区卫生处、中国中医科学院等单位的大力支持组织下，先后举办平衡针灸实用技术学习班48期，培养针灸专业人才3000余名，使不少名不见经传的小字辈经过学习在当地成为“名医”、“神针”、“一针灵”、“小神仙”。

平衡针疗法来源于临床，产生于临床，然后用平衡针理论指导临床。仅王文远主任所在的二九二医院中西医结合科统计，自1988年以来治疗国内外患者28万人次，有效率99%，治愈率86%，一针治愈率11%。据不完全统计，直接与间接的社会效益，全国突破5000万人次，运用平衡针灸人员约占从事针灸专业人员的三分之一。

“军旅神医王一针”是我军科技卫生战线的优秀代表，具有高尚的医德和刻苦钻研医疗技术的钉子精神。为了探索新的穴位，掌握准确的针感，自己体验上千次，义务为患者服务一万余人次。编写了100多万字的中医针灸文稿，出版专著3册，发表学术论文156篇，开展新业务新技术105项，其中有9项荣获军队与北京市科技进步奖。先后荣立二等功2次，三等功3次，被北京军区树为文职干部标兵，优秀共产党员，学雷锋先进个人。1993年享受国务院特殊津贴。1989年提前晋升为副主任医师，1992年又提前晋升为主任医师。

人民日报、光明日报、健康报、解放军报、中国中医药报、中央电视台、中央人民广播电台、中央国际广播电台、中华英才等30多家新闻单位对其事迹进行了报道。

为了展示平衡针法推广普及的技术效果，进一步检验学术水平，全面总结提高学术质量，以便让军内外更多的医生掌握这门特殊针灸技术。本书为王文远主任从中国中西医结合学会1994年10月在京召开的首届全国平衡针灸学学术大会征稿的300余篇论文中筛选152篇编辑而成，以飨读者。

平衡针灸学科已经列入国家级重点专科、国家级推广项目、国家973课题。王文远教授的《平衡针法临床精要》再版说明平衡针创新技术迎合了社会的需求，体现了学科的创新性。

杨玉堂

再版说明

根据广大读者要求，特将20世纪90年代出版的《平衡针法临床精要》专著再版。本次出版原则上不作重大修改，保留学科的原始资料，留给广大针灸创新者借鉴。

平衡针法是以中医阴阳整体学说为理论基础，吸收现代医学的神经学说、生物全息学说、心理医学、整体医学、顺势疗法、非药物疗法等特点，形成的临床具有简、便、效、廉、易、快的针灸疗法。

自1988年以来，在军地各级业务部门和中医老前辈的支持下，使平衡针法逐步完善，加以提高。先后在军内外举办学习班、专题讲座班、函授班48期，培养了3000余名针灸专业人才。

为了交流学术经验，研讨学术进展，提高学术水平，推广科技成果，从首届全国平衡针灸学学术研讨会300余篇征文中筛选了152篇，经加工整理出《平衡针法临床精要》。同时重点报道了作者从不同的侧面撰写的文章20篇，其中有些论文在《世界针灸杂志》、《美国国际针灸杂志》及国际学术会议上发表，9项获军队科技进步奖。为了拓展本书的学术面，特邀这方面的专家学者文章11篇。

本书在编写过程中承蒙总后勤部卫生部杨玉堂、刘仕福、罗军同志，301医院赵冠英、刘心莲教授，中国中医科学院程莘农、高德、李俊龙、狄福金中医专家，北京针灸骨伤学院王佩、宋一同教授，中国中西医结合学会董文成、穆大为、靳秀芹同志，北京医学国际交流中心高寿征理事长，北京中医药大学附属医院郭兰医师等无私帮助；北京中外合资万达集团总裁简惠岐，朝阳区经济技术协作办公室主任李作峰，商业经济开发公司总经理王志民，东风农场场长高振泉，劳动服务公司经理曹景芬，朝阳公寓副总经理冒涛，升华商贸公司经理吕林成先生的大力支持，在此表示衷心的感谢！在文字抄写、整理、收发过程中得到了北京中西医结合肥胖症研治中心主任贾葆鹏教授，第一军医大学在院实习学员童丽、赵艳丽医师，北京中西医结合疑难病研治中心梁美林医师，本科何银州、陈金銮、魏素英、王辉、郭芙蓉、王健玫医师等真诚帮助，在此表示崇高的敬意！

由于编者水平有限，疏漏错误之处在所难免，敬请海内外同道和广大读者提出宝贵意见，以便重印再版时修订提高。

作者　王文远

2012 年 8 月 10 于北京

目　录

上篇　理论探讨

平衡针法理论来源

王文远

平衡针法（简称平衡针）的理论特点，是以阴阳学说为基础，以免疫学说为根源，以经络神经学说为途径，以自身平衡为核心，摄生物全息之法，纳心理疏泄之术，博取众家之长，弃舍滥竽之粕的一种独特疗法。现将平衡针法的理论来源从以下四个方面进行阐述。

一、阴阳整体学说

人体自身是由多个系统组成的有机整体，维持着正常的阴阳动态平衡。中医学早在《内经》中就有“脏腑相关”、“形神合一”、“人体小天地”等论述，这就构成了人体自身的整体观。作为一个有机的整体，当内因、外因、不内外因破坏了阴阳动态平衡所形成的病理过程，必然出现“有诸内必形诸外”的整体反应（中医理论的核心）。人体各个局部的病变实际上是整体病变的局部表现，因为人体的体表与体内，脏与腑有着必然的内在联系。根据体表的多种表现，从中探索和掌握体内的病理变化，然后进行相应的平衡治疗。平衡针法就是将病理过程的形成和消失归结为平衡失调达到重新恢复平衡的功能的动态变化。

二、神经交叉学说

神经系统包括了周围神经和中枢神经，是调节机体适应内外环境的最高组织结构，在功能和形态上是完全不可分割的整体。对人体的各个器官、系统功能的整体起着重要的支配作用。人体在生命活动中，通过感受器不断地感受内外环境的刺激，经周围神经、脊髓、脑干、间脑质、大脑皮质的神经通路，然后再由大脑皮质经脑干、脊髓、周围神经至效应器的运动传导。大脑皮质、内囊、脑干在锥体交叉以上都有交叉支配功能。大脑皮质对于躯体运动的管理是通过锥体外系两条路线实现的，两者在机能上要相互协调，相互依赖，共同完成人体接受对侧肢体的感觉冲动和管理对侧肢体的运动。平衡针法主要取于神经交叉支配原理和神经反馈信息原理，达到机体的自身调整、完善、修复的目的。

三、生物全息学说

生物全息学说是山东大学张颖清教授20世纪80年代初创立的一个生物学新学科。它的贡献揭示了一个与经络相对等的一种穴位分布的普遍规律，即穴位分布的全息律。因为“生物体每一个相对独立的部分在化学组成的模式上与整体相同，是整体的成比例的缩小”。任何部分都是整体的全息单位，部分等于整体，存在整体的性质和部分，在人体最大部分中所存在的也同样存在于最小部分，而这些部分又是相互联系的，具体讲同样的穴位分布形式是在机体不同部位的重复。在人体穴位分布的全息律与经络有着同等重要的地位，它们交错着支配穴位的分布，每一相对独立的部分都包含着整体的全部信息。整体动态医学认为人体具有自身的调节与控制系统，能接收内外环境的各种信息，在结构上相互联系，功能上相互协调，病理上相互影响，治疗上相互效应。这是作者运用全息针刺疗法达到整体平衡消除疾病的方法之一。在生物体内，每一个系统都能接收其他系统发来的信息，同时，也向其他系统发送信息，这就构成了不同全息系统之间的相互依赖，相互作用，相互影响，也就产生了临床开展的一种全息针刺反馈控制技术，利用一个系统调节其他系统，从局部状况探索整体信息，以整体信息来治疗局部病变。通过反复探索、比较、提高，达到一针见效，也就是通过针刺产生全身性的技术效应。

四、经络系统学说

经络是内连五脏六腑，外连肢节百骸，贯穿上下左右，沟通表里内外，将机体的各个组织器官连成一个有机的整体。使机体保持着协调统一。同时经络具有运行气血、调节阴阳、传递信息的功能。人体是一个整体，通过人体的经络系统——即为现代信息系统，达到经脉相连、阴阳贯通维持人体阴阳动态平衡。一旦“气之盛衰，左右倾移，故应以上调下，以左调右”（《素问·离后真邪论》），故“善用针者，从阴引阳，从阳引阴，以右治左，以左治右”（《素问·阴阳应象大论》）。使阴阳自和，虚实得调，复归于平衡状态。此外，还有古代九刺中的巨刺针法、远道刺法、缪刺法等亦都属于此类范畴。《灵枢·管针》记载，“远道刺者，病在上取之下”。上病下治，下病上治，以旁治中，以中调旁，由此及彼，十二经络、奇经八脉犹如网络纵横交错，分布全身各个部位，进一步揭示了经络在全身存在的形式及分布规律。通过针刺，调通经脉，反馈信息，调其气血，恢复平衡，达到治愈疾病之目的。通过以上四方面的探讨，吸收了其中的精华部分用之于临床，完全从整体出发，以达到平衡为目的。平衡针的作用原理有待进一步探讨，其理论有待进一步完善。

平衡针法产生的条件

王文远

平衡针法产生的条件首先有不平衡的客观因素存在。平衡是相对的，不平衡是绝对的。平衡失调像一条红线贯穿于人生的整个过程之中。正常情况下人体处于自然、环境、社会、家庭、心理等平衡的主旋律之中，一旦人体内环境破坏使心理平衡（即七情喜、怒、忧、思、悲、恐、惊）失调，必然造成生理失调。使机体不能适应自然环境社会家庭的外部条件而发病。第二外环境（即六淫风、寒、暑、湿、燥、火）的破坏、影响、干扰，加剧了人体内环境的稳定而发病。这种健康人群到非健康人群却是整体平衡失调的必然结果。

从大量的人群调查分析，人类和其他动物一样，必须经过五个生存阶段，即出生－健康－平衡失调－疾病－死亡。实际上人群分为健康与非健康两大类，健康人群约占80%，非健康人群约占20%。其中从健康到非健康（主要指器质性病变）之间，称为机体平衡失调期。一般情况下，健康人群之中也存在大大小小、多多少少的平衡失调，但一般不需调治完全可以自我平衡。对自身平衡失调比较重的人群，依靠自己调节比较困难，必须借助医生，求助于医生来达到自身平衡。实际上从门诊的病人之中50%以上的病人不需要治疗，依靠自身调节完全能自愈。只有剩余这一部分真正依赖于医生。通过平衡自然疗法来激发、调动、增强病人防卫系统，逐渐使机体重新恢复平衡。具体讲平衡针的技术效应，主要依靠针灸合理的外因刺激，刺激了人体的能量库，产生和增强机体的应激防卫效应，从而间接的达到自我调节自我恢复平衡的目的。因为外因子药物永远不可能来提供人体所需物质恰当的平衡量。人体自身的防卫系统与致病因子是贯穿于疾病始终的一对矛盾，直接影响着疾病的发生、发展和转归。作为人体的防卫系统是一种天生的自然屏障，具有天然的防御机能和具有受馈于合力的刺激而产生被动加强的特性。只要人的生命还存在，对自然、对环境、对社会、对疾病就有一定的抵抗力和适应力。当人体自然防御机能下降时，可以人为的使用整体平衡自然疗法（平衡针法是整体平衡自然疗法的重要组成部分），给予合理的外因刺激，使机体产生一系列应激反应，调动和加强机体的防御机能。虽然机体防御能力对疾病不具有选择性，但是针刺不同的穴位，可以达到防百病治百病的目的。

一、人体外环境的破坏

人类的生存与发展离不开大自然的生态环境，生态环境直接决定和影响着每个人的生存质量。人类越竞争，必然导致赖以生存的空气、水质、土地、森林等受到严重破坏，直接或间接的动摇着人体内环境的稳定，严重影响威胁着人类健康，人类无时无刻不在面临着大自然无情的报复。

据《海外星云》杂志1993年第3期报道：由1575位科学家，包括99位健在的诺贝尔奖获得者，联合发表声明，警告人类面临着大灾难。其主要根据是：臭氧层变薄、空气污染、浪费粮食和水、海洋受毒、农地受损、森林面积缩小、动植物种类减少。这份声明最后警告说："在我们能够避开现在所面临的威胁及人类前景不可估量的消失的机会消去之前，我们剩下的时间不超过十年或几十年。"虽然说的可怕夸张，但也说明了人类赖以生存的自然生态环境的破坏越来越重，应引起全社会全人类的高度重视。例如从我们自然环境森林来讲：一亩树林每天吸收二氧化碳66公斤，二氧化硫4公斤。一亩树林比无林区可以多蓄水20吨。一亩松树林一昼夜可以分泌出杀菌素2公斤。一亩防护林可以保护约100亩农田免受风灾……可是全球的森林面积已由人类文明初期的76亿公顷，减少到目前的28亿公顷，而且仍以每年2%的速度被砍伐着。此外，大量的工业废水、废气、废渣泛滥成灾，严重污染着空气、水域、环境。由此产生的酸雨，加速着森林的毁灭。1993年2月15日我国著名科学家钱学森投书《森林与人类》杂志，对我国的森林覆盖状况表示忧虑。深感我国林业严重落后，同世界各国相比，我国森林覆盖率要排到100位以后。大量的废气排放，增加了空气中二氧化碳的浓度，给地球形成了可怕的温室效应，破坏着地球热力学的平衡，加剧全球气候冷暖干湿的反差，影响了农作物的收成，打乱了人类的正常生活。

据美国科学院分析，臭氧浓度每降低1%，皮肤癌患者将增加2%，随着地球表面紫外线的增加，还会损害人们的眼睛，导致白内障，以致失明。同时还会损伤人体的防御系统和对单纯性疱疹和热带寄生虫及其他疾病的抵抗力。从海洋的污染来看，海洋每年渗漏的石油300万吨，以及工业废水、废渣、垃圾等多种物质，影响了海洋生物的生长，又降低了海水的蒸发量，减少了全球的降雨量，加重了气候的反常程度，促使生态环境更加恶化。1992年从召开的全国环保厅局长会议上了解到，我国乡镇企业缺乏规划，使得三废排放迅速增长。山西、陕西、内蒙某地的采矿、采金、采煤业由于乱采、乱挖造成草场退化、土地沙化、河道淤塞。云南、贵州、四川等地土法炼硫、炼汞等排放高浓度废气造成大面积植物死亡、粮食欠收，已形成局部的“生态死区”。

人口的急剧增加又迫使农业广泛地无限制的使用农药和化肥，不仅破坏了土壤结构，而且加速污染了水质。由于有利于人类的生物群被杀灭使虫害增加，又导致化学剂使用增加，从而使污染环境和杀灭有益生物群的程度更加严重，形成了一个加速度的恶性循环圈。作为杀虫剂的 DDT 早在南极的企鹅脂肪中被发现，北极的鲸鱼中也检出含 DDT 在内的 6 种杀虫剂。同时农药还污染着食品。据美国科学院 1987 年 5 月的一份报告指出，农药污染危险最大的食品为番茄、马铃薯、橘子、莴苣、牛肉等。从我们国家食品来看，也存在污染问题，除了粮食蔬菜本身因农药化肥等污染外，主要来自色素、防腐剂、添加剂等不符合卫生标准的假冒伪劣产品。据报道有两万美国癌症患者是因农药污染引起的。人类每天都生活在 620 多万种化学物质中，每周均以 0.6 万种的速度增长着，每日使用的化学物品达 5 万多种。1988 年年底，全球已有 25 个国家和地区建成 427 个核反应堆。整个世界长年不断的采掘和冶炼着近百种金属，仅粗钢就达 8 亿吨，几乎所有的工厂都在向人类生存的空间夜以继日的排放着三废。据中国城市导报报道，就以讲卫生的卫生系统而言，1992 年徐州市对 33 家医院的废弃物调查发现，仅一家符合国家环境卫生排放标准。目前，全国有大小医院数万个，认真处理医疗废弃物的单位却不多。许多医院一边在给病人防病治病，一边又在大量“放毒，”不仅污染环境，还可能造成部分地区饮用水、蔬菜等带菌、带毒和传染病流行。目前，地球上每分钟就有 10 公顷的土地变为沙漠，4.7 万吨土壤流失，每天至少有一种生物灭绝。实践进一步证明，凡是无法适应外环境变化的生物都面临着死亡，人类也不例外。同时使少数适应性变异性较强的生物失去了天敌和其他条件的制约，出现超常繁衍。交通的改变使麻疹传入大洋洲；砍去亚得里亚海滨和中非的某些森林，使良田变成半沙漠和光秃秃的岩石；一盆仙人掌竟使澳大利亚东部的霸王树蔓延成灾；加拿大一株水草造成英国一半水路阻塞达 10 年之久。据联合国世界卫生组织估计，全世界有老鼠传播疾病的死亡人数远远超过战争。1992 年 12 月 3 日《健康报》报道，仅贵州、广东、山东等省市 1950～1991 年，尘肺病累计 80630 人，平均每年死亡 2300 人。太原钢铁公司焦化厂工人肺癌死亡率高达 237.09/10 万，比太原市居民肺癌死亡率高 15 倍。山西大同矿务局职业病死亡率与工伤之比为 4∶1，这个矿务局一个企业就有尘肺病人 9522 人，自 1957 年以来，医药、疗养、生活补助、营养、抚恤、丧葬开支达 13.2 亿元。阳乐市硫矿公司有职工 4700 人，其中 1600 多是尘肺病人。由于人类的物质文明导致了外环境的改变。使自然生态值不断升高，直接或间接地影响着人体内环境的平衡与稳定，严重威胁着人类的健康。

二、人体内环境的失调

人体内环境主要包括心理因素、生理因素。在内因、外因不内外因的作用下，心理上、生理上的平衡失调，从而导致了人体素质下降，影响内环境的稳定，适应社会、家庭的能力降低，形成各种疾病。

从心理学的角度来看，大家公认的精神病是心理性疾病的代表性疾病。虽然病因不明，但精神病专家共同认为所有的精神病人都有直接的环境诱发因素。随着科学的发展，随着人类社会向现代化的推进，精神病的残疾发生率都在急骤增加。据 1992 年 12 月 19 日《北京日报》报道，我国目前精神病的患病率已达 15‰左右，全国精神残疾者超过 1 000 万。据公安部统计，严重肇事肇祸行为的精神病人高达 120 多万，每年发生杀人放火、强奸等重大刑事案件中，有很多是精神病人所为。大庆油田一个精神病人一把火烧掉一口油井，给国家造成一亿元的损失。精神病因至今还是一个谜。但是精神病学专家共同认为——所有的精神病都有直接的环境诱发因素。

杭州市20世纪30年代末期精神病患病率1.15‰，70年代中期上升到9.12‰，80年代后期上升到14.28‰。辽宁50年代5.4‰，80年代11.14‰，90年代15.50‰。这些数字客观地反映了我国精神病的增长趋势。根据有关专家预测，在未来的十年当中，世界上的精神病人的数目还会增加。主要是社会发生剧烈变革。竞争十分激烈，加上环境的污染，商品经济大潮的冲击，家庭结构的改变，使人们的生活变得更加紧张化、复杂化，造成心理刺激因素加大所致。

天津市卫生部门曾对几个剧团的389名文艺工作者进行心理卫生调查，发现其中46.61%的患有中度和轻度的心理障碍。1987年北京市31所高等院校中因精神障碍退学、休学的大学生就多达188人。据有关方面的调查，我国有16%的大学生存在不同程度的心理障碍。

据《现代家庭报》报道，日用化妆品是引起急性眼部化学性损害的重要因素之一，因为它有直接接触性损伤，挥发气体刺激所致。表现眼部疼痛、畏光、流泪、视力下降、球结膜充血、水肿、角膜上皮脱落，严重者累及虹膜与晶体。如继发感染则会产生更为严重后果。

由于科学的发展，现代化的冷藏电器大量进入家庭社会，早在1926年就发现了冷藏食品的致病菌——李司德菌。主要是由进食经过冷藏不加热的食物感染这种病菌，通过血液传至全身器官，症似白喉，并可由此并发脑膜炎、白血病、心内膜炎等。特别对婴儿、孕妇、老年人及免疫功能缺陷的病人最易得这种病。据港府卫生署证实，1991年香港发现8例，其中死亡6例。1979年，美国专家沃瑟姆利珀发现住在高电流配电室附近的儿童，白血病和肿瘤的死亡率增高。1987年他们又发现成人也有相类似的情况。1988年美国专家佩里和威尔逊发现邻近高倍电线的人群患精神抑郁症的人增多。电热毯是人们可能接受到强度最大（直接睡在电热毯上方0.3cm处）和时间最长（通常每天8小时以上）的极低频和电磁场暴露源。1986年沃瑟姆利珀首次指出，电热毯可能使孕妇的孕期延长，流产量增加，胎儿发育迟缓。我国经动物试验和流行病学调查，并通过1961例孕妇流产和异常妊娠的对照研究，证实孕早期使用电热毯是形成流产危险因素之一。

根据《中国消费者报》报道，特殊过敏体质、患有过敏性皮炎、喘息性支气管炎、哮喘的病人穿羽绒服易引起过敏。主要是人体细胞产生抗原抗体反应，放出具有生物活性的物质，可使毛细血管扩张，管壁渗透性增加，血清蛋白与水分渗出或大量进入皮内组织，使身体出现皮疹、荨麻疹、瘙痒等症。还能引起支气管平滑肌痉挛，黏膜充血水肿等。

医源性、药源性疾病已成为威胁人类健康的又一大因素。在当今医学领域中，西方医学具有理论解决的明晰性，容易收到立竿见影的效果，不少人把希望寄托在医学与药物身上，但是忽视了人体自身的防卫抗病和自我修复的平衡能力。目前世界上的化学药品已达8万种，抗生素生产量达5万吨，为抵抗疾病的侵袭，维护人类的生命安全起到不可估量的作用，但是产生的毒副作用又成为威胁人类健康的又一大因素，致医源性、药源性疾病相继而生。首先破坏了人体的防卫系统，使疾病更加复杂化。例如临床上常用抗生素药，除两重感染和细菌产生耐药性外，有20种产生胃肠道反应，12种产生神经精神症状，14种损害肾脏，18种严重损害造血系统。据1977年的一份调查报告，在190种抗生素等化学药物中，有58种能引起再障性贫血，83种引起血小板减小，137种引起白细胞减少。1983年上海市卢湾区高校招生体检，因药物所致的耳聋不符合报考条件的竟占23%；我国每年用链霉素、卡那霉素、庆大霉素等氨基苷类抗生素所导致的耳聋有两万以上儿童。据报道美国每年有14万人死于抗生素的副作用，150万人因抗生素的副作用而入院。由于长期使用抗生素等，人体内的细菌耐药性增强，1947 年细菌耐药性仅占 10%，1963 年达到了 38%，1975 年上升到 95%。又例如 AZT 是目前唯一经过美国联邦政府正式批准使用的抗艾滋病药物，刚刚在临床使用就产生了抗药性，因为艾滋病毒的变化比人的细胞变化快 10 万倍。临床使用的止咳化痰平喘药，只能起到解痉和扩张血管的作用，却不能从根本上改变人体的过敏体质，所以这一类药物对哮喘和支气管炎无法达到根治目的。临床常用碱性药物治疗胃酸过多症，只是暂时的中和，却不具有使病灶愈合的功效。长期使用胰岛素会使生产胰岛素的器官萎缩以致不再生产。长期使用免疫抑制剂——激素类药，除引起消化道出血、电解质紊乱、黏液性水肿、骨质疏松等，更严重地抑制了人体免疫系统，诱发严重的感染和隐性病灶扩散。一病未完，又增加新的疾病。长期使用抗凝血药物，会使人体的凝血机制减弱，一旦停药会出现可怕的血栓。泻药用久了，会造成肠功能部分瘫痪，使便秘更加严重。止痛药剂量越用越大，使得人体内的抗痛机能因药物代替，逐渐变得迟钝了。甲氰咪胺是一种盛行欧美治疗胃溃疡的特效药，但却普遍导致胃溃疡形成更可怕的胃癌。在中国抗生素问世以来，原被视为伤害克星的氯霉素特效药，近几年来出现了大量的耐药苗株。《大众医学》1988 年 7 月刊登上海传染病院报告氯霉素治疗伤寒已无效。1941～1947 年期间，由于青霉素、链霉素的广泛应用，曾使因败血症死亡的人数显著下降。可是 20 年后的 1967 年败血症的死亡率几乎回到抗生素问世之前的水平。

根据《世界报》1991 年 10 月 20 日报道，1985 年年底法国一家输血中心定期接受换血治疗的 2500 名血友病病人一半感染了艾滋病毒，其中 200 人已经死亡，因其他疾病而接受输血的也有 7000 人感染艾滋病毒。同时使全国 40 万人染上了各种肝炎。

我国也曾发生过一些比较严重的药品反应。据《健康报》报道，牛皮癣患者服用乙双吗啉后有 100 多人成为白血病和癌症患者，仅1992年就发现24个白血病和癌症患者。1992年各地报告有16人使用丁胺卡那霉素后出现严重不良反应。4人死亡。北京有30多个灰指甲病人服用了国产或进口的酮康唑造成肝脏损害，个别人死亡。卫生部药品不良反应监察中心1992年收集到的不良反应病例报告2062例，涉及246种药品。死亡病例有47例。我国每年有500多万人住院，其中至少250万人与药物不良反应有关。

平衡针法的目的力求摆正致病因子和人体内在因素的关系。立足于利用人体自身的潜在防卫能力，选择最佳穴位，组成最佳方案，达到机体生态平衡的目的。西医学的特点主要依赖于手术及抗生素、激素之类的化学药品直接消灭致病因子，虽然见效快，针对性强，但在客观上又起到了取代、抑制、损害人体的天然防御功能，破坏了人体内的生态平衡，引起医源性药源性疾病的发生。

三、人体具有神奇的防卫系统

人类的生存是依靠着机体神奇的、天生的、自然的、强大的免疫防卫系统，这个系统主要来自先天父母和后天五谷之精华。正常情况下对50%以上疾病是不需要服药完全依靠自己均可治愈。大量的实验证明人体的每个部位几乎都具有天然的防御能力。根据美国科学家发现人体皮肤是一种复杂的器官，它能产生或改变某种激素、酶和其他物质，这些物质对人体起到至关重要的作用。譬如，当皮肤划破了，几天后皮肤自己愈合，骨头骨折后几个月会慢慢的重新愈合，当胃切去4/5，经过一段时间又会恢复到原来的胃脏功能水平。急性肝炎只要休息和营养跟上，一个月80%不服用任何药物完全可以自愈。还有大量的例子均能说明这一点。从皮肤而论，皮肤的防御调节人体生态平衡的作用令人吃惊。如果把溶血性链球菌滴在人的手背上，起初的细菌为3000万个，一个小时后就剩170万个，两个小时就减少到7000个了，痢疾杆菌20分钟后即会全部被消灭。

人体的防卫系统犹如机体的层层防线，时时刻刻防御着细菌的侵入。例如：泪囊经常分泌出泪水不仅浸润清洗眼球，更重要含有溶菌酶素、抗菌能力极强，即使把一滴泪水加入2L清水中稀释仍具有杀菌能力。口腔的唾液含有多种酶、电解质、蛋白质、氨基酸、免疫球蛋白和激素等多种成分，具有强大的杀菌作用。假如从口侥幸进入胃的细菌，必然会遇到消蚀力极强的胃液成分的捕杀，肠道也有这样的作用。从鼻腔进入的细菌首先刺激鼻腔黏膜，一个喷嚏就可以把它们喷出来。有些细菌进入气管、支气管后管道的黏液将把细菌粘住，然后随着气管绒毛纤维的不断摆动使其上移，通过咳嗽，最终排出体外。住在城市的人们一吸一呼同样多$1cm^3$的空气，就要吸进两万个微生物，而呼出微生物只剩下40个了。此外皮肤创伤会导致大量的细菌从创伤处进入人体，这并不可怕，因为创伤引起的炎症是一种阻碍杀灭病菌的本能反应。因为血浆将会带来大量的白细胞和各种抑制细菌生长的化学物质，这些物质犹如一堵围墙，将细菌紧紧围住一个个吃掉。假如白细胞不能完成吞噬任务，机体将会派出巨噬细胞参战，将其吞掉。即使有的细菌被白细胞和巨噬细胞吞吃后仍然能在细胞内长期生长，人体将设法把这些细菌及废物排出体外。首先排入淋巴系统，然后转入血液循环，经过肝肾等脏器排出体外。此外人体内还会产生一种被称为抗体的物质，能够更准确有效的消灭进入人体内细菌。以大量的实践证实：得病与不得病并不简单取决于致病因素，更主要的取决于机体本身内环境的平衡和人体的免疫防御系统。

平衡针法的宗旨是把复杂的针灸理论和方法变得简便易行，临床更加实用，意在寻求解决或避免现代医学带来的弊端。①维护机体生态平衡；②运用针灸的外因刺激、激发、调节加强人体的天然防御能力，摆正人体内在因素与外在因素的辩证关系；③保持人体素质的动态平衡，达到从根本上治疗疾病的目的。

平衡针法的十大特点

王文远

平衡针法有着独特的理论体系，独特的取穴方法，独特的特定穴位，独特的临床疗效。现归纳为十个方面作一简要说明：

一、突出了人体自身平衡

平衡针法的治疗特点不是把针灸当作治疗的目的，而是作为一种手段，不是直接去治疗病人的疾病，而是间接去治疗病人的疾病。主要根据机体具有被动加强的特性，选择体表的某一特定穴位，依靠病人自己达到自我修复、自我完善、自我平衡的能力。

二、突出了人体信息系统

平衡针法充分利用了人体信息通道。这个通道就是传统医学的经络学说和西医学神经和体液系统，因为人体具有最尖端、最完善的高级自动控制系统。平衡针就是充分利用这个信息系统达到自身平衡的目的。

三、突出了单穴疗法

平衡针法的取穴特点是单穴疗法，因为针刺不是目的而是一种手段，借助这种人为的刺激手段，间接达到自身平衡的目的。所以90%以上的病（证）均采用单穴疗法。但对个别病证亦可采用多穴疗法，但最多3～5个穴位。

四、突出了即时效应

即时效应就是一针见效。要求针刺的当时见效率应达90%以上，特别对发病时间短、病情轻的病人应是一针治愈。对发病时间长，病情重的病人一针绝对治不愈，但临床症状必须见轻。

五、突出了三快针法

三快针法主要是指进针快、找针感快、出针快，整个针刺过程控制在3～5秒钟内。在临床中90%以上的病证均可采用快速针刺法。而对个别患者酌情采用留针疗法，时间应为1～24小时不等。主要根据特殊穴位，特殊病人的心理与生理需要结合运用。

六、突出了针感效应

平衡针法的针刺特点强调针感效应。不管采用什么手法，只要把针感扎出来（相当于得气）就可马上出针。针感产生效应，效应来源针感。

七、突出了离穴不离经

通过大量的临床来看，穴位的分布区域有一定的规律和范围。加上过于强调穴位的定位，必然给术者，特别是给临床经验少的医生带来一定的困难。因此平衡针法的取穴特点不过于强调穴位的定位，只要扎在经络（或神经）出现针感即可。

八、突出了穴名通俗化

平衡针法的特点突出了以部位、主治、功能来定名。便于推广、普及。如头痛穴、腰痛穴、胃痛穴、乳腺穴、升提穴等。一看就懂，一学就会，一用就灵。因为传统腧穴穴名之复杂，来源于不同的历史时期和众多医家之手，穴名繁多各异，四百多个穴位，给临床普及带来极大困难。

九、突出了安全无副作用

平衡针法首先突出了安全，避免了针刺损伤脏器和发生晕针等临床常见的针刺事故和副作用。平衡针的取穴特点90%在四肢（其他穴位均在有效安全部位）。取穴少，总共不足40个穴位。90%以上的病证采用单穴疗法。90%以上的病人不留针，减少了病人的恐惧心理和生理失调带来的各种副作用。

十、突出了实用性

平衡针法产生于临床，来源于临床，先有的临床后有的平衡针理论。然后用平衡针理论又指导临床。仅1988年以来，门诊量突破30万人次，有效率99%，临床治愈率86%，其中一针治愈率11%。

经过军内外举办新技术推广学习班48期，培养专业针灸人才3000余人，直接的和间接的社会效益超过5000万人。

平衡针法理论漫谈

董建波
（山东省邹平县人民医院长山分院）

突出中医特色“简、便、效、验”的平衡针法的问世，给本来就神奇深奥的祖国针灸学更增加了新的奇妙！使患者对医术更加感到不可思议！为了使这一疗法更趋完善，更好地为人类健康服务，有必要与诸位同道就有关“平衡针法”的诸多问题进行探讨。

首先应该谈一下“平衡针法”在临床中的应用。我是1993年5月中国中医研究院《王文远整体平衡一针疗法专题讲座》第11期学员，回单位后就马上应用于临床，经过半年的临床实践使我初步体会到了临床疗效的可信性。例如一男性肱桡肌上部肌腱拉伤患者，曾服药及理疗效果不佳，经笔者针“肘痛穴”一次后疼痛立时减轻，又巩固治疗2次（隔日1次），临床治愈，至今未复发。另家母患有痔疾（外痔）如豆大，便后滴血，大便时痛而不适，经取“痔疮穴”施术一次后即显效，又巩固2次（1周1次）。母亲自述痔核已干瘪无感觉。此外，先后治疗肩周炎、网球肘、颈椎病、坐骨神经痛等46例，临床效果显著。41例临床治愈，5例好转。

经过临床实践，笔者体会到“平衡针法”本身的特点就是取穴少（一病一穴），见效快（大多数病人立竿见影），操作简便（一般不留针）。这些都突出和证实了“平衡针法”是真正突出了针灸学“简便效验”的临床特点，是经得起重复和临床检验的。相信“平衡针法”会得益于此，为针灸医学在临床实用性方面开拓新的途径。真正体现了中医学的特色。

追本溯源，“整体平衡一针疗法”与中医学的关系实际上是与中医阴阳整体学说相一致的。

谈到平衡二字，使我们想起中医学的基本特点——整体观。中医认为人与自然，人体内部各系统之间都是一个不可分割的整体。“平衡针法”中整体与中医学整体是一致的，二者所指其实是一个概念，不论是人与自然界还是人体本身。

谈到平衡二字，中医认为“阴平阳秘，精神乃治”。人体百病源于机体内部阴阳协调统一的关系被破坏所致。中医针灸学治疗疾病的原则和目的就是利用针灸治疗恢复机体“阴平阳秘”协调统一，达到相对平衡状态。“平衡－阴阳”贯穿于“平衡针法”的始终，同样也是中医、针灸、生理学、病理学的基本理论之所在。

王文远老师经过二十余年的长期探索，从实践中观察到某些特定穴位的存在并大胆开发出来，形成了一套相对固定，有自己特点的理论与方法。我认为他的发展过程同样也可以说明“平衡针法”是对中医学的继承与发展。

单穴疗法的起源应该与针灸学的起源同步，也可以说针灸学就起源于单穴疗法。因为针灸学的起源是单穴的发现和总结作为基础的。“整体平衡一针疗法”的形成与发展也是单穴的发现和提高过程，并且也是基础于传统针灸学理论知识之上的。“它并不排除原有的经络穴位和针刺方法”（学习班学习资料《整体平衡一针疗法》概述第 12 页）。“平衡针法”的许多内容以前在其他地方经常见到，只是不叫“平衡针”罢了，也可以说有许多针灸学单穴疗法的内容也是属于“平衡针”范畴的。如悬钟穴治疗落枕，委中放血治疗急性腰扭伤，腕关节对应点治疗踝关节拉伤等。也可以这样说：“平衡针法”是从传统针灸学单穴方法发展起来的。

从理论上讲“平衡针法”穴位的治病原理的解释应该采纳和突出传统的经络学说。在经络系统被证实客观存在和其实质尚未弄清的情况下是比较合适的。在临床中我们用传统中医经络学来解释诸多生理病理现象和治疗结果，直接指导针灸学在临床的应用。既然“平衡针法”并不排除原有的经络学说，我们就可以用它来解释“平衡针法”在理论上所遇到的诸多问题。神经学说是现代医学的理论，我认为在经络实质及其与神经的关系尚未弄清楚之前是不宜用来解释“平衡针法”的。因为笔者认为虽然经络实质尚未弄清，但经络学说是经历了漫长临床实践所形成的一门系统科学。我们现在说不知道它是什么，是不能用现代的医学科学知识来解释它，而我们在过去、现在和将来都是用它来作为我们说理的工具的。至于全息理论，笔者认为它在一定意义上与中医学是能够统一起来的。

事实上用传统针灸学理论来解释“平衡针法”所遇到的问题都是可以的。如“平衡针法”中的中平穴（肩痛穴），它的位置在足三里下1.5寸、外1寸（或外2~3cm），这实际上是处在足少阳胆经的循行线上，足少阳胆经“至肩上”，手足少阳经脉之相接，手少阳经循行“上肩”。“经脉所过，主治所及”，用这样的理论来解释中平穴治疗肩周炎的机理不是最好不过的吗？又如臀痛穴治疗坐骨神经痛、腰痛等，该穴在手太阳小肠经肩髃穴与肩贞穴连线中点，自然是位于手太阳经的循行线上了。手足太阳经脉之相连续，足太阳膀胱经循行覆盖背腰臀等部位，不是也可以用来解释臀痛奇穴的治病原理吗？其他的平衡针穴位也都是可以用传统针灸学理论来解释的。事实上“平衡针法”中有相当一部分平衡穴位本身就是传统经穴，也就用不着怀疑是否能用传统针灸学理论来解释它们的治疗机理了吧？至于平衡针法所强调的“上病下取，左病右取”的治疗方法本来就是传统针灸学巨刺、缪刺、远道刺法的内容。

所以平衡针法属于传统中医针灸学的内容。

从笔者的体会，平衡针法最大的特点就是选穴少，操作快，突出的是单穴的治疗作用和临床效果。而不是突出的整体，也不是突出的平衡。因为针灸学本来就是以整体观和恢复阴阳平衡为基本特点的。从这个意义上讲，笔者认为用“整体平衡”四个字来定义本疗法是不太确切的。

笔者还认为平衡针疗法同针灸学其他疗法一样，突出和强调的是针灸学某一方面的内容。在这里，平衡针疗法突出了单穴的治疗作用，以期加强对单穴疗法的利用。这一方面有点类似经外奇穴，但奇穴是分散的，没有规律可循，而平衡针疗法有自己的理论，可以执简驭繁。这算是平衡针穴位与经外奇穴的区别吧。

平衡针法的另一个特点是针刺手法（方法）上与常规针刺的区别：它要求深刺，要求针感出现快而强，所以它才能很快地将针刺效应显示出来。

这是本人在学习和应用“平衡针法”时的几点体会。虽然它是比较片面的，但为了使该疗法更加完善也就不揣浅陋，交流于各位同道，并相信由于“整体平衡一针疗法”将针灸学简便效验的临床特点提高到了一个前所未有的水平，所以它顺应了针灸学的发展方向，一定会很快地被推广和发展的。

平衡针法以“通”为用论简述

李世传
（山东省章丘市人民医院）
李世娟
（山东省章丘市中医院）

平衡针法在临床各科疾病中以“通”为用，主要是利用人体信息、神经、经络系统的反馈针刺效应原理，在大脑中枢调节下，依靠病人自身调整，达到治愈疾病的目的。中医认为：通则不痛，痛则不通。任何部位不通均可导致疾病的发生。正如《素问·六微旨大论》所论：“出入废则神机化灭，升降息则气立孤危，放非出入则无已生长壮老已，非升降则无以生长化收藏”。“通”并非指的通下而言，它包括了协调脏腑，疏通气血，输布津液，通经活络达到阴阳平衡。平衡针法主要取于神经交叉支配原理和神经反馈原理。所以取穴原则交叉对应，上病取下，下病取上，左病取右，右病取左，以中取旁，以旁调中。西医学研究证实，针刺可以引起大脑释放内啡呔，5－羟色胺等介质，抑制临床中出现各种痛症，既然不通是疾病的演变过程中的主要病理机制，因而通法就是治疗疾病的重要方法。《素问·至真要大论》指出："谨守病机，各司其属，有者求之，无者求之，盛者责之，虚者责之……令其调达，而致和平。"即是说临证之时要把握病机，疏通气血，令气血通畅，达到祛邪治病之目的。至于治法，《内经》论述颇多，后世也有阐发和发展。如高者逆之，下者举之，实则泄之，有余折之，坚者消之，客者除之，结者散之，留者攻之……，逆者行之，上之下之，摩之洛之，薄之劫之，开之发之，其高者因而越之，其下者引而竭之，中满者泻之于内；因其轻而扬之，因其重而减之，壮水之主以制阳光，益火之源以消阴翳等。后世医家程钟龄在著作《医学心悟》中，把各种治法归纳为八法，即汗、吐、下、和、温、清、消、补，其中除补法之外，其余皆为通法，占重要位置。而补法之中亦无纯补之法。前人说得好："寓通于补，方为圣补"。下面分几点加以叙述：

一、平衡针法的整体观

主要是整体观和人全身体调节，联系观和矛盾调节，稳态观和功能调节，动态观和自控调节。

人是一个有机整体，但不等于单纯各部之和，因为人的系统质是精气神的和，这种功能结构也并不是单纯的，精和气加神等于人，此中有空间时间结构、耗散结构的存在。同是一个人有少、壮、老的不同，这是系统质的差异。人类存亡离不开大自然的生态环境，人与自然是一个有机整体，它的系统质是人在大自然界中活动，春温、夏热、秋凉、冬寒，它的活动是不同的，四气调神，和运气学说，子午流注就是说明人与自然，治疗疾病的关系，有一定的系统规律可循。系统论中有一个概念单元，即在整个系统中发挥独特的功能。阴阳五行，脏腑经络，气血津液，都是一个概念单元。科学的发展，社会的前进，人类生存离不开大自然生态环境，作为人体防卫系统是一种天生的自然规律，具有一种天然的防御机能，具有受馈于合理的刺激而产生被动加强的特性。只要人的生命存在，对自然环境、社会以及疾病就有抵抗力和适应力。如果人对自然防御机能下降，人体失去平衡就发生疾病，这时使用平衡针法，给予合理的外因刺激，使机体产生一系列应激反应，通过自我调整、自我修复、自我完善达到平衡与健康。

平衡针法突出三论：控制论、系统论、信息论。

平衡针法产生的主要条件：有不平衡客观因素存在。系统论分化观：如一分为二，二分为四（二进制数学）。两种观点根本对立，所以百年来中西医双方汇而未通，结而未合，因为是用西医学理论分析探讨中医理论的实质，离不开中医的精髓。中医阴阳的实质联系到 ANP 和 CND 之后即停滞不前，中医脏腑联系到“功能轴”之后即难以深入。中医经络实质提到 14 种假说都是没找到经络的实质结构。中医方药的研究，用药物提纯的方法，体现不出方药原有的功效。

中医系统就是中医经典理论的系统本质，是整体观和全身调节，联系观和矛盾调节，稳态观和功能调节，动态观和自控调节，双向功能活动，说明生命和脏腑经络气血活动有序性。正反方向功能结构既促进，又制约的相反相成有机联系。用解剖观点是无法解释的，因为解剖学的形态结构是空间结构，它不能解析时间结构、功能结构和耗散结构，正如经络的本质一样，只从空间结构去探讨，离开时间功能结构是找不到的。这种过程如有序，就是健康活动，如失序，不是疾病就是死亡。有序失序是通过自我更新、自我复制、自我调节完成的。这个过程有正反，有序稳定才能阴阳自和，气血通畅健康无病，这是功能结构决定形态的生老病死，不是西医学的观点。形态结构决定功能，所以中医理论用西医的观点去分析是格格不入的，因为中西医的系统质不同，即或有些地方偶合，可以对号但也不是系统质的一致。

信息论：信息可以指导生产、经济变化、战争的胜败。医学用它指导人的保健和疾病的防治，平衡针法就是利用神经交叉支配原理和神经反馈的信息原理按整体的比例缩小，任何部分都是整体全息单位，可以说身体任何一部分等于整体来认识。人体各个系统信息是一致的，在结构上互相联系，功能上互相协调，病理上互相影响。整体动态医学认为，人体自身具有调节与控制系统。全息针刺疗法，是以整体平衡治疗上互相效应，以整体信息来治疗局部病变，达到机体自身调节，气血疏通，消除疾病为目的。

二、平衡针法以“通”治病验案

脑梗死后遗症治疗案

王某，男性，56 岁，干部，素有高血压病史 6 年，因工作中发生口角，生气，突然头晕，右侧肢体麻木，活动失灵，语言不利，出现口眼歪斜，急来本院门诊。经脑 CT 检查，确诊为脑梗死，收入院（病案号 34976）。经扩张血管、降压及支持疗法治疗 10 天，病情稳定，故转针灸治疗。检查右侧上肢肌力为“O”，右侧下肢肌力为 I^{+}级，治疗采用平衡针法。《素问·生气通天论》云：“阳气者烦劳则张，大怒伤肝，肝阳暴涨，肝风内动，挟气血瘀并走于上，横窜经络，发为中风。”遵“治风先治血，血行风自灭”之义，以通为用，上肢取臀痛穴，健侧常规消毒，用 4 寸毫针向腋窝极泉穴方向透刺，下肢取健侧肩痛穴。手法为泻法。经治疗 2 次，患者可以下床活动，右手可以拿苹果等。经 1 疗程后上肢肌力恢复到Ⅲ级，下肢肌力恢复到Ⅳ级，中间休息 3 天，第 2 疗程痊愈出院。随访一年未发。

腰椎间盘脱出症治疗案

马某，男性，46 岁，章丘市林业局局长，1992 年 6 月 27 日就诊。主诉：腰及左下肢剧痛 24 小时，追问病史，搬东西不慎扭伤腰部，证见行走困难，跛行步态，呻吟，痛苦病容，夜间明显加重，不能翻身，疼痛不能入眠，咳嗽时疼痛明显加重。检查：臀点、胸点、腓点压痛（+++），直腿抬高试验阳性，经本院 CT 检查，L4、5 椎间盘突出，临床诊断：腰椎间盘脱出。采用平衡针法，患者取坐位，取穴臀痛穴，局部常规消毒，采用 4 寸毫针 1 根，透刺极泉穴，自述电传感至手腕部，配合腰痛穴，腰部疼痛明显减轻。手法为泻法。局部加 TDP 照射 15 分钟，出针后令病人再活动腰部起立行走，经 3 次治疗后痊愈，随访一年无复发。

由平衡针的特点看针灸学之发展

陈培端

（陕西临潼解放军第二疗养院）

俗语："人食五谷，孰能无病"。生老病死，乃人类生存规律。从古至今，人类一直在坚持不懈地寻找、研制抵御疾病的良方妙药神技。尤其在当今社会，物质文明高度发展的同时，人类对大自然的掠夺使人类自身生存环境破坏严重，激烈的社会竞争，使人们的心理负荷加重。因此，就出现身心平衡失调，各种疾病应运而生。飞速发展的科学技术带来各种先进仪器及化学药品的同时，也使药源性、医源性疾病日益增多。在这种情况下，人们迫切期待着疗效高、病人痛苦小、无副作用的新疗法。"整体平衡一针疗法"的问世无疑给人们展示了一个美好的前景和开端。

平衡针法又称整体平衡一针疗法，是由著名针灸专家王文远老师经过 20 多年潜心研究，创立的中西医结合的新针疗法。具有取穴少、疗效快、痛苦小、疗效高、操作简便、无副作用等特点。平衡针法的特点是对疾病的治疗是从整体的、宏观的、全局的角度，利用针刺特定穴位，采用上病下治、下病上治、左病治右、右病治左、以中调旁、以近调远的取穴方法，通过人体信息系统对针刺反馈自控原理，在大脑中枢调节作用下，依靠病人自己达到自我调节、自我修复、恢复平衡，从而达到治愈疾病的目的。

平衡针方法源于传统的阴阳整体学说、经络学说及西医学中的神经交叉学说、生物信息学说。传统针灸方法具有调和阴阳，扶正祛邪、疏通经络的作用，现代实验研究证实针刺有镇痛、抗炎、增强免疫力及调节功能。平衡针法虽来源于传统针灸疗法，以其为基础，但它并不拘泥于传统，在理论、取穴、针刺方法等方面都有其独到之处，形成了新的针刺学说。

一、平衡针法突出了人体的自身平衡

中医学认为，人体是一个有机的整体，各系统之间相互联系，维持正常的阴阳动态平衡。“内外调和，邪不能害”，“阴平阳秘，精神及治”。在人体保持平衡的状态下是不会产生疾病的。因为人体具有天然的自身防御机能。当人体在内因、外因干扰影响下，机体内环境的稳定遭到破坏，造成整体平衡失调，根据机体具有受馈于合理刺激而被动加强的特性，针刺某一特定穴位，激发人体能量库，以增强人体的应急防卫效应，使机体重归于平衡。

二、突出了人体的信息系统

西医学认为神经具有接受刺激，传导并反馈信息的作用。它调节机体适应内外环境，保持人体正常的生命活动。中医认为：“十二经脉者，内属于脏腑，外络于肢节”（《灵枢·海论》）。“阴阳相贯，如环无端”。人体是通过经络把各脏腑、组织、器官相互连接构成一个活动的有机整体。

提出经络为“第三平衡论”的孟昭威也提出整体区域全息的论点。即经络本身的作用是整体区域全息的作用。由此可见，针刺经络，穴位或机体某一部位，可产生整体反应。人体又是一个自动控制系统，可进行自我调节，整体反应之整体信息反馈于病变局部就起到治疗作用。平衡针法的最大特点就是人体信息系统对针刺技术的反馈自控原理，利用一个系统或部位的穴位达到治疗另一部位疾病及调节整体的目的。

三、突出安全无副作用，痛苦小的单穴疗法

传统针法取穴较多，对疾病采用大包围战术。王文远老师经过临床筛选将传统的四百多个穴位减少到三十多个特定穴位，基本上一种疾病取一个特定穴或一穴治多病，突出了单穴疗法。且这些穴位多在四肢肘膝关节以下，正应传统“根结”、“标本”学说中“根”、“本”在肘膝四肢末节之论点。穴位在四肢末节便于针刺操作，不会刺及脏器产生副作用，且刺穴少，病人痛苦小。

四、突出了三快针法

平衡针法的针法特点以“进针快、找针感快、出针快”三快为其主要特点。一个针刺过程 3 ~ 5 秒钟即可完成。使病人花费较少时间，即可收到理想效果。

取穴原则多为交叉取穴、远道取穴、上病下取、下病上取等，此源于《内经》的巨刺法与缪刺法。“善用针者，从阴引阳，从阳引阴。以右治左，以左治右。”“病在上取之下，远道刺也。”

五、突出离穴不离经

“经络所过，主治所及”。平衡针法强调经络作用，不过于强调穴位定位。常一针多穴，以透刺增强针刺感传作用，提高其疗效。

六、突出针感效应

平衡针法注重针刺后产生的酸麻胀针感，并不强调各种补泻手法，只要出现针感即可达到效应。《灵枢·九针十二原》亦有：“刺之要、气至而有效。”气至即指针刺后出现的针感。

七、突出穴名的通俗化，便于临床应用推广

传统针灸穴位产生于不同历史时期，以自然界、物象、人

体特征等命名穴位、穴位名称较复杂难记，为临床应用及普及带来困难。平衡针法所用穴位主要以穴位的主治功能来命名。如肩周炎用肩痛穴，难产用利产穴。如此便于记忆及临床应用推广普及。

八、突出了临床实用性

平衡针法源于临床，由临床实践总结而得，由于迅速、简便、疗效可靠，深受患者欢迎并在临床广泛应用。当然与传统针灸学之理论翔实，几千年的实践经验比较，平衡针法在理论上有待完善，在临床操作技术上有待提高，但为针灸学的发展迈出了可喜的一步。

以上八点概述了平衡针法的特点，从中可以看到平衡针法其根植于传统针灸学，继承其精华、否定其弊端，并对其有所发展，使古老的针灸学在西医学中更具独特魅力，注入了新的血液。在当今中西医学相互交流日益频繁，在向世界推广古老针灸术的同时也应发展自身，使其理论更完善，操作更简便，提高疗效，以符合现代社会的需要。平衡针法无疑是对针灸学的继承与发展，也是针灸学所要发展的方向，以平衡针法为主体的平衡针灸学作为一门科学有着广阔的发展前景。

平衡针法的理论浅谈

赵艳丽

（济南军区泰安88医院）

笔者有幸从一军大分配到二九二医院跟王文远老师实习，对平衡针法有了一定的认识，并受益于临床。现简要报告如下：

一、平衡针法突出了中医学的整体观念

中医学认为：人体是一个有机的整体，构成人体的若干脏器和组织、器官之间，在结构上是不可分割的；在功能上是相

互协调、相互为用的；在生理上是相互联系、相互制约的；在病理上是互相影响的。这种相互联系是以五脏为中心，通过经络系统“内联脏腑，外络肢节。”把六腑、五体、五官、九窍、四肢百骸等全身组织器官有机地联系起来，构成一个表里相联，上下沟通、协调共济、井然有序的统一整体。同时也认识到，自然界存在着人类赖以生存的必要条件，但自然界的运动变化常常直接或间接地影响着人体，必然发生心理、生理或病理上的反应与变化。

平衡针法也是以此为出发点，对疾病的治疗从整体的角度，宏观的角度，全局的角度，针刺机体健侧某一特定穴位，激发调动病人机体的内在抗病潜力，调整脏腑及营卫气血，达到防病治病自身平衡的目的。

二、不平衡因素的存在是平衡针法产生的先决条件

人体在正常情况下，保持着阴阳相对动态平衡，对自然界的四时气候，地土方宜，环境变化等有一定的适应能力，精神状态的适度变化也不致病。但当这些因素太过或不及时，就会破坏人体内环境相对平衡状态。也就是说，人体与外界环境之间，以及人体各脏腑组织之间，既是对立的，又是统一的，它们在不断地产生矛盾而又解决矛盾的过程中保持着相对的动态平衡来维持人体的正常生理活动，当这种平衡因七情（喜、怒、悲、惊、忧、思、恐）、六淫（风、寒、暑、湿、燥、火）及跌仆损伤等因素遭到破坏，而且又不能立即自行调节恢复时，人体平衡就会严重失调，发生疾病。此时，人体防御机能下降，不调治不能达到自我平衡，需给予合理的外因刺激，调动机体的能量库，产生和增强机体的应激防卫效应，从而达到自我调节功能平衡的目的，这个合理的外因刺激就是常用的平衡针法。

三、取穴原则来源于传统的“巨刺”针法

“巨刺者，左取右，右取左。”这是一种左病取右，右病

取左，左右交叉取穴施治法。由于经脉在人体大都有左右交会的腧穴，所以脉气能左右交贯，故左经有病，取右经的腧穴也能治，右经有病，常可取左经的腧穴有效。平衡针灸学主要利用神经交叉支配和神经反馈信息原理，采用上病下治，下病上治；左病治右，右病治左；以中调旁，以近调远的取穴方法，达到机体的自身调整、完善、修复的目的。

四、强调了人体的自身平衡

人体是一个自动控制系统，它可以进行自我调节，在正常情况下，依靠机体自控系统所发出的各种信息反馈，进行保持人体内环境的相对稳定。现代研究认为经络系统像机械的自控系统的信息通道。平衡针法的最大特点也就是利用了自控系统的反馈控制原理，以针刺为手段，刺激一个系统或一个部位的穴位，激发与增强人体自控系统内负反馈调节恢复与增强，依靠患者自己治疗疾病。

五、平衡针法的发展前景

平衡针法具有取穴少，见效快，不留针，痛苦小、疗效好、操作方便，无副作用等特点，病人易于接受。而且，不仅对肩周炎、颈肩综合征、腰椎间盘突出、面神经麻痹等常见病、多发病有特效，还对疑难杂症有奇效；不仅把复杂的针灸理论和神秘的针灸方法变得通俗化、简单化，还减少和避免了西医学带来的医源性和药源性疾病的发生。在科学高度发展的今天，生态环境遭到严重破坏，人类面临着大自然的无情报复；社会竞争激烈，人们精神高度紧张，严重的心理、生理的平衡失调无时无刻不在威胁着人类的健康……西医学引起的医源性药源性疾病又成为威胁人类健康的一大因素，针灸平衡自然疗法必然成为人们选择的最佳治疗方法。

平衡针法丰富和发展了针灸领域

陈金鎏　张红英
（北京军区二九二医院）

针灸学是传统中医的重要组成部分。为中华民族的繁衍昌盛作出了巨大贡献。随着人类历史的不断发展，针灸学已经走向世界，成为全人类的共同财富。总结和研究古今中外的成果，不断有所创新和突破，是时代赋予针灸工作者的重任。王文远主任不但擅长中医内科、外科、妇科，对复杂疑难病症的治疗也有独特见解。特别是经过几十年潜心研究，经过大量临床实践，创立了平衡针法学说。对传统医学的发展和针灸学科的进步做出了突出贡献。

一、具有广泛的理论基础

平衡针法的理论源于中医的阴阳整体学和传统的巨刺针法学说、生物全息平衡学说、神经交叉支配学说等。突出了以平衡为核心，以平衡为手段，以平衡为基础，以平衡为目的。用平衡的理论体系，用平衡的取穴原则和方法，用平衡的特定穴位，达到自身平衡的目的。先后在军内外举办技术推广学习班48期，学员三千余人，取得了显著的社会效益。出版专著3册，发表学术论文156篇，荣获军队科技进步奖9项。经过大面积推广证实了平衡针法的理论基础是经得起实践的检验，是科学的。具有广泛的技术效应。

平衡针法不仅用于保健，主要用于治疗多种疾病和疑难杂证。尤其是治疗肩周炎、面瘫、三叉神经痛、偏头痛、颈肩综合征、坐骨神经痛、各种训练伤等150多种，往往会收到意想不到的治疗效果。其代表穴位30多个，特别是肩痛穴（亦称中平穴）为平衡针灸学的代表穴位。此穴具有针感强，镇痛镇静，活血消炎，退热和扩张血管等多种功能、临床应用广泛，因此能治疗多种疾病。

二、具有独特的针刺特点

平衡针法的显著特点和传统针灸学相比取穴少，病人痛苦小，针感强，见效快。多采用交叉取穴。男左女右取穴，手法多为提插捻转以泻为主，90%病人不留针。穴位分布多在四肢，一穴透多穴等特点。操作安全，便于学习掌握，体现了简便易行的特点，更适用于基层部队和广大农村。病人容易接受，同时在治疗中贯穿心理治疗，病人在最佳状态接受治疗，更进一步提高了临床疗效。

找王文远主任就诊的病人据统计多数是来自全国各地及国外慕名而来的患者，大多经过几家医院和多种方法治疗效果不明显，才远路求医。为什么？靠的是临床疗效赢得了病人的高度信赖。

大量实践证明，平衡针法主要是对疾病采用整体的角度、宏观的角度、全局的角度，在健侧探索最敏感，疗效最好的特定穴位，实施破坏性针刺方法。通过信息反馈效应，病人自身调节达到机体平衡，疏通经络，活血消炎、化瘀止痛，使机体痊愈。此方法得到了我国著名针灸专家程莘农、王雪苔、王佩等老前辈的支持，为中医学的继承和发展做出了突出贡献！为针灸学的发展开辟了新的领域。

平衡针法是对中医学的继承与发展

黄海荣
（山西省晋城市运输公司医院）

整体平衡学说在中医学中未曾明文提出，而实质上早在中医经典《内经》中已阐述尽善。如《内经》讲的整体统一观，其中包含着整体平衡学说，平衡是长期的相对的，不平衡是暂时的可调整的。由健康导致疾病，健康是长期的；由平衡发生疾病导致机体不平衡，经过药物或针灸使不平衡转为平衡，这就是中医学的整体观，对立统一学说。王文远老师创立平衡针法是对中医学继承和发展提高，为医学领域树立整体平衡在各科运用起了先导作用。现将平衡针在各科临床应用情况简介如下。

一、平衡学说在生理病理上的运用

中医学认为："阴盛则阳病，阳盛则阴病。"产生阳盛则热，阴盛则寒。机体的生理机能与对立两个方面的关系，维持其平衡。

在正常情况下，阴阳二者维持着相对平衡的状态，阴阳平衡遭到破坏从而导致疾病的发生。中医不但把整体分为阴和阳，而且把经脉分为阴经和阳经。这一划分，即生理的各部分之间，各脏气之间，既对立又统一，既斗争又协调的相互关系。如果这种关系正常，就是阴阳调和，身体健康。如果发生偏盛偏衰，阴阳失去平衡，"阴阳离决"，"精气乃绝"。但更重要的是脏气与功能之间相互的依赖性。如阴在内阳之守也，阳在外阴之使也。"阴平阳秘，精神乃治。"阴不平则阳不秘，阴失其守则阳不任使也，这就是平衡学说在生理病理上的运用。

二、平衡学说在诊治上的应用

辨证论治，处方用药，平衡学说的应用就更为重要了。色有润泽枯光之别，声有轻清重浊之分，黄疸又分阴黄阳黄，这都说明辨别阴阳的重要性，事实上中医所谓"寒者热之，热者寒之，实者泻之，虚者补之，"的原则。实质上是阴阳两种对立的势力得到平衡，转归到"阴平阳秘"互相平衡这一正常生理功能，从而达到治愈疾病的目的。

三、平衡学说在针灸上的应用

如果某些穴位受到阻碍，则生命活力的流通也就失去平衡，这种不平衡性会导致器官功能失调。但借助把金针刺入所谓的针灸穴位，就能调整这种不平衡，从而达到调整器官功能的恢复。由不平衡——调整——平衡。

在人体正常情况下，阴阳二者保持着相对平衡状态。因为外感六淫、内伤七情等致病因素都可以影响人体，造成脏腑、经脉、经络等组织和器官的阴阳失调，阴阳平衡受到破坏而导致疾病的发生。而针灸是治疗疾病的关键，则按照痛证不同属性来调整阴阳的偏盛偏衰，使人这一有机的整体，归转到“阴平阳秘”互相平衡这一正常生理功能，从而达到治愈疾病之目的。

针灸能够平衡阴阳的原理，基本是通过对不同病证，选取相应的穴位和持用针灸不同的手法体现并完成的。

如阳气盛，阴气虚可以导致失眠；阴气盛阳气虚可以导致嗜睡，两种病证都可以用阴脉的会穴照海和阳脉的会穴申脉来进行治疗，但是失眠证补阴泻阳，而嗜睡证应补阳泻阴。这就是在治疗上运用“从阳引阴，从阴引阳”的法则，达到平衡阴阳之目的。

急性腰扭伤治疗案

李某，男，52岁，1993年3月6日就诊。患者腰扭伤三天，疼痛甚则不能伸直与弯腰。针刺腰痛奇穴，针后腰痛立即减轻，便能直立弯腰活动，针三次后痊愈。

肩周炎治疗案

张某，女，56岁，于1993年6月13日应诊。患者肩背痛三月余，臂不能上举，夜间痛甚，经其他医院治疗均未见效。针肩痛穴，臂立即上举，见效速快，针刺3次针疼痛消失，随访三月余，效果确切。

平衡针法临床应用之特点

梁素梅

（北京中西医结合疑难病研治中心）

平衡针法是王文远老师独创的一种特效针法。经随师两年受益匪浅。感到平衡针法的理论通俗易懂，取穴原则简单易行，穴名大众化，疗效更可靠。特别用于治疗疑难杂病，竟能取得意想不到的效果。

一、平衡针法源于实践

吾师平衡针法的产生是经过 20 多年的漫长过程产生发展起来的，不是先有的理论，而是先有的临床。最早起源于 1970 年夏，王文远老师带队去河北承德雾灵山区采药时，发现山区的老百姓颈肩腰腿痛病最多，且常规针灸治疗效果欠佳。从那时起就把中老年人常见病多发病肩周炎作为突破口，用了整整 6 年时间，数百次的针感体验，才确定了疗效较为显著的特定穴位肩痛穴。最早发表称为肩周穴［针刺肩周穴治疗肩周炎《中医药信息》1987（1）］。1988 年改为中平穴［针刺中平穴治疗肩周炎 345 例疗效分析《中国针灸》1988 年(6)］，1992 年又改为肩痛穴［针刺肩痛穴治疗肩周炎《整体平衡一针疗法研究》1992（77）］。1985 年为了进一步观察临床效果，在全国 8 个省市 14 家医院进行大面积临床观察，取得了可喜效果。1988 年经中国中医研究院动物试验与基础研究，1989 年度荣获全军科技进步二等奖。在肩周炎课题突破以后，1990 年 1 月由中国医药科技出版社出版了《肩周炎一针疗法》。同时对坐骨神经痛、面神经麻痹等进行了临床探索，1989 年在总后卫生部的组织下先后在全军举办了 12 期学习班。在北京、天津、内蒙、山东、河北、南京举办了 12 期学习班。1990 年正式提出了整体平衡一针疗法，1992 年起在中国中医研究院的组织下举办了 24 期学习班，培养了 2000 余名针灸专业人才。先后经 1000 余家医院大面积重复验证，几千万病人的临床疗效，由此平衡针法从理论到临床更加趋于完善，形成了目前的平衡针灸学。

二、平衡针法突出自身平衡

吾师认为，人体本身就是一个能量库，具有自身的调节平衡系统。作为一个医生的作用，就是利用针灸或其他自然手段，间接地增强病人能量库中的能量物质，以增强抗病能力，依靠病人自己达到自身平衡的目的。

三、平衡针法突出单穴疗法

平衡针法的临床特点主要是突出了单穴疗法。90%以上的病证采用单穴疗法，减少了病人的痛苦，突出了即时效应，深得病人的欢迎。因此吾师早被广大患者称为“京华王一针”，以一针见效的特有针法赢得患者的高度信赖，不少病人不远千里，不远万里慕名前来求医。王文远老师经常讲，虽然强调一针，是指的大多数病人而言，还有10%的病人可以采用多针疗法，但要根据病人的年龄、体质、病情、心理来决定。但一般不超过3~5个穴位。

平衡针法的理论特点

祝自江
（北京市怀柔县中医院）

一、古今合用，宏观调控

平衡针法是吾师王文远创立的一种独特针法，其理论特点是把中医学的阴阳整体学说，巨刺针法学说，以及西医学的神经交叉学说融为一体。对疾病的治疗采用整体的，宏观的，全局的角度综合分析，选择健侧的特定穴位进行针刺治疗的一种最新疗法。突破了传统的局部取穴与循经取穴方法。从而探讨出一种针刺治疗的新思路，新观点、新方法，新穴位、新理论。在这种宏观整体论的指导下，对各种疾病的病理变化从整体去认识，又从整体来进行治疗。通过人为的针刺手段调整和保持人体的内部环境的相对稳定，不是单纯强调局部形态变化，这就是平衡针法的理论特点。

二、阴阳消长，自身平衡

平衡针法不仅有独特的理论，而且在治疗方法与取穴原则上有新的特点。因为人体是一个有机的整体，通过经络系统来维持人体的动态平衡。如果人体一旦出现气之盛衰，那么就会造成左右倾移，从而出现平衡失调，导致疾病的发生。《素问·阴阳应象大论》曰："善用针者，从阴引阳，从阳引阴，以右治左，以左治右。"平衡针法正是采用了古代针法之精华应用于临床，即人体左侧发病取右侧穴位，右侧发病取左侧穴位，以上调下，以左调右，从而促进人体阴阳自和，虚实得调，使机体达到自身调整，达到自我完善，自我修复之目的。

三、来源临床，指导临床

平衡针法的临床特点是多方面的，尤其是选穴少，病人痛苦小，而且治疗效果又优于传统治疗效果。特别是对临床当中的一些疼痛疾患具有针到痛除之效。主要来源于临床，产生于临床，指导于临床。

四、继承发展，提高创新

学生运用平衡针以来，通过大量的临床实践来看，证明了平衡针法具有较强科学性、实用性、先进性。是对传统针灸学的继承与发展，提高与创新，开辟了针灸学的新纪元。在目前掀起的世界针灸热的大好形势下，平衡针法将以其独特的理论体系和独特的治疗方法及显著的临床疗效走向全国，走向世界，成为全人类的共同财富。

平衡针法源于阴阳整体学说

杨书礼

（河南省民权县店乡彭庄卫生所）

平衡针法是中医学宝库中发展的一种新疗法。其理论体系是建立在古代唯物论和辩证法思想基础上，来源于阴阳整体学说。同时与脏腑学说、气血津液学说、经络学说和病因病机学说也是分不开的。

一、平衡针法的理论基础是建立在阴阳学说的基础上的

阴阳既是统一又是对立的，反映在相互依赖和制约的两个方面，维护人体的阴阳动态平衡。

二、阴阳的相互作用

阴阳具有互为的自身存在，双方均以依赖对方得以生化，才能发挥协同效应。

三、阴阳的消长与平衡

阴阳之间是有一定限度，一定时间进行波动。但是阴阳二者是平衡的，其平衡是依赖阴阳的对立和制约来维持的。阴阳平衡是相对的平衡，动态的平衡，恒量的平衡。

四、阴阳的相互转化在一定条件下，阴阳各自可以向其对立方面发生转化

平衡针就是根据阴阳学说贯穿于平衡针法的各个方面，成为理论的核心。以阴阳来阐明人体的组织结构、生理功能和疾病的发生发展的规律，以及临床诊断的治疗原则，都是依据阴阳对立统一的规律。人体一切组织结构是有机联系的，是不可分割的，互为对立的两个部分。例如：上为阳，下为阴；表为阳，内为阴；左为阳，右为阴，前为阳，后为阴，所以说平衡针取穴原则采用了阴阳相互制约协同特点，才下病取上穴，左病取右穴，右病取左穴，中部取肢穴等。其道理也就是通过调整阴阳平衡达到治疗疾病恢复阴阳平衡的最终目的。

学习平衡针法浅谈

何联富

（四川省天全县乐英乡卫生院）

通过参加王文远老师的平衡针法学习班，使自己受益匪浅。现结合临床将自己的学习体会分为五个部分作以简述，以飨读者。

一、通过学习看到了自己肩上的重任

进一步明确了针灸学是中医学宝库中的重要组成部分，历史悠久，理论广阔，具有五千年独特理论体系，将对世界医学的发展起到不可估量的影响。从而看到我们每个从事中医事业

的同志所肩负的历史重任，中医事业的发展不是靠别人，而是靠自己。不但继承，更主要的是去发展中医学。

二、利用人体平衡系统达到人体自身调整

我国著名针灸专家王文远老师在条件十分艰苦，工作相当困难的条件下，靠长期的临床实践，坚韧不拔的毅力，大胆探索，锐意改革，结合中西医理论，利用人体平衡系统和天生的自然的生理功能而提出了自身平衡疗法，给后世医家带来了捷径，少走了弯路，开辟了广阔的前景。其特点取穴少、痛苦小，见效快，疗效好，操作方便，易于普及。

三、了解了平衡针灸疗法的作用原理

平衡针法的作用原理是通过针灸的外因刺激作用于病人的特定穴位，然后通过传统医学的经络系统和现代医学的神经系统的信息反馈原理，间接地激发调动增强患者的免疫系统，依靠病人自己达到自我调整自我平衡。

四、终身受益

虽然我只参加了短期的平衡针法学习班的学习，却是在院校 4 年学不到的真本事，真东西。回到本单位后，按照王文远老师所讲的平衡理论和所传授的针法、平衡穴位，仅仅两个月的临床，更加看到了它的实用价值，由此带来的技术效益将是不可估量的。使我终身受益，少走了不少弯路，特别对治疗一些疑难杂症，更能收到意想不到的效果。这是王文远老师多年汗水的结晶，济世活人的高尚品德。也是我三生有幸能成为“王一针”的得意门生，使我的针灸技术有了一个新的飞跃。

五、充分体现了平衡针法的实用价值

此技术受到国内外专家、广大患者的高度评价和热烈欢迎。无论对中老年、青少年，不管其病史长短，常见病和疑难病，只要按照这种方法，都会产生理想效果。

运用平衡针法的体会

张秀兰
（北京房山区琉璃河水泥厂职工医院）

平衡针法，取穴少见效快，疗效高，临床易于推广应用。但因均采用强刺激泻法，而使部分体弱年高不耐疼痛的病人不易接受。另外，治疗慢性腰痛疗程相对较长。在实践中为了缩短病程，减轻痛苦，加快治愈时间，我们在此基础上采用局部，加TDP照射，利用机械、磁波和温热刺激促进局部疼痛气血流通，以达到治愈疾病的目的。

四川省中医研究院临床科冯盛才同志在中医药信息报中发表的《经络实质之我见》一文中谈道："经络的实质是机体内纤维蛋白等生物质高分子物质的分子内分子间的能量传递系统"。"当经络的主要通路受到压力等作用时，循经感传就会阻断、扩散、绕道。这是因为通路上的纤维状蛋白的构象型发生改变，失去了这种能量传递的能力。但仍可以沿着旁道较小的未受压的通路向周围传递，绕过受压处继续向远方传递。"以经络理论作为指导的针刺，艾灸等疗法其机理主要是针灸提供给穴位处纤维状蛋白的机械能，光能。能量被纤维状蛋白吸收，转化、储存、传递而产生近处或远处的分子能量状态改变，电子云状态的改变。这样，可使那里的生理、生化反应改变产生治疗效果。

根据这一实践研究和发现，更充分说明了王文远老师的平衡针法采用远距离取穴，用泻法强刺激来诱导，加速病变部位的经络循行。我们又采用局部少量取穴，用补法针刺、配合照射TDP，促使病变部位经络循行向远方传递。这样，远近结合，营其顺递，调整阴阳，疏通经络，流畅气血，疼痛消失，达到疾病自愈的目的。

平衡针法针感与手法初探

于德润　周贺明　唐正庆
（辽宁省康平县中医院）

我们知道“气至病所”则疗效高，这为针灸临床医家所公认。当针刺到穴位上所产生的经气感应称为得气，即在针刺病人出现酸麻胀痛、触电、蚁行、跳跃等感觉，部分病人或有不同程度的扩散及传导等感觉均称得气；而医者针下的沉紧涩滞的感觉，也是得气的反应。为了达到“针针不空，气至乃休”的目的，医生必须首先解除患者对针刺的恐惧心理，使其精神安然自如，肌肉放松，体位舒适。因此，医者必须取穴准确，注意针刺角度及方向等几个环节。同时通过临床实践我们还发现针感的快慢与体质的强弱，与阴阳的盛衰有直接关系。如久病体虚病人经气不足针感出现迟缓，这时我们可以在针刺部位上下用手指轻轻叩数次，再行捻转、提插、改变方向等手法，或留针待令等。所以，临床实践使我们深深体会到毫针治病，针刺效果如何，针感效应是关键，得气迅速，疗效即显著，得气缓慢，疗效则不佳，不得气则无效。这就是平衡针为什么要突出针感效应的原因。

略论肩痛穴的取穴及针法

韩军生
（北京中西医结合疑难病研治中心）

肩痛穴是吾师王文远创立的平衡针法的代表穴位之一。研究时间最长，治疗病人最多，临床疗效最佳，普及推广最深入，是临床常用的特定穴位之一。

一、经外奇穴，平衡针法

肩痛穴系经外奇穴之一，位于小腿腓侧，腓骨小头与外踝高点之连线上，髌骨中线下 5 寸处，或髌骨中线与踝沿连线之中上 1/3 处。

肩痛穴基本针法是采用28号毫针3寸1根（6cm），行直刺法，进针2寸左右，大幅度提插捻转，待出现酸胀针感为宜。一般针感向下传导至踝关节、足面或脚趾，亦可同时向上传导至膝关节以上，个别患者可传导至患侧肩部。

在肩痛穴刺法上，王氏运用古典刺法的巨刺、缪刺法，现代生物全息律取穴法。巨刺法和缪刺法为《内经》刺法，巨刺为九刺之一。《灵枢·官针》云："巨者，左刺右，右刺左。"缪刺又称为交经刺。《素问·缪刺论》云："夫邪克大络者，左向右，右向左，上下左右与经相干，而布于四末，其气无常处，不入于经俞，命曰缪刺。"生物全息律是指人体局部穴位的连续排布，同样的穴位分布形式在机体不同部位的重复，也就是在人体的每一节肢系统都恰像是整个人体的缩影。人体每一相对独立的节肢系统都包含着整体的全部信息。

王文远老师除了把整体平衡一针疗法直接应用于肩痛穴外，同时还为提高针效，并根据病情的需要，针刺健侧的对应痛点，起到了强化镇痛作用，形成了独特的针刺方法。

由于有以上这些灵活多变的针法，临床在肩痛穴针刺时，往往获得较为满意的疗效。不仅用于治疗肩周炎。还可用于治疗根型颈椎病、神经性头痛、肋间神经痛、急性腰扭伤、痛经、高血压、低血压等内、外、妇、五官科等多种疾病。

二、注重针感，传导为准

《灵枢·九针十二原》云："刺之要，气至而有效。"一般来说，针刺得气体现在两个方面，一是患者的感受，针刺后产生酸、胀、麻等皆是得气之征；二是针刺者的感受，即所得"气之至也，如鱼吞钩饵之沉浮；气未至也，如闲处幽堂之深邃"（《标幽赋》）。然而，肩痛穴针刺的得气；却又不尽相同。吾师王文远认为，虽然有的患者产生了酸、麻、胀等针感，但不一定取效，而且，也并非得气的主要标志，其主要标志应体现在闪电式、触电式传导。即针感向下传导到足面脚趾或向上传导到膝关节以上，个别患者针感可传导到患侧肩部。针感传导乃是肩痛穴得气的主要标志。

三、导引经气，留针运动

明·张景岳《类经》云：“用针之道，以气为主。”气是构成人体和维持人体生命活动的精微物质，同时，又有抵御病邪作用，故又称正气、真气。《素问·离合针邪论》指出：“真气者，经气也。”针刺正是利用经气平衡治病的一种方法。因此，导引经气平衡，是肩痛穴针刺手法所要达到的一个重要目的。王文远老师在肩痛穴针刺中；除取穴及刺法上有其特色外，在导引经气至病所使经气平衡方面，也有独到的见解和做法。

吾师认为肩痛针刺是否留针，主要根据病人和病情而定。对80%的轻者，时间短者要求不留针，但对病情重者不害怕针者亦可留针。留针是加强针刺持续作用的一种特有方法。对留针的人一般要求1个小时以上。如对急性期，因疼痛引起的功能障碍、没有形成粘连、针刺后疼痛消失、肩关节功能恢复正常者，可不留针。在留针期间，吾师主张间歇行针。每次行针，都可保留原来已至病所的经气，使已取得的针刺疗效得到巩固和提高。

但是，王氏肩痛穴留针并非是单纯的，而是和运动紧密配合的。他认为留针期间配合运动，可使患者的意念集中在“动”的患部。有利于激发经气，并较快地导引，“气至病所”，抵御病邪。同时，还可以疏通经脉，运行气血，提高疗效，增加肩关节的活动范围。

至于运动的方法，则分自动和被动运动两种。自动运动即病人自己所作的患部运动，如做患肢上举、外展、内旋、外旋等；被动运动即指难以做自主运动的患部而须由术者或患者自己帮助的患部运动。如帮助患者抬高患肢可配合点穴、推拿等。

运动时，王氏主张一是要因人而异。一般要求强度由轻到重，次数由少到多，频率由慢到快，幅度由小到大，要以患者能忍受为度，不要造成病人不必要的痛苦。二是要因病而异。如患部肌肉粘连，血脉不通，气机不畅的；运动当以松解粘连，通经活络，调和气机为目的；若疾患是气血亏损，肌肉萎缩，机能衰退者，运动时应以运行气血，振奋阳气，活跃患部肌肉为目的，绝不能一概而论。

总之，在行针和留针配合运动来导引经气平衡是吾师在肩痛穴针刺中的又一特色，它对于取得较快的即时疗效和较好的远期疗效，有不可低估的作用。

以上几点，是笔者从师王文远亲授后的一点体会，应用于临床，疗效非常显著，故不揣疏漏，供同道探讨研究。

中篇　机理研究

平衡针法的作用原理

王文远

平衡针法的作用原理主要是通过针灸作用于穴位的外因刺激，亦就是通过传统医学的经络系统和西医学的神经系统的信息反馈技术效应，激发调动病人机体的内在抗病潜力，调整脏腑及营卫气血，达到防病治病自身平衡的目的。平衡针的作用不同于药物直接作用于病原体，而且通过调整平衡，达到扶正祛邪自我恢复健康的基本原理，现代医学的实验资料表明，针灸疗法能够加强中枢神经系统（特别是大脑皮层和调节内脏机能的植物神经系统）对机体的管制和调节作用。

一、提高机体镇痛效应

通过大量实验进一步证明，平衡针法主要针刺传导痛觉的神经或痛源部位（即外周神经也是外刺信号的传入神经），既能使这一神经中痛觉纤维的传导发生阻滞，又能使脊髓背角细胞对伤害性刺激能受到抑制，特别对表皮镇痛方面可取得较好效果。大量生理学研究资料报道，除上述外周神经作用外，中枢神经的脊髓、脑干、边沿系统、大脑皮质等都参与针刺的镇痛过程。

平衡针法参与了中枢神经介质的改变，针刺信号通过神经系统进入中枢以后，乙酰胆碱等起到显著的镇痛作用。有些如儿茶酚胺和含吗啡样物质则起到拮抗作用，致使这些介质在各核的相互作用的结果而产生了针刺的技术效应。其中镇痛阈的提高，关键是使机体内的内啡肽发挥作用的结果。

二、增加机体的免疫功能

实验研究证实主要通过针刺介质一内源性阿片肽的释放达

到调整免疫功能的作用原理。

据报道针刺正常人的肩痛穴、急腹症穴、咽痛穴可使白细胞总数上升，淋巴比例下降。急腹症穴可使白细胞吞噬金黄色葡萄球菌，鼠疫杆菌的指标增加50%。补体是人体血清中的一种正常成分，它具有直接杀菌、溶菌作用；针刺正常人及急性菌痢病人的肩痛穴发现，针后血清补体含量较针前有不同程度的增加。有人用针刺治疗19例感染性变态反应支气管哮喘病人，其中10例血清溶菌酶含量增高。免疫球蛋白是机体免疫系统中的重要物质，经治疗菌痢病人3天，血清IgA、IgG、IgM含量与针刺前相比均有不同程度的增加。

最近Deleson报道，LEK有增强艾滋病（AIDS）患者NK细胞活性的报道，结合临床利用针刺疗法（平衡法）有治疗艾滋病的可能性。此外国外还报道了MEK能增强宿主对病毒或肿瘤的耐受性，B－EP还能促进体内干扰素、白细胞介质－d的产生等，这些均提示了平衡针法与抗肿瘤的内在联系。

三、增强机体的抗炎作用

平衡针法具有增强机体网状内皮系统的功能，刺激骨髓良性增长，影响周围血液中有形物质的消长，增强白细胞的吞噬指数和能力，提高机体各种特异性免疫物质的滴度效价或增加其含量，改善体液循环。作用于炎症的三大病理过程——减少渗出，延缓和缩小变质的时间和范围，提前增殖，因而具有抑菌，抗疟原虫，灭活病毒和消炎的功能。同时还能改变体内化学过程，加速毒素的排泄，改善酶系统的活力，促进新陈代谢，提高机体对营养物质的消化、吸收、合成、储存和利用的能力等。

四、对机体各系统的调节作用

1. 循环系统　据报道针刺胸痛穴可使心率在51次/分以

下者增加，心率在 75 次/分以上者减慢。以心电图为指标可使 P－R 和 P－P 间隙延长，Q－T 间隙缩短，及 QRS 波群变窄等良性调整作用。同时可使心肌收缩力增强，改善心肌缺血的兴奋状态，对高血压也具有双向调节作用。

2. 呼吸系统　针刺正常人的肩痛穴，腹痛穴，可使通气量增加 6.1%，最大通气量增加 20%，苏联学者还报道感染及过敏性支气管哮喘者经针刺治疗一个疗程后，有 60%～80% 的病例出现呼吸功能指数的正性动力学发生改变。研究认为针刺治疗对于肺这一气体交换器官的功能状态和参与呼吸调节的中枢结构都具有显著的影响。

3. 消化系统　针刺胃痛穴、腹痛穴在 X 光透视下可见痉挛的胃弛缓，蠕动弱者转强，蠕动强者变弱。对小肠影响主要针刺后可以起调节作用或小肠活动增强。针刺健康人的失眠穴可使血液中的氢化皮质素，17－类皮质类固醇显著增加，组织胺含量亦趋上升，同时尿中 17－酮类固醇的含量和 17－羟类固醇的含量相应增高。通过动物试验观察到耐糖曲线，原水平高的下降和原水平低的升高，以上可以看出针刺对迷走神经－胰岛素系统也有双向调节作用，机能亢进有抑制作用，机能低下又能增强其功能。

4. 神经系统　在疾病状态下，针刺能调节大脑皮层的兴奋和抑制过程，使之恢复正常的生理平衡。有人研究认为针刺对交感神经与迷走神经都具有双向调节作用。

5. 泌尿系统　针刺失眠穴、胃痛穴可使紧张的膀胱张力降低，又可使松弛的膀胱张力增高。有人以尿流动力学方法作为客观指标，治疗压力性尿失禁，证实了针刺能有效地增强膀胱基底部及尿道括约肌收缩的功能，使尿道功能长度增加，尿道阻力升高。

通过大量的临床及实验研究证实，针刺对人体各系统的功能和作用都必须在神经系统的参与下完成。据报道，针刺胸痛穴所致的镇痛和升压效应，在切断支配该穴的正中神经后消失。针刺传统腧穴阳陵泉和阳关穴，对内脏躯体反射的抑制作用，在切断脊髓两侧腹外侧束后完全消失。

肩痛（中平）穴镇痛作用的实验观察

王文远

实验用雌性 Wistar 大鼠，体重 280g 左右，用北航医疗电脉冲仪电针（频率 15Hz，负载电压 3～5V）两侧肩痛（中平）穴，时间 20 分钟。

实验一：以甩尾阈为痛反应指标，用 50℃热水烫大鼠尾端，以甩尾潜伏期（s）为疼痛阈值（潜伏期长说明痛觉迟钝，反之为疼痛过敏）。

实验分对照和针刺两组，每组 14 只大鼠。对照组动物在固定后测一次基础痛阈，经 20 分钟后（不扎针）再测一次痛阈。结果表明，其平均痛阈由 4.42 ± 0.24s 变为 4.41 ± 0.28s，基本无差异（见表 1、图 1）。而针刺组动物在固定后测痛，然后电针 20 分钟，停针后再测痛，电针组动物的平均痛阈由 3.89 ± 0.22s 延长至 5.86 ± 0.46s（见表 1、图 1）增加 51%（$P < 0.001$），有非常显著的镇痛作用。

表 1　电针大鼠肩痛穴的镇痛效应——甩尾阈

组别	动物数	基础痛阈（s）	针后痛阈（s）
对照组	14	4.42 ± 0.24	4.41 ± 0.28
电针组	14	3.89 ± 0.22	5.86 ± 0.46*

注：表中数据均为 ± 标准误；* * *：$P < 0.001$

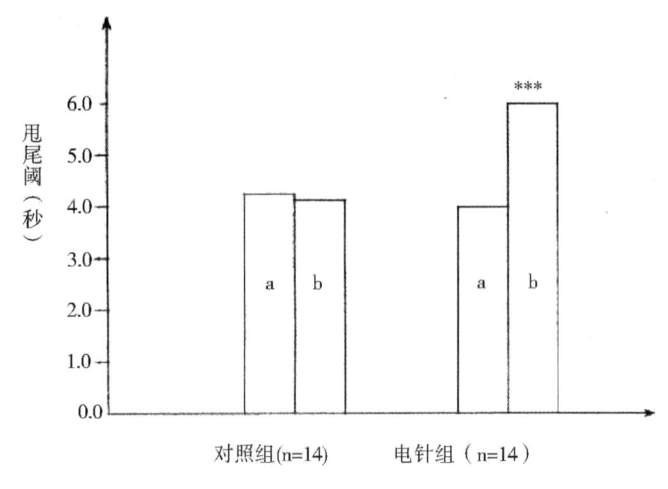

图 1　电针大鼠肩痛穴的镇痛效应

a：基础痛阈；b：针后痛阈；＊＊＊$P<0.001$

实验二：以嘶叫阈为痛反应指标，在大鼠尾根部两侧各插入一支 5 分的针灸针，用导线将其与丹麦 DISA 多用刺激器相连进行刺激（100Hz，串刺激，串长 100ms，波幅 0.1V），以引起嘶叫的电压（V）为疼痛阈值（电压高说明疼痛迟钝，反之为疼痛过敏）。

实验分对照（15 只大鼠）和针刺（16 只大鼠）两组，实验安排同上，结果见表 2、图 2。对照组动物先后两次平均嘶叫阈为 1.21V ±0.14V 和 1.32V ±0.18V，无明显变化；而针刺组的平均嘶叫阈由 1.23V ±0.14V 升至 2.21V ±0.31V，增加 79%（$P<0.01$）。

结论：无论以甩尾阈或嘶叫阈为痛反应指标，电针肩痛（中平）穴，对大鼠都有镇痛作用。

表 2　电针大鼠肩痛穴的镇痛效应——嘶叫阈

组别	动物数	基础痛阈（V）	针后痛阈（V）
对照组	15	1.21 ±0.14	1.32 ±0.18
电针组	16	1.23 ±0.14	2.21 ±0.31＊＊

注：表中数据为均数 ± 标准误；＊＊：$P<0.01$

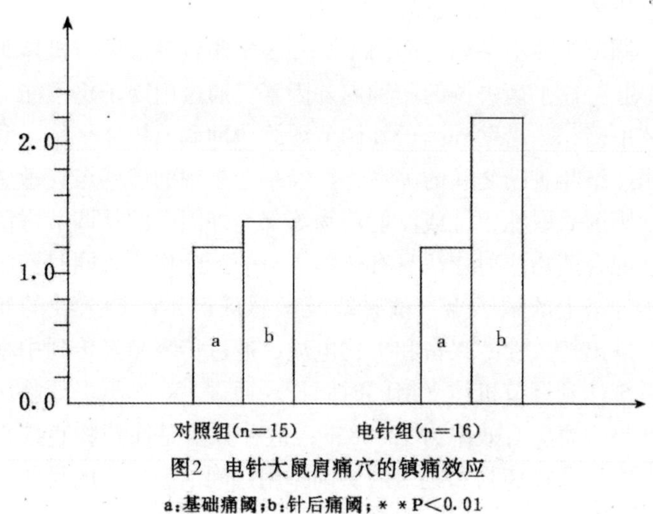

图2　电针大鼠肩痛穴的镇痛效应

a:基础痛阈;b:针后痛阈;＊＊P<0.01

神经生物电流与整体平衡的关系

李　荣

(四川省管山县双河中心医院)

人体是一个平衡统一的整体。机体受内外因子刺激后，体内发生一系列的复杂变化。引起电流，再通过传出神经到感受器形成反射弧，调节机体由平衡转为不平衡或由不平衡转为平衡。实验证明：神经组织细胞具有很强的兴奋性，是电荷易传导体，神经组织细胞内的负电荷与细胞外的正电荷在血液循环调节的同时，正负电荷处于相对性的静态平衡。由于神经组织细胞内有生物电流存在，在其周围有一条电磁感应线——这就相当于经络线。同时又证明：刺激越强，时间越长，产生的兴奋越强，生物电流越强，传导到神经组织细胞内的生物电流越高，在神经系统组织周围的电磁感应最明显。经络上的敏感点，敏感线及敏感区越明显，脉搏越洪大，这就是机体平衡和失调的基本原因和生物电、物理、化学等物质对机体内外刺激的相互转换的针刺技术效应。这是通过神经或经络线的传导和调节机体平衡的理论基础。

调节机体不平衡的内因子，外因子两者都是调节机体平衡和引起机体平衡失调的两种内外因素。通过内因子仍不能调节机体平衡，须借助外因子外调节继续协助调节机体平衡。我们运用经络与脏腑之间的关系，在经络上呈现的敏感点、敏感线及敏感区采取扎银针或注射药物等都是外因子的外调节方法之一。配合药物注射疗法具有药物本身的治疗作用，同时药物作用于经络上的敏感点、敏感线及敏感区产生的持久性的刺激后，发出持久性的兴奋和生物电流，通过传入神经传到中枢神经系统达到调节机体平衡的时间长。通过356例鼻炎的临床治疗效果观察，有效率为98.88%，这种方法是使药物直接作用于经络，通过药物和经络的协同作用达到治愈疾病的目的。

讨　　论

一、阴阳平衡与经络线调节作用

中医学认为宇宙间的一切事物都属于阴阳两大类。阴阳学说的道理在人体部位上可分为：上为阳下为阴，外为阳内为阴，腑为阳脏为阴等。阴阳在人体内所归属的组织器官是互相影响、互相联系、互相转换，形成阴中有阳，阳中有阴的复杂统一的整体。阴阳是通过经络与脏腑的生理病理紧密相连，互相影响着的。当脏腑有病可以内传经络外达体表，经络有病可内传脏腑，经络与脏腑相互不断的传导和转换调节机体以达阴阳平衡。体内阴阳平衡是相对的、暂时的，不平衡是绝对的。

经络的命名是按照阴阳学说的规律来区别人的部位、脏腑的属性，并结合经络与分布情况及生理作用与脏腑的关系。以外为阳内为阴，背为阳腹为阴，腑为阳脏为阴的原则制定了各个不同的经络名称。现在无数学者对经络的看法各不相同，指不出具体的事和物好像是个抽象的名词。根据经络运行的途径，内通脏腑外达肢节，是运行营卫气血通达内外，使周身一切组织器官得到濡润和温养，这与人体解剖学所描述的神经和血管运行的途径及生理功能是一致的。是否可把经络与神经血管同等并提呢？曰：否。内外因子刺激机体内外感受器产生兴奋及生物电流，通过神经系统的传导：①是使血液循环加强加快，加速机体内各组织器官的新陈代谢。②是各组织器官内的生物电流增高，通过传入神经到中枢神经系统，产生兴奋及生物电流，再通过传出神经到各感受器循环不已，调节机体平衡。神经组织细胞和血管带有静电荷和动电荷时，神经干周围呈现一条电磁感应线，神经丛、脊髓和大脑呈现电磁感应区，这就是经络产生的根源。经汇集于中枢神经系统，络汇集于心脏血液循环系统。生物实验证明：组织器官的兴奋和生物电流的强弱与刺激强弱有关，刺激越强，时间越长，产生的兴奋越强，生物电流越强，神经组织周围的电磁感应就越明显，脉搏就越洪大，这就是经络神经系统、血液循环系统及阴阳学说调节机体平衡和失调的基本原因。也是生物电流、物理、化学等物质刺激机体通过经络互相转换调节机体平衡的理论基础。由于神经系统组织细胞有神经节、神经干、神经丛和大脑构造的不同，生物电流传导则产生不均匀的现象，在神经节、神经干、神经丛和大脑周围产生的电磁感应线上的敏感点、敏感线、敏感区有时出现明显与不明显的现象和个体差异之故。

二、生物电流与整体平衡的关系

现代医学证明：机体内有生物电流存在及产生的机理，生物电是一切组织器官内所具有的现象。同时又证明：神经组织细胞具有很强的兴奋性和电传导性；细胞内为负电荷，细胞外为正电荷，这与中医学外为阳内为阴道理是一致的，这两种生物电荷的平衡是人体整体平衡的基本原因。维持机体内生物电流平衡的内因子是：钠（Na^{+}）、钾（K^{+}）、氯（Cl^{-}）及生物电等；外因子是：电、物理、化学等。诱发机体内生物电流不平衡的内外因子刺激机体内外感受器，产生的生物电流通过传入神经到大脑，大脑又产生兴奋及生物电流，通过传出神经到感受器形成反射弧，机体内发生一系列的复杂变化，调节机体由不平衡转到平衡，或由平衡转到不平衡。通过内外因子仍不能调节机体平衡。须借助外因子协助补充调节机体平衡。银针是个导电体，是外因子外调节的方法之一。机体不平衡时用银针刺入机体内治病可增加两种电流：一是银针刺激后产生的生物电流；二是医者手的电流通过针传到患者体内，两种电流作用间断不持久，调节机体平衡效果慢，无数学者采用留针、埋针、透针、电针等方法增加持久性的生物电流，仍有不足之处。水针疗法具有产生持久性的刺激，使机体保持持久性的兴奋及持久性的生物电流，通过经络与神经传导达到机体平衡目的。这种方法取穴少、见效快、疗效高、痛苦少、操作简单、无副作用，形成机体内持久的自我调节自我平衡的一种新方法。

名词解释

1. 内因子　①肝脏解毒，白细胞增高及生物电流等通过经络调节，可使机体由不平衡转为平衡。②脏腑疾病，电解质减少或增高及经络传导阻滞等可使机体由平衡转为不平衡。

2. 外因子　①外科手术、理疗、针灸、穴位注射等可调节机体由不平衡转为平衡。②外伤、触电、烧伤等可使机体由平衡转为不平衡。

急腹症穴胸痛穴胃镜检测100例报告

徐华斌

（江西金溪县中医院）

应王文远老师邀请，将针刺急腹症穴（足三里）、胸痛穴（内关）在胃镜检测下的疗效观察100例报告如下：

作者将100例胃镜受检者随机分成3个组，胃镜检查前5分钟分别先喉头喷射1%利多卡因2次。第一组40名术前肌注阿托品0.5mg。第二组40名术前针刺急腹症穴（足三里）、胸痛穴（内关）。第三组20名不针刺也不用阿托品，胃镜插管至胃角及幽门部。观察胃蠕动次数和幽门开放情况、恶心次数及呕吐量结果见下表：

胃检查中针刺作用的效果观察（$\bar{x} \pm SD$）

	胃肠蠕动（次/min）	幽门开放（次/min）	恶心（次/min）	呕吐量 ml	效果
针刺组	3±1	6±2	3±1	210±130	良
阿托品组	4±1	5±1	3±1	265±150	中
对照组	6±2	3±1	5±2	540±110	差

结果显示针刺效果优于阿托品，但两者统计学处理无显著差异（$P>0.05$）。针刺足三里、内关对消化系统有明显影响：①调整胃功能，使蠕动亢进者可抑制，不蠕动的发生蠕动，对胃液分泌影响也相类似。具有和降利气解除痉挛、镇静止痛作用。②对血管神经系统也有调节作用，可调整血压，减少呕吐，调节情绪紧张。③避免阿托品引起的口干、皮肤潮红、灼热、兴奋、瞳孔散大、心跳加快等副作用。

平衡针法作用原理初步探讨

于德润　周贺明　唐正庆
（辽宁省康平县中医院）

平衡针法的作用原理通过大量临床证实，主要是通过针刺作用于穴位的外因刺激，激发调动病人机体的内在抗病潜力，调节脏腑营卫气血，达到防病治病恢复自身平衡的目的。具体地讲，平衡针对机体的作用大致可以归纳为三个方面：即镇痛，对机体各系统功能的调整，和增强机体的防御免疫系统。它之所以产生镇痛作用主要参与了中枢神经介质的改变，如5-羟色胺、内啡肽、乙酰胆碱等物质在针刺镇痛中起着重要作用。所以针刺镇痛在针刺的刺激作用下，机体内发生了一个从外周到中枢各种变化。涉及神经体液许多因素，包括致痛和抗痛，这对立而又统一的两个方面的复杂的动态过程。

举例说明：坐骨神经痛，90%以上都是由腰椎间盘突出而引起。它所产生的致痛因素有三种：①破裂组织释放组织胺所引起的化学炎症性反应。②由于体循环隔绝的髓核组织的突出所引起的自身免疫性炎症。③由于压迫坐骨神经根所引起的创伤性炎症。而当神经根受到压迫或炎性反应刺激，除有经 AS 纤维传导的第一痛，还有由 C 纤维压迫或刺激而产生持久的不愉快的慢性第二痛。它不仅受到局部压迫的强弱影响，还受体液中 H^+、K^+、Ca^{2+} 中枢兴奋或抑制等条件影响，此外还要受到外源神经脉冲的抑制，如在受压神经根外周附近按摩或经皮电刺激都可以收到抑制止痛的效果。这是由于外周抑制性会聚现象的结果。此外中枢还有不断产生抑制性物质，如内啡肽在脑干对脊髓后角传入的损害性感觉进行调节，如这些调节系统失衡，则对轻微的神经根受压或刺激都可以引起持久的顽固的不愉快感觉根性疼痛。如能及时解除神经根的压迫或消除非特异性炎症及其后遗的粘连，才能从病因方面消除这种神经根疼痛。

所以，平衡针的技术效应主要是依靠针灸合理的外因刺激人体的能量库，产生和增强机体的应激防卫效应，从而达到自我调节功能平衡的目的。所以针刺不同的穴位可以达到防病治病的目的。

肩痛穴针刺前后的皮温电压测定报告

张　平

（美国旧金山中平中医药研究中心）

本课题是作者于北京护国寺中医院工作时，在王文远老师的指导下针刺肩痛穴（中平）对根型颈椎病的皮温、电压阈值测定观察，发现治疗前治疗后均有明显的变化。现报告如下：

实验一：皮温测试观察：仪器采用上海医疗电子设备厂生产的电子皮肤温度计。试验分为对照组和治疗组各 30 例。对照组为健康人群测试穴位醒脑穴（风池）、痤疮穴（大椎）、疲劳穴（肩井）基础皮肤温度阈值。20分钟后（不做任何治疗），再测一次。结果显示平均阈值为31.8±1.24℃变化为33.4±1.62℃，增加3.8%（$P<0.05$）。

实验二：电压测试观察：仪器采用北京电疗设备厂生产的电压测频仪。对照组、针刺组各30例。对照组测试醒脑穴（风池）、痤疮穴（大椎）、疲劳穴（肩井）电压阈值，20分钟后（不扎针）再测一次。结果显示平均阈值92±4.6（V）及93±4.8（V），基本无变化。针刺组测试穴位与方法同上，针刺20分钟后再测一次阈值，其结果显示为82±3.8（V），变化为96±4.2（V），增加52%（$P<0.01$）。

结论：通过上述临床试验观察针刺肩痛穴对神经根型的局部温度、电压有着显著的变化，这说明根型颈椎病的诱因之一与局部寒冷刺激有关。同时进一步证实平衡针能够改善远距离的血液循环，祛寒止痛，有明显的治疗效果（其原理有待进一步探讨）。

表1　针刺肩痛穴皮肤温度阈值测定观察

组别	人数	基础阈值（℃）	针后阈值（℃）
对照组	30	33.4±1.62	33.5±1.62
治疗组	30	31.8±1.24	33.4±1.62*

注：*表中数据为均数±标准误差（$P<0.05$）。

表2　针刺肩痛穴电压阈值测定观察

组别	人数	基础阈值（V）	针后阈值（V）
对照组	30	92±4.6	93±4.8
针刺组	30	82±3.8	96±4.2*

注：*表中数据为均数±标准误差（$P<0.01$）。

平衡针法对免疫作用的研究

魏素英
（北京军区二九二医院）

平衡针法的作用原理与传统针灸学的作用原理相同。针刺后产生的作用原理相当广泛深入。从目前大量的基础研究论证，平衡针对各个系统都具有一定的调节作用。下面仅以免疫学的角度简要报告如下：

一、平衡针法参与中枢神经介质的改变

通过大量研究证实平衡针参与中枢神经介质的改变。其中主要参与了介质内源性阿片肽的释放来达到调整免疫功能的作用。据上海第二医科大学 1991 年报导，在针刺家兔胸痛穴（相当于内关穴）从中枢到外周的同步观察中，可见到尾核、海马、丘脑有脑啡肽（LEK）含量的增高，在外周有垂体及血浆内的 LEK 的增高，而肾上腺髓质内 LEK 下降，这就提示在针刺过程中，在不同脑区以及垂体等组织有阿片肽的合成或释放增加，而肾上腺髓质很可能是血液中 LEK 的直接来源。上述结果提示了在中枢及外周通过神经体液调整免疫功能的物质基础。

近年来国内外一致公认内源性阿片肽是一种免疫调节剂，而且提出了多种神经、激素及免疫相关的途径，针刺可以引起中枢及外周的内源性阿片肽的释放，因此平衡针可以通过中枢及外周对免疫功能起到调控达到间接治疗的目的。

平衡针法强调针感效应相当于近代医学的应激反应，即可导致内啡肽的释放，内啡肽对 NK 细胞的活性不是增强而是抑制作用。此外内源性阿片肽的释放，从而表达出不同的免疫功能上的调整。

二、平衡针参与了激素的调节作用

平衡针对人体的激素有较强的调节作用。上海针研所报

道，针刺对甲状腺功能亢进患者的新陈代谢具有调整作用。针刺治疗甲亢症，患者血清中偏高的 T_4（甲状腺素）与 T_3（三碘甲状腺原氨酸）经针刺治疗后亦得到了调整。选用尿肌酐与尿酸这两个指标来观察甲亢症患者代谢情况与针刺治疗它们的影响。由观察结果看到了针刺治疗前甲亢症患者异常（偏高或偏低）的尿肌酐、尿酸含量针刺治疗后都有明显的改变。经统计学处理，针刺前后有显著差异，这与病人血 T_4，T_3 含量的变化以及临床症候的改善均是一致的。因此尿肌酐、尿酸含量的变化在一定程度上可以反映甲亢患者的代谢情况及治疗后改善情况。

神衰穴对慢性荨麻疹 120 例疗效与免疫功能研究

杨玉玲
（江西省人民医院针灸科）

应全国著名针灸专家王文远大夫之邀，特将对神衰穴（即神阙穴）治疗慢性荨麻疹 120 例与免疫功能的关系研究报告如下：

临床资料

一、一般资料

本组均为荨麻疹反复发作超过 2 个月以上患者。男性 52 例，占 43. 33%；女性 68 例，占 56. 67%。年龄最小 6 岁，最大 65 岁。病程 2 个月至 1 年者 86 例，占 71. 67%；1 年以上者 34 例，占 28. 33%。最长者 25 年，发病有明显诱因者 31 例。

二、实验室检查

在 120 例患者中，我们随机对其中 30 例在治疗前进行了三大常规和嗜酸性细胞直接计数检查，未发现有明显异常。免疫功能检查有改变的18例，占60%。其中淋巴细胞转化率下降的7例，占38.89%；Ig有变化的8例，占44.44%；补体有变化的3例，占16.67%。Ig变化中IgG下降的8例、IgM下降的4例、IgA下降的1例，IgG、IgM、IgA升高的各3例。补体变化中，C3升高的2例，C3下降的1例。

治疗方法与辨证

一、治疗方法

120例患者均采用神衰穴（神阙穴）拔火罐方法治疗。具体操作是：患者仰卧，将酒精棉球着火迅速投入罐内，随即取出，乘势将罐吸在脐部（神衰穴），待3～5分钟后将火罐取下，再进行第2次、第3次。为连续性1次治疗。每日1次，3次为1疗程；顽固者行3个疗程。

二、辨证分型

①正气虚弱，肌表不固型111例（占92.5%），主要症状为风团反复发作不愈，傍晚以后尤甚，平时易感冒，动则多汗，声低乏力，舌淡红，苔薄白，脉弱或缓。②肺失宣肃，风湿聚表型9例（占7.5%），主要症状为风团反复发作不愈，白天尤甚，口干口苦，小便短赤，大便干结，舌红苔黄，脉弦或滑。

疗效分析

一、疗效标准

1. 痊愈　治疗1～3个疗程，风团全部消退，停药一个月无复发。

2. 显效　治疗期间未出风团，停止治疗一周以后出现有少许风团。

3. 有效　治疗期间风团明显减少。

4. 无效　治疗期间风团不减少。

二、治疗分析

①Ⅰ型，痊愈40例（36.41%），显效51例（45.95%），有效13例（11.71%），无效7例（6.30%），总有效率93.7%。②Ⅱ型：痊愈3例（33.34%），显效3例（33.33%），有效2例（22.22%），无效1例（11.11%）。

讨　论

本组病例中对30例于治疗前作了有关免疫功能检查，结果60%的患者检查结果有改变，提示部分慢性荨麻疹患者发病可能与机体免疫功能改变，尤其是细胞免疫功能下降有关。此穴拔火罐治疗荨麻疹的机理，有待进一步探讨，而拔火罐后可引起一时性局部瘀血，使皮肤红紫，这就产生了扩张血管，流通气血，疏通经络，泻热祛邪的作用。我们认为：选用脐部穴拔火罐可能起到调理肠胃，调节肌表，促进机体代谢，提高免疫机能。此外起到健脾化湿，祛风解表，清热解毒，调和营卫及通络功能，从而达到治疗荨麻疹的作用。

从本组病例的临床观察中，我们发现病程越长者疗效越差，本组无效者7例，病程均在1年以上。另外，我们在临床上亦发现，本法对急性荨麻疹疗效理想，而对慢性荨麻疹则疗效相对较差。因本法简单易行，经济，且对患者无痛苦，无副作用，故在临床上确有实用价值，值得推广使用。

平衡针对高血压病人血压及血液流变学的影响

周杰芳

（广州中医学院针灸系）

针灸治疗高血压已有不少研究，但其机理尚未完全明确，多数是从舒张小动脉，降低外周阻力来解释其降压机理。本研究试从血液流变学的角度，探讨了针刺降压的机理研究。应王文远主任之邀将此文报告如下：

临床资料

一、一般资料

观察对象均按诊断标准[1]确诊为原发性高血压Ⅰ、Ⅱ期患者，共收治病人 44 例，男 29 例，女 15 例；年龄 35 ~ 72 岁；病程 2 ~ 18 年。

二、观察方法

将病人随机分为两组：针刺组（34 例）和药物组（10 例）。

1. 治疗方法　针刺组取双侧膝痛穴（曲池）、咽痛穴（合谷）、头痛穴（太冲），用 28 号毫针进针得气后，以每分钟 100 转的捻动频率，隔 5 分钟刺激 1 次，留针 20 分钟，每天治疗 1 次，30 次为 1 疗程。药物组病人以口服复方降压片进行治疗，每次 1 片，每天 3 次，30 天为 1 疗程。两组病人分别在 1 个疗程前后测定观察指标。

2. 测压方法　测压前病人平卧休息 20 分钟，用汞柱血压计测定肱动脉血压，测压取仰卧位。

血液流变学指标测定方法：

1. 全血黏度　用上海医科大学 LANG—100 微机显示自动记录血液血浆黏度计，测定切变率为 80s^{-1} 和 20s^{-1} 的全血黏度。

2. 血浆黏度　测定装置同上。

3. 红细胞电泳时间　用上海医科大学 LIANG—100 细胞电泳仪，测定 10 个红细胞泳动 170μm 所需的时间。

4. 红细胞压积　将有抗凝剂的血液置于压积管中，经 3000 转/分离心 30 分钟求出。

5. 血沉　将压积管直立 1 小时，所得的血细胞沉降率。

三、统计方法

T 检验。

观察结果

一、针刺组病人治疗前后血压的变化

针刺组病人经一个疗程治疗后，平均收缩压和舒张压均有下降，其差异有统计学意义（见表1）。

表1　针刺组病人治疗前后血压的比较（$\bar{x}\pm SD$）

测定时间	收缩压（kPa）	舒张压（kPa）
治疗前	23.5 ±2.2	13.1 ±1.1
治疗后	21.2 ±1.6	12.2 ±0.9
P 值	<0.01	<0.01

二、针刺组病人治疗前后血液流变学的变化

经过一个疗程的治疗，针刺组病人的血液流变学指标均有改变，除了全血黏度的差异无显著性外，其余指标变化的差异均有统计学意义（见表2）。

表2　针刺组病人治疗前后血液流变学变化的比较（$\bar{x}\pm SD$）

测定时间	全血黏度（CP）		血浆黏度（CP）	红细胞电泳时间（s）	压积（%）	血沉（min/h）
	功率 $20s^{-1}$	功率 $80s^{-1}$				
治疗前	11.32 ±3.24	5.98 ±0.65	1.88 ±0.16	25.6 ±8.7	48.6 ±2.6	25.1 ±6.2
治疗后	10.31 ±2.34	5.91 ±0.58	1.78 ±0.12	20.8 ±6.2	46.3 ±2.9	22.6 ±5.8
P 值	<0.01	>0.05	<0.01	<0.05	<0.01	<0.05

三、药物组病人治疗前后血压的变化

药物组病人完成一个疗程后，收缩压和舒张压有明显下降（见表3）。

表3　药物组病人治疗前后血压的比较（$\bar{x}\pm SD$）

测定时间	收缩压（kPa）	舒张压（kPa）
治疗前	21.8 ±2.7	12.6 ±0.6
治疗后	19.7 ±1.6	11.7 ±0.8
P 值	<0.01	<0.01

四、药物组病人治疗前后血液黏度和红细胞压积的变化

药物组治疗前后血液流变学改变不明显（见表4）。

表4　药物组病人治疗前后血液黏度和压积变化的比较（$\bar{x}\pm SD$）

测定时间	全血黏度（CP）	压积（%）
治疗前	11.19±2.83	47.9±2.9
治疗后	11.01±3.36	48.6±3.1
P 值	>0.05	<0.05

五、针刺组与药物组治疗前后血压变化的比较

将两组病人治疗前后血压变化之差数进行比较，其差异无统计学意义（见表5）。

表5　针刺组与药物组治疗前后血压之差数比较（$\bar{x}\pm SD$）

组别	收缩压（kPa）	舒张压（kPa）
针刺组	2.3±0.6	0.9±0.3
药物组	2.1±0.5	0.9±0.2
P 值	>0.05	<0.05

六、针刺组与药物组治疗前后血液黏度和压积变化的比较

针刺组治疗前后血液黏度和压积的变化幅度较大，药物组变化不显著，两组治疗前后之差数比较，其差异有统计学意义（见表6）。

表6　针刺组与药物组治疗前后血液黏度和压积之差数比较（$\bar{x}\pm SD$）

组别	全血黏度（CP）	压积（%）
针刺组	0.98±0.41	2.7±0.5
药物组	0.18±0.62	-0.7±0.3
P 值	<0.01	<0.01

讨　论

生理学指出，外周阻力是影响动脉血压的主要原因之一，在其他条件不变的情况下，外周阻力越大，血压越高。然而，外周阻力的大小除了与小动脉口径有关外，血液黏滞性也是影响外周阻力的因素之一。血液黏滞性的增加，可增加血细胞之间的摩擦力以及血细胞与血管的摩擦力，引起外周阻力的增加，从而使血压升高[2]。

上述观察结果表明，高血压病人除了血压升高外，确有明显的血液流变学改变，如红细胞电泳时间延长，红细胞压积增大，血沉加快，全血和血浆黏度升高等，这些改变均高于正常值[3]。说明病人的血液中红细胞数量增多，表面电荷减少，聚集性增加，血浆成分改变，从而增加血液黏滞性[4]，使外周阻力增加，血压升高。

针刺组和药物组治疗一个疗程后，血压均有下降，但只有针刺组的血液流变学有改变，药物组的改变并不明显。这可能与两者的降压途径不同有关，前者可能与改善血液黏滞性，减小外周阻力有关；后者则以扩张血管，利尿来降低外周阻力为主，故血液流变学未改善。由于利尿，血中红细胞相对增加，故压积升高。

综上所述，高血压病人有血液流变学的改变，血液黏滞性的增加可能是病人血压升高的原因之一，针刺降压作用与血液流变学的改变，改善血液黏滞性，减小外周阻力有关。

参考文献

1. 常见心血管病流行病学研究及人群防治工作 1979—1985 年规划，中华心血管病杂志，1979；7（2）：81
2. 刘国隆等，生理学，上海科学技术出版社，1986；159～162
3. 梁子钧等，血液流变学基础理论与应用，上海医科大学生物物理教研室（内部资料），1990；124～129
4. 陈文杰，血液流变学，天津科学技术出版社，1987；46，236

耳针平衡疗法对44例早搏和心率的影响

陈又新　曾新星　欧捷　林映龙
（广州军区177中心医院）

应王文远主任之邀，现将我科开展的耳甲腔心穴针刺经皮神经电刺激对早搏和心率的影响报告如下：

临床资料

一、一般资料

本组44例，男23例，女21例。年龄最小13岁，最大的62岁，平均40.1±12.96。门诊37例，住院7例。经特检科心电图检查确诊，频发性室性早搏35例，其中二联律5例，三联律4例，四联律1例，偶发性室性早搏4例，频发性房性早搏4例，偶发性房性早搏1例。按病因分类，冠心病4例，心肌炎后遗症3例，原因不明37例。

二、治疗方法

治疗采用广州军区总医院制作的针刺型经皮神经电刺激治疗仪，波型为双相脉冲波，波宽150μs输出电流不超过1000μA。病人仰卧，取下耳环和项链，耳穴刺激用直径0.2cm的专用电极，置于左侧耳甲腔心穴，辅极为4cm×5cm，置于左侧内关穴处，选用频率1Hz，治疗时间20～30分钟，刺激强度维持在痛阈水平。

治疗前和治疗后立即听诊3分钟，记下每分钟早搏次数和心率，取均值。

疗效分析

一、疗效评定标准

1. 显效　治疗后早搏消失。
2. 有效　早搏减小≥50%。

3. 无效　早搏减小 <50%。

二、治疗结果

44 例治疗次数平均 8.6 次。治疗结果：显效 24 例（54.54%），有效 6 例（13.64%），无效 14 例（31.82%），有效率 68.18%（见表 1）。

44 例共治疗 381 次，观察每次治疗后的即时疗效。显效 191 次（50.1%），有效 67 次（17.6%），无效 123 次（32.3%），有效率为 67.7%（见表 2）。

表 1　耳甲腔心穴针刺型经皮神经电刺激治疗早搏 44 例疗效

分类	例数	显效	有效	无效
频发性室早搏	35	17	5	13
偶发性室早搏	4	4	0	0
频发性房早搏	4	3	0	1
偶发性房早搏	1	0	1	0
合计	44	24	6	14

表 2　耳甲腔心穴针刺型经皮神经电刺激早搏 381 次即时疗效

分类	治疗次数	显效	有效	无效
频发性室早搏	292	139（47.6%）	50（17.1%）	103（35.3%）
偶发性室早搏	23	20（86.95%）	1（4.35%）	2（8.7%）
频发性房早搏	44	26（59%）	9（20.5%）	9（20.5%）
偶发性房早搏	22	6（27.3%）	7（31.8%）	9（40.9%）
合计	381	191（50.1%）	67（17.6%）	123（32.3%）

381 次治疗后心率减少者 292 次（76.64%），增加者 74 次（19.42%），无变化者 15 次（3.94%），治疗后心率影响颇大。从表 3 可以看出，治疗前心率越慢，治疗后心率减少的百分率越低，而心率增加的百分率高；治疗前心率越快，治疗后心率增加的百分率越低，而心率减少的百分率越高，当心率大于每分钟 100 次时，治疗后心率 100% 的减少；而当心率每

分钟小于60次时，治疗后心率增加者可达到50%（见表3）。

表3　耳甲腔心穴针刺电刺激治疗后心率的变化（次/分）

治疗前心率			治疗后心率		
			减少	无变化	增加
<60	次数 %	28 100	12 42.68	2 7.14	14 50.00
60~69	次数 %	112 100	77 68.75	5 4.46	30 26.79
70~79	次数 %	129 100	100 77.52	7 5.43	22 17.05
80~89	次数 %	78 100	72 92.31	0 0	6 7.69
90~99	次数 %	27 100	24 88.89	1 3.70	2 7.41
>100	次数 %	7 100	7 100	0 0	0 0
合计	次数 %	381 100	292 76.64	15 3.94	74 19.42

典型病例

邓某，男，26岁，1986年6月感冒后觉心慌心跳，头晕乏力，伴恶心呕吐而住院治疗。诊断为频发性室性早搏，住院15天好转出院。1989年5月5日又出现心悸，心电图诊断为频发性室性早搏（呈三联律，部分为二联律）。5月11日入院。体检：血压14.63/8.25kPa，心界不大，心率60次/分，心律不齐，各瓣膜听诊区未闻到病理性杂音，检查和实验室检查未见异常。治疗：654－2片100mg。每日3次，三溴合剂10ml每日3次；安定5mg，每晚1次。早搏未能控制，于5月19日采用耳甲腔心穴针刺型经皮神经电刺激治疗，每次20分钟，每日1次。治疗前早搏平均5.6次/分，心率平均58次/分。治疗后早搏消失，心率平均54.8次/分，5月20日治疗前后均未发现早搏，但病人自诉晚间仍有发作，历时1~2分钟。治疗8次后发作停止，继续治疗6次未再发作，6月3日治愈出院。

讨　论

针刺耳穴治疗心律不齐，过去曾有报导，所用耳穴较多，本法只对左侧耳甲腔心穴进行针刺型经皮神经电刺激。治疗早搏44例，显效率54.54%。有效率68.18%，分析381次治疗后的即时显效率为50.1%，有效率为67.7%。两者疗效相似。

我们过去按压耳甲腔心穴后产生窦性心律不齐的百分率与刺激前比有所增加，但统计学处理差异不显著（$P>0.05$）。而刺激耳背心穴后产生窦性心律不齐的百分率与刺激前比明显增加，经统计学处理差异非常显著（$P>0.01$）。

按压耳甲腔心穴与耳背心穴对心率的影响从心电图观察的结果是——耳甲腔心穴刺激前心率69.2±9.03次/分，刺激后为68.1±8.26次/分（$P>0.05$）。耳背心穴刺激前心率为69.2±9.03次/分，刺激后为69.4±10.5次/分（$P>0.05$）。两穴刺激前后心率差异均无显著性，而本组采用耳甲腔心穴针型经皮神经电刺激381次治疗前后，心率的差异有非常显著性（$P<0.001$）。两个结果明显的不同，可能是由于心电图观察按压耳穴时间只1分钟，而电刺激时间为20～30分钟，在刺激时间上存在明显差异所造成。本组治疗结果提示刺激耳甲腔心穴对心动过速（心率100次/分）可能有治疗作用，但因病例较少，有待进一步观察。

本组无效率为31.82%，疗效差为病人除因有的病人心脏存在的器质性病变外，多因诱发早搏的原因未能除去有关。诸如胃部或颈部疾患精神过于紧张。工作过于劳累，喝酒，饮浓茶或未辨证服用某种滋补药物（如鹿尾巴精）等。如能针对病人存在的具体问题给予适当治疗或指导病人保持良好的精神状态和生活习惯，往往能收到较好疗效。

本治疗无损伤，在观察中也未发现任何副作用。治疗中多数病人都觉心前区不适感消失，有的甚至安然入睡，病人乐于接受。

下篇　临床经验

平衡针法治疗偏头痛88例临床研究

王文远　郭　兰（北京中医药大学附属临床医院）
陈金銮　王健玫　白莉　（北京军区二九二医院）
卫景亮　（北京武警总队医院）
尹湘涛　（山东莒南县人民医院）
童　丽　（南京军区门诊部）

偏头痛为临床常见病多发病之一，系为植物神经功能紊乱导致的脑血管舒缩功能障碍引起的发作性头痛。笔者于1988年以来，运用平衡针法，以针刺头痛奇穴为主，先后治疗偏头痛88例，有效率100%，临床治愈率88.60%，一针治愈率38.64%。

临床资料

本组88例病人中男性35例（占39.77%），女性53例（占60.23%）。年龄<29岁24例（占27.27%），30~39岁48例（占54.55%），>40岁16例（占18.18%）。最小年龄16岁，最大年龄61岁。发病时间最短两天，发病时间最长11年。

诊断要点

1. 多发生于女性和青春期。部分病人有家族史。常与过度疲劳，情绪紧张，烟、酒、高脂饮食、过敏有关。

2. 头痛呈周期性发作，一般局限于单侧颞部。但也有部分病人伴有全头痛、胀痛或搏动性痛，一般不超过24小时，睡眠后终止。

3. 伴有明显的恶心呕吐，面色苍白，出冷汗等症。

4. 发作前典型偏头痛可有先兆症状。如眼睛在头痛发作前常有黑矇、闪光、暗点等，时间约为数分钟或数 10 分钟。椎 - 基底动脉型可有眩晕、耳鸣、吞咽及构音障碍、咽部异物感等先兆症状。少数人发作时可伴有眼肌麻痹（亦称眼肌麻痹型），或肢体一过性偏瘫（亦称为偏瘫型）等。

5. 脑阻抗血流图检查，头痛前期呈低血容量型。

6. 排除神经系统及全身器质性疾病（青光眼、癫痫性头痛、颅内动脉瘤、椎 - 基动脉供血不足等）引起的头痛及神经官能症。

7. 疼痛分级，根据 WHO 疼痛划分标准，将疼痛分为 0 ~ 4 度。0 度：不痛。Ⅰ度：轻痛或间歇痛，可不用药。Ⅱ度：中度痛或持续痛，影响休息，需服用止痛药物。Ⅲ度：重度痛持续痛，影响休息，不用药则不能缓解。Ⅳ度：严重痛，持续性剧痛，伴有血压，脉搏的变化。

治疗方法

1. 平衡针法治疗组　①取穴：头痛奇穴。此穴位于行间与太冲穴之间。②取穴原则：交叉取穴。③针刺方法：采用 28 号毫针 3 寸 1 根，针尖向上平刺 2 寸以上。④针刺手法：泻法，不留针。⑤针刺参数：每周 3 次，10 次为 1 疗程。

2. 西药疗法对照组　①药物组成：颅痛定 60mg，安定 2.5mg，谷维素 20mg。②每日 3 次，10 次为 1 疗程。

3. 推拿点穴对照组病人取平卧位，术者立于患者头顶床前，采用拇指指腹从印堂开始经前额部至太阳（患侧），用抹法反复操作 9 遍，然后从印堂至百会，从百会（患侧）至曲鬓穴，操作 9 遍，并配合指针疗法，指点患侧太阳、上星、头维、率谷、百会、风池、外关、合谷穴。同时用手掌鱼际肌按揉患侧头部，放松局部肌肉。

疗效标准

1. 临床治愈　症状消失，头痛降为零度，脑血流图检查正常，生活自理。

2. 显效　症状基本消失，头痛降至Ⅱ度以下，发作频率减轻。

3. 进步　临床症状改善，在头痛程度、持续时间、发作频率三项中有一项好转。

4. 无效　经治疗一个疗程无变化。

治疗效果

1. 临床治愈　平衡针法治疗组 78 例，占 88.64%；西药对照组 15 例，占 50%；推拿点穴对照组 11 例，占 36.67%。

2. 显效　平衡针法治疗组 7 例，占 7.95%；西药对照组 7 例，占 23.33%；推拿点穴对照组 8 例，占 26.67%。

3. 进步　平衡针法治疗组 3 例，占 3.41%；西药对照组 5 例，占 16.67%；推拿点穴对照组 5 例，占 16.66%。

经统计学处理治愈率两组存在显著差异 $P<0.01$。平衡针法治疗组 > 西药对照组 > 推拿点穴对照组。经临床治愈 6 个月至两年以上随访 30 例，复发 6 例，占 20%。

典型病例

例 1：赵某，男，26 岁，北京武警总队六支队战士。1994 年 5 月 24 日就诊。主诉右侧偏头痛 2 周，呈阵发性疼痛加剧，病人自述多发生于过度疲劳、情绪波动，每次发作时都服用止痛镇静药缓解。时间不长又发病，经神经内科会诊为血管性头痛，脑血流图检查系有脑血管痉挛。治则平衡针法，取穴头痛奇穴，手法泻法，交叉取穴。同时配偏瘫奇穴。一次疼痛消失，症状缓解，临床治愈。

例 2：王某，女，36 岁，国家民政部职员。1993 年 3 月

14日就诊，主诉偏头痛6年。追问病史其母亲就有偏头痛病史，伴有头重脑胀，呈跳动性疼痛，恶心呕吐、出冷汗。经颅脑CT和脑电图检查未见异常，脑血流图检查提示血管性头痛。平衡针法治疗，取穴头痛奇穴，配穴颈痛穴。经过一次治疗疼痛缓解26小时。经连续治疗一个疗程，症状完全消失，临床治愈。一年后随访仍未复发。

讨　论

平衡针法的作用原理：机体不仅具有自我恢复调节功能，而且具有被动加强的特性。根据这一原理，选择某一特定穴位的刺激，为外因手段，利用术者作用于穴位的刺激均达到人体自身调节平衡的作用。

平衡针法的理论来源主要为中医的阴阳整体学说，经络系统学说，现代医学的神经交叉支配学说，生物全息学说。

偏头痛大多是由于植物神经功能紊乱，导致的头颅血管舒缩功能障碍而引起的一侧头部剧烈疼痛。病情顽固、病因复杂、缠绵不愈。有关资料认为其血管的扩张改变与神经、体液、局部代谢有关。隶属于中医的“头风”范畴。以疲劳、月经、情绪障碍为诱发因素。多由阴阳失调、气血逆乱，经络瘀滞所致。

本组88例偏头痛中病因调查统计：精神因素59例，过度疲劳34例，头部外伤16例，月经期（经前期紧张综合征）18例，不明原因11例。其中68例经脑血流图检查，26例出现血管弹性功能改变。治疗后脑血流图复查，有70%的病人改善。进一步证实平衡针法具有明显调节神经血管舒缩功能和局部的血液循环。

此疗法具有选穴少、病人痛苦小、见效快，疗效好，操作简便，易于普及的特点，是临床治疗偏头痛的理想方法之一。

平衡针法治疗急性肾盂肾炎的临床研究

王文远
张秀夫　（山东临沂市盛庄医院）
杨若时　何银州　（北京军区二九二医院）
狄福金　（中国中医研究院）

平衡针法亦称整体平衡一针疗法。主要根据中医阴阳整体思维，利用人体的信息系统（即神经与经络系统），借助针刺技术的效应反馈原理，间接地激发增强病人的防卫系统；依靠病人自己达到自我调整，自我修复，自我完善，自我治愈疾病的单穴平衡疗法。

急性肾盂肾炎多为病原菌侵犯肾盂和肾间质所引起的急性炎症。中医认为该病主要与肾和膀胱有关，肾虚、膀胱湿热是其主要病机。西医学对本病的治疗主要采用抗生素治疗，但部分病人因产生耐药性，治疗不彻底而反复发作迁延为慢性。笔者于1988年以来运用平衡针法治疗急性肾盂肾炎35例，临床治愈率71.43%，有效率100%。

治疗方法：

1. 平衡针法治疗组　主穴肩痛穴。此穴位于足三里穴下1.5寸，偏于腓侧。针刺特点为腓深神经。取穴原则，左右交替取穴，方法采用3寸28号毫针1根，行直刺法。不留针以出现针感为宜。每日1次，待体温正常后改为每周3次。次穴发烧配咽痛穴，尿频尿急尿痛配升提穴。食欲不振配胃痛穴。

2. 中药对照组　主要方剂为清热利湿解毒的八正散加减：即木通20g，生地30g，车前子15g，滑石30g，白茅根30g，双花30g，黄柏9g，小蓟30g，柴胡12g，甘草6g，便秘加大黄15～30g。每日1剂，5剂为一疗程。

治疗效果：治疗组（35例）临床治愈25例，占71.43%；显效6例，占17.14%；进步4例，占11.43%。

对照组（60例）临床治愈41例，占68.33%；显效11

例，占 18.33%；进步 7 例，占 11.67%；无效 1 例，占 1.67%。两组经统计学处理无明显差异。平衡针法治疗组操作简便，经费低廉，无副作用，是值得推广的新的治疗方法。

平衡针法在癌痛中的应用

王文远
张秀夫　（山东临沂市盛庄医院）
梁美林　郭笑雪（北京中西医结合疑难病研治中心）
狄福金　（中国中医研究院）

在临床开展的疼痛门诊病人当中，经常遇到癌痛病人，85 例经平衡针法治疗，其中 64 例均有不同程度的缓解，缓解率为 75.29%。

平衡针法亦称整体平衡一针疗法，主要对疾病的治疗采用宏观的、全局的、整体的角度，在健侧选择特定穴位，运用信息反馈针刺技术效应原理，依靠病人自身达到自我调整、自我修复、自我完善、自我缓解癌痛的方法称之。取穴原则以部位取穴法为主，腰部以上取足中平奇穴为主，腰腹以下以取手中平奇穴为主，胸腹部以男左女右取胸痛穴为主。经甩尾阈值动物试验：对照组平均痛阈由 4.42s ± 0.24s 变化为 4.42s ± 0.28s，基本无差异；而中平穴治疗组平均痛阈由 3.89s ± 0.22s 延长至 5.86s ± 0.46s，增加 51%（$P < 0.01$）。经嘶叫阈值动物试验：对照组平均阈为 1.21V ± 0.14V 和 1.32V ± 0.18V，无明显变化，而针刺组的平均嘶叫阈由 1.32V ± 0.14V 至 2.21V ± 0.31V，增加 79%（$P < 0.001$）。

头痛穴治疗神经性头痛 261 例疗效分析

王国瑞
（山东省桓台县田庄镇教委卫生室）

自从参加王文远整体平衡一针疗法讲座班学习回来后，应用平衡针疗法取得了显著的社会效益。教师节期间，开展了一次义诊活动，治好了一例患神经性头痛 30 年的病人，因而来诊病人中半数以上为头痛病患者。从 1993 年 8 月份至今，应用平衡针疗法共诊治病人 521 例，总有效率达到 98.7%，治愈率达 78.2%。其中神经性头痛和腰痛（不含骨质增生）的有效率达 100%，治愈率达 87%。现就治疗神经性头痛 261 例的临床效果报告如下。

临床资料

本组病例均为门诊病员。男 98 例，占 37.55%；女 163 例，占 62.45%。年龄最小 26 岁，最大 58 岁。病程最短 2 年，最长 20 年，属神经性头痛 249 例（均经医院脑电图检查未发现器质性病变），确诊偏头痛（血管神经性头痛）12 例。

治疗方法

1. 头痛穴　主穴，取穴位置相当于太冲穴与行间穴中点，正坐垂足，在足背第一、二跖骨结合部之前凹陷中。

2. 取穴原则　男左女右取穴，偏头痛交叉取穴。

3. 针刺方法　28 号 3 寸毫针呈 15°向足跟部斜刺 2 寸左右，泻法，强刺激，不留针。

4. 针感　局部酸麻胀，大多数向趾端放射，个别向上放射，有的放射至小腹部。

5. 针刺参数　隔日 1 次，5 次（10 天）为一疗程。

6. 辅助治疗　指针醒脑穴（双）、痤疮穴、疲劳穴。

治疗结果

临床治愈 227 例，占 86.97%，显效 343 例，占 13.2%。

典型病例

例 1：王某，女，41 岁，1993 年 9 月 3 日初诊。自诉从 11 岁因饥饿劳累而致头痛，至今 30 年。发作时剧痛难忍，服止痛药无效，需以头撞墙至感觉迟钝。平时每天3次服去痛片或解热止痛片，长年不断。以头顶和两太阳穴处疼痛明显，后颈部紧张。经脑电图多次检查未发现异常。脉弦、苔白，诊断为神经性头痛。治法：平衡针法。取穴头痛穴。治疗参数每日1次，配合指针点压醒脑穴（双）、痤疮穴、疲劳穴（双），经1次治疗疼痛减轻，5次治疗停服止痛片，20次治疗临床治愈，至今未发。

例2：李某，女，31岁，1994年1月15日就诊。自述头痛、颈痛，眩晕20年，严重时伴有恶心、呕吐，平时离不开止痛片。面色黄，脉弦细，苔薄白，诊断为神经性头痛。治疗原则平衡针法，主穴头痛穴，配穴急腹症穴，辅以指针点压醒脑穴（双），痤疮穴（双），1次见效，15次痊愈，随访至今未复发。

体　　会

1.“一针疗法”具有选穴少，疗效高，操作简便，费用低廉等特点，深受农民欢迎，值得进一步在广大农村推广普及。

2.我个人临床体会对“一针疗法”治疗神经性头痛、腰痛、肩周炎疗效迅速可靠，但对治疗继发性坐骨神经痛（特别是椎间盘脱出），若穴位、定位、手法等掌握不准确，就达不到应有的治疗效果。

3.有些患者因怕针而不接受针刺治疗，今后应探讨用电针（皮肤电极法）刺激“平衡穴位”，疗效如何有待进一步研究。

头痛穴治疗癔症型失语38例分析

张　涛

（山东省陵县人民医院）

癔病患者以青壮年和女性较多见，其临床症状多种多样。

笔者近几年来针刺头痛穴治疗癔病型失语 38 例，收到了较好效果。

临床资料

一、一般资料

38 例中，男性 5 例，女性 33 例；年龄在 30 ~ 39 岁 32 例，40 ~ 49 岁 6 例。

二、治疗方法

1. 头痛穴　此穴位于足背第一二跖骨之间凹陷中。癔瘫穴，此穴位于足底（去趾）前 1/3 处，足趾跖屈时呈凹陷处。

2. 方法　局部常规消毒，用 28 号 3 寸毫针 1 根平刺 2 寸左右，以头痛穴透刺癔瘫穴，得气后行强刺激 5 分钟，待病人发出“啊”声后即可出针。

疗效分析

一、治疗结果

1. 痊愈　经 1 次治疗症状消失，恢复正常 32 例，占 84. 21%。

2. 显效　经 1 次治疗症状较针前好转 6 例，占 15. 79%。次日又针一次而愈，平均针 1 ~ 2 次。

二、病例介绍

刘某，女，40 岁。患者因家务事发生吵闹不休后即出现失语，伴肢体抽搐，随即来我科诊治，经系统检查未发现异常，当即给予强刺激头痛穴，约 5 分钟后，患者发生“啊”声即出针，随之言语正常，肢体平衡，说笑而走。

平衡针法的临床应用

郭　兰
（北京中医药大学附属医院）

头、颈肩及腰背部疼痛综合征，是临床常见病多发病之一，给患者带来了极大的痛苦，而临床上往往缺少完美有效的治疗措施。笔者采用平衡针法治疗此症，获得较好疗效，现选医案六则报道如下：

案1：血管性头痛

赵某，女，25岁，干部，1993年6月初诊。主诉右侧偏头痛一年余，遇有精神紧张及劳累过度时发病。近日感到头痛症状加重，经服去痛片、颅痛定等药治疗无明显效果，即前来就诊。检查：患者一般状况好，神志清晰，咽充血，心肺（－），BP：16/12kPa。脑超声波示：双椎动脉血流带增高，不除外脑血管痉挛。诊断：血管性头痛。治以平衡针法，取穴头痛穴。患者取坐位，暴露左侧足背，局部常规消毒，采用28号毫针3寸1根，行平刺法，局部出现酸胀感并向趾端放射，患者疼痛立即消失，半年后随访，症状未见复发，疗效巩固。

案2：颈椎综合征

王某，男，42岁，干部，1993年8月就诊。主诉头晕、颈部僵硬半年余，偶伴恶心呕吐，颈部转动受限，活动困难，肩手臂麻木感。追查病史，患者为长期低头伏案工作，近半年因工作劳累紧张症状加重。检查：颈部肌肉紧张有压痛，颈部活动受限。X片：C4～5椎间孔变窄，椎体骨质增生，颈曲消失。临床诊断：颈椎综合征。治以平衡针法。取穴颈痛穴。采用28号毫针3寸1根，行平刺法，局部酸麻胀，患者顿觉头脑清楚，颈部活动自如，症状明显减轻，经治疗1个疗程，临床治愈。

案3：肩关节周围炎

靳某，女，38岁，售货员，1993年12月就诊。主诉右肩痛1个月。自述外感寒凉及劳累后症状加重，现右臂上举，后背困难，曾用暖水袋热敷效果欠佳。检查：右肩关节压痛阳性，上举90°，外展60°。诊断：右肩关节周围炎。治则平衡针法，取穴肩痛穴，取穴原则交叉取穴，行直刺法，患者感觉闪电样向足趾传导。令患者活动患肢，顿觉疼痛消失，肩关节功能基本恢复正常，连续治疗5次，临床治愈。

案4：网球肘

魏某，女，59岁，干部，1993年11月初诊。主诉右肘关节疼痛两个月，近日因提重物复感寒凉，疼痛加重。现在左上肢活动受限，持物困难，自用寒痛乐热敷，效果不甚理想，故前来就诊。检查：右肱骨外上髁压痛阳性，前臂内外旋转受限。临床诊断：网球肘。治以平衡针法。取穴臀痛穴。针刺后病人顿觉肘关节疼痛减轻，为强化治疗效果，配合用电脑中频治疗仪治疗，经1个疗程临床治愈。

案5：坐骨神经痛

李某，男，48岁，工人，1992年12月就诊。主诉右下肢疼痛3年余，每遇寒凉天气症状加重，患者近期自觉右下肢沉重，行走困难，疼痛较前明显，尤以夜间痛甚。检查：疼痛部位以臀部沿大腿后侧向小腿部放射，直腿抬高试验阳性。临床诊断：坐骨神经痛。治以平衡针法，取穴臀痛穴，交叉取穴。行斜刺法，经1次治疗患者腰及下肢沉重感消失。隔日1次，连续治疗两个疗程，功能恢复正常，临床治愈。

案6：腰肌劳损

白某，女，52岁，干部，1993年9月就诊。主诉腰痛2年，弯腰扫地等活动均感疼痛加重，甚则不能直腰，缓慢活动后疼痛略减轻。检查：双侧腰大肌压痛，腰部肌肉紧张，活动受限。X片：腰椎骨质无异常改变，临床诊断为腰肌劳损。治以平衡针法，取穴腰痛穴。采用28号毫针2寸1根，向下直刺，面部出现酸胀感，令病人活动腰部，疼痛消失，为强化疗效，配合电脑中频治疗仪，一个疗程临床治愈。

胃痛穴对膈肌痉挛的临床应用

郭芙蓉
（北京军区二九二医院）

例1：唐某，男性，43岁，农业部机关干部，1994年1月21日就诊。主诉：呃逆7天。追问病史患者7天前因喝果茶后出现打呃，呈持续性发作，不能自控，伴有左上腹胀满，影响工作，影响睡眠。曾在多家医院就诊，肌注654-2，阿托品，口服普鲁苯辛等，症状仍无明显好转，故转我院就诊。查体：体温37℃，脉搏90次/分，呼吸20次/分，血压12/16kPa，意识清楚，精神欠佳，目无光彩，面色晦暗，呃声连续有力，颈软无抵抗。气管居中，双肺呼吸清晰，心率90次/分，律齐，各瓣膜听诊区未闻及杂音。腹部平坦，肝脾未触及，左上腹有轻度压痛，叩诊有过清音，听诊胃区有过水音。病理反射未引出。

诊断：顽固性膈肌痉挛。治则取平衡针法。主穴胃痛穴，配穴急腹症穴。经1次性治疗，症状明显减轻，连续3次治疗临床治愈。

例2：刘某，男性，72岁，北京机械进出口集团公司干部，于1994年1月22日就诊。主诉：打呃3天。追问病史，患者于3天前因喝啤酒后出现打呃，呈阵发性发作，影响工作及饮食，入睡后消失。近日加重发作频繁，急转我院就诊。

临床诊断：膈肌痉挛。

治则取平衡针法。主穴胃痛穴。配穴急腹症穴。取穴原则男左女右取穴，手法为泻法。经1次治疗，症状显著减轻，发作次数减少，发作强度减弱。经3次治疗临床症状完全消失。

病例分析

膈肌痉挛中医称为呃逆，多由气逆上冲，抽掣喉间，呃气连声，古称“哕”症。本病是临床常见症状之一。一般发作时间短者，不治自愈。但顽固性膈肌痉挛，发作频繁，影响工作，均应及时治疗。但应注意继发于其他慢性病的病程中，应是病情加重的征兆。

中医认为，胃主纳谷，以下行为顺，患者饮冷饮后，寒气蕴蓄于中脐，寒热交杂而胃气上逆动膈而成。寒气并循手太阳肺经上膈袭肺；胃气失于和降，脘腹不适，膈间不利，故呃逆声短而频，不能自制。

治疗原则：以和胃降气，宽胸理气，平呃为主。通过以上病例分析，针刺胃痛穴有安胃降气的功效，针刺急腹症穴具有调气镇痛作用，二穴结合上下贯通，浊气下降，清气上升，达到了平呃之功效。

平衡针法治疗中风早期58例疗效统计

张济平　曹无明

（上海市瑞金地段医院）

脑中风系多种因素引起脑部突然发生病变所致。病势凶险，重则丧生，轻则致残，给患者、家属及社会造成颇多不利。

本文用醒脑开窍、活血化瘀的一组穴位，治疗早期脑中风，获得较为满意的效果。今应王文远主任之邀将此文略述于下：

临床资料

58例患者，年龄最大80岁，最小53岁，包括脑出血和脑栓塞，发病起至接受针刺治疗的时间最短者2小时，首诊时均有不同程度的半身不遂，口眼歪斜，语言謇涩等症。

方法与疗效

一、治疗方法

取穴：头痛穴（太冲）、咽痛穴（合谷），胸痛穴（内关)、急腹症穴（足三里）。

取穴方法：先针健侧为先为主，对恢复期满病人后刺患侧；先针下肢后针上肢。针刺健侧及下肢让患者做患侧肢体的运动，留针1小时，每日1次，10次为1疗程，每疗程间隔2周。

二、治疗结果

①痊愈30例，占51.72%。②显效与有效23例，占39.66%。③无效5例中1例系“急性额叶坏死”，4例伴脑动脉硬化、脑萎缩并延误针刺时机，占8.62%。

体　　会

1. 以健侧针刺为先，此疗法符合传统医学“病在上而治其下”，“病在左而治其右”的论述，且实际效果更为理想。

2. 脑中风的早期治疗，目前采用中西医结合治疗的方法，应优于任何单一疗法。针刺治疗应及早参与，对减少和控制后遗症的发生发展颇为重要。针刺治疗进行得越早，治愈的希望越大，恢复得越好，尤其对失语症及早接受针刺治疗其语言的恢复功能意义则更大。

3. 针刺参与治疗早期脑中风，目前报道尚少，尤其是在对脑出血的中风针刺时间上，存在不同的观点。笔者的体会是，只要脑出血被控制，针刺即可参与脑中风早期的治疗，这对脑中风的康复均有积极的临床意义。

平衡针法与药结合治疗中风后遗症55例疗效观察

彭作慧

（吉林女监医院）

赵树军　高军

（长春市中医院）

中风为急性脑血管病而引起的半身不遂之症。笔者采用平衡针配合中药治疗中风后遗症55例，有效率98.18%。现简要报告如下：

临床资料

一、一般资料

55例中，男34例，占61.82%，女21例，占38.18%。41～50岁11例，占20%，51～60岁22例，占40%，60岁以上的22例，占40%。病程3个月以内的17例，占31.91%，3个月～6个月11例，占20%，6个月以上的27例，占49.09%。

二、治疗方法

本病采用平衡针法，针具一律采用1～3寸28号不锈钢毫针。

1. 取穴　①上肢瘫痪取肩痛穴、肩背穴、肾痛穴。②下肢瘫痪取臀痛穴、膝痛穴、咽痛穴。③面瘫取升提穴、明目穴、鼻炎穴、面瘫穴。④语言不利取舌三针（田成文教授的舌三针疗法）。以上各穴均取健侧，升提穴除外。

2. 定位　①升提穴：头摆正：下颌微收，前后发际连线与两耳尖直上连线的交叉点取穴。②明目穴：偏翳风穴下0.5寸。③鼻炎穴：下关穴前0.5寸。④面瘫穴：锁骨外2/3斜上1寸。⑤舌三针：全舌的前1/3从舌的左侧向右侧透刺（只采用此舌三针之一针，因其安全、简便、效果佳）。⑥肩背穴：环跳穴内1寸处。⑦肩痛穴：足三里穴下1.5寸外1寸处。⑧肾病穴：内踝上3寸处。⑨臀痛穴：肩贞穴上1寸处。⑩膝痛穴：相当于曲池穴外1寸处。⑪咽痛穴：相当于合谷穴。

3. 操作方法　左手做辅助，右手拇指和食指持针的尖端，在穴位处把针直刺入穴位后采用苍龙探穴法，将针刺到2～2.5寸深时，则有酸麻热胀传感，上肢向腕关节放散，下肢向踝关节放散，捻针约1分钟，采用平补平泻手法（视痛情而定），每次留针半小时，隔日1次。针刺时嘱病人的患侧配合治疗，做屈伸及上举运动。

疗效分析

一、疗效标准

1. 基本治愈　瘫痪肢体运动功能基本恢复，肌力在Ⅴ级以上，生活完全自理，并能参加一般体力劳动，神志语言清楚。

2. 显效　瘫痪肢体明显恢复，肌力在Ⅳ级以上，生活稍能自理，语言稍不利。

3. 好转　瘫痪肢体运动较前有进步，肌力提高Ⅰ级以上，语言稍有进步。

4. 无效　瘫痪肢体及语言经治疗后无明显改善。

二、治疗结果

基本痊愈24例，占43.63%。显效12例，占21.81%。好转18例，占32.72%。无效者1例，占1.84%。总有效率为98.16%。

三、中风分期

1. 中风先兆期　①症状：年逾四旬，头痛头昏，肢体麻木、肌肉间动、耳鸣、耳聋、舌质红、脉弦为中风先驱症状。②平衡针法选穴：升提穴、臀痛穴、肩痛穴。③配合镇肝熄风汤加减治疗（滋阴潜阳，平肝熄风）。

2. 中风急性期　①症状：突然昏倒，神昏酣睡，口眼歪斜，半身不遂或牙关紧闭，两手握固或目合口开，撒手遗尿，脉弦滑或细弱。②平衡针法选穴：升提穴、明目穴、面瘫穴、臀痛穴、肩痛穴，配穴鼻炎穴、极泉穴、急救Ⅰ穴、急救Ⅱ穴、膝痛穴、失眠穴。③配合羚羊钩藤汤加导痰汤。

3. 中风恢复期　①症状：昏迷数日或数周后，病人意识状态逐渐好转，出血已控制，继则偏半感觉障碍恢复，偏瘫恢复较慢。②平衡针法选穴：升提穴、偏面瘫穴、舌三针、臀痛穴、肩痛穴、配穴明目穴、膝痛穴、咽痛穴、失眠穴。

4. 中风后遗症期　①症状：经过3个月以上的时间，病人留下不同程度的肢体瘫痪和语言障碍，恢复变得极其缓慢。②平衡针法选穴：升提穴、面瘫穴、舌三针、臀痛穴、膝痛穴、肩痛穴、平衡穴。配穴极泉穴、急救Ⅱ穴、咽痛穴、头痛穴。

四、典型病例

刘某，男，62岁，1993年10月22日因脑血栓形成入院。经综合治疗后，病情稍稳定，左侧偏瘫，神志清楚，语言謇涩。检查：口角舌体向右侧歪斜，鼻唇沟变浅，左侧肢体肌肉松弛，左手握力消失，不能做屈伸和上抬运动，左腿不能屈伸，左侧肢体肌力Ⅰ度。11月11日开始针刺，主穴升提穴、舌三针、面瘫穴（右侧）、臀痛穴、肩痛穴、肾病穴。配穴明目穴、膝痛穴、癔瘫穴。经针刺7次（14天），隔日1次，偏瘫完全恢复，肢体活动自如，语言流利，肌力Ⅳ级以上，生活完全自理，病症消失，临床治愈，跟踪随访，3个月未再复发。

机理探讨

本病重点采用了神经交叉支配原理和神经反馈信息原理，达到机体的自身调整、完善、修复的功能。因此整体平衡一针疗法具有培补元气，调养中气，平衡阴阳，疏通经络的功能，并能起到改善心脏功能，舒张血管，调整血压，促进血液循环，降低血液黏稠度，抗血小板凝集，改善血液循环作用。并能加强纤溶系统功能，促进血栓溶解而增加缺血部位的脑血流量抗过氧化自由基，减轻脑组织缺氧时的损伤，从而有利于脑中风疾病的恢复。

体　会

自从学习平衡针疗法以来，在临床上全面地应用平衡针法，收到了意想不到的治疗效果，再以中药配合，更加事半功倍。以上是我们在临床中的亲身实践与观察后的体会，由于我们水平所限，不妥之处在所难免，敬请各位前辈与同道给以斧正，以便进一步提高。

肩痛穴治疗胃痛20例疗效分析

陈金銮　邵雅梅　张红英
（北京军区二九二医院）

肩痛穴亦称中平穴，系经外奇穴之一。是王文远主任经过几十年潜心研究，经过大量临床实践，探索出的平衡针法的代表穴位。此穴具有针感强，镇痛镇静，活血消炎，退热和扩张血管等多种功能。临床应用广泛，能治疗多种疾病。现将治疗上腹部胃痛20例报告如下：

临床资料

一、一般资料

本组20例，男性12例，女性8例。年龄最大72岁，最小20岁，平均46岁。疾病分类，胃及十二指肠溃疡病8例，胃炎5例，胃痉挛7例。

二、治疗方法

此穴位于足三里下1.5寸，旁开1寸偏于腓侧。针刺手法为直刺法，选用3寸28号毫针1根，大幅度提插捻转，以泻为主。针感传导到足尖为宜，针刺后疼痛即可消失，不必留针。对于溃疡病胃炎引起的胃痛可留针20～30分钟，10次为1疗程。男左女右取穴。

疗效分析

一、疗效标准

1. 临床治愈　疼痛消失，能正常工作。
2. 显效　疼痛明显减轻，能参加部分工作。
3. 好转　疼痛有所减轻。
4. 无效　疼痛无变化。

二、治疗结果

临床治愈16例，占80%。显效3例，占15%。无效1例（晕针），占5%。总有效率95%，其中一针一次治愈7例，占35%。

三、典型病例

张某，男，30岁，北京针织厂工人。1993年10月5日就诊。主诉上腹部阵发性疼痛2小时。追问病史因吃生冷食物引起。呈阵发性加重，无恶心呕吐。临床诊断为胃痉挛。治疗选用3寸28号毫针，取左下肢肩痛穴，行直刺法。病人针感明显传导至脚尖，疼痛立即消失。取针后病人休息1小时，无不良反应。

胃痛是临床上常见的消化道疾病的一个主要症状，以上腹部疼痛为主，其疼痛性质大多不一，临床上多见于急性胃炎，急性胃肠炎，胃及十二指肠溃疡病，胃痉挛等多种疾病。传统的针法取穴多，且见效慢。运用平衡针法，具有取穴少，病人痛苦小，针感强和一针见效等优点，其作用机理是通过信息反馈和病人的自身调节而达到机体的整体平衡，从而有效达到治疗目的。此方法值得进一步研究和推广。

平衡针法验案举例

张 平
（美国旧金山中平中医药研究中心）

一、偏瘫治疗案

1991年8月15日受朋友之邀去洛杉矶给一位脑出血20天的偏瘫病人看病。检查患者神志清楚。右侧上下肢瘫痪。上肢不能上举，外展，下肢不能上抬，不能挪步站立。CT检查确诊为脑出血后遗症。治则以平衡针法。上肢取穴肩痛穴（中平穴）、肩背穴；下肢取臀痛穴、膝痛穴。行强刺激，不留针。当时效果令人满意。上肢上举30°，下肢抬高15°，膝关节自行弯曲90°。并鼓励她下地站立，她说不行，经过心理疗法真的下地站立了4分半钟。经治疗两个疗程，病人生活基本自理。

二、冻结肩治疗案

1993年7月14日门诊时接待了旧金山的一名工人，男，47岁，左肩关节疼痛两个月。检查上举90°，影响刷牙洗脸，生活不能自理。临床诊断为继发性肩周炎，采用平衡针法。取穴肩痛穴（中平奇穴），交叉取穴。手法泻法。隔日1次，10次为1疗程。经治疗8次，临床症状消失，功能基本恢复正常。

三、膝关节炎治疗案

1992年3月21日接诊了旧金山一家公司的女性职员，36岁，双膝关节疼痛一周。临床诊断膝关节炎，治则采用平衡针法。取穴双侧膝痛穴，行强刺激。经一次性治疗，临床症状完全消失。6个月后随访未见复发。

四、胃痛治疗案

1992年3月18日来自旧金山一家宾馆的小姐，21岁。主诉早餐后上腹痛1个小时。检查腹肌未见板状腹，压痛（++），反跳痛（-），叩诊浊音（++）。伴有轻度恶心。

临床诊断急性胃炎，治疗采用平衡针法，取穴原则定位取穴法，取穴胃痛穴，手法泻法。针刺方法，局部常规消毒，采用2寸毫针行直刺法。1次治疗临床治愈。

五、前列腺炎治疗案

1993年1月12日为来自旧金山广告公司的一位职员进行了治疗。男，45岁，患有慢性前列腺炎2年，时轻时重，伴有尿频，会阴部酸胀下重感。经针刺升提穴，每周3次，两个疗程临床治愈。

编者按：张平医师原为北京西城区护国寺中医医院主治医师，1989年11月参加北京整体平衡一针疗法专题讲座班学习。1991年1月应邀去美国讲学，1991年5月在美国取得针灸硕士学位，将学到的平衡针法大胆用于临床，受到太平洋彼岸的美国患者的好评，其事迹载入加州名人志。

平衡针法治疗头痛46例临床分析

段洪涛

（河南省驻马店市运输公司职工医院）

头痛古有："真头痛"、"脑痛"之说，是临床上常见的自觉症状，发生于多种急慢性疾病。现代医学认为造成头痛的机理主要来自头部引起疼痛的刺激病灶和颅内疼痛敏感结构受累所致。笔者运用平衡针法治疗神经性头痛，血管紧张性头痛，颈性头痛患者46例，临床治愈率78.26%，有效率100%。现报告如下：

临床资料

一、一般资料

男性19例，占41.3%；女性27例，占58.7%。年龄分布<13岁2例，占4.35%；13～23岁5例，占10.87%；23～33岁8例，占17.39%；33～43岁11例，占23.91%；

43～53岁12例，占26.09%；53岁以上8例，占17.39%。职业分布：工人21例，占45.65%；农民14例，占30.43%；干部6例，占13.04%，学生5例，占10.87%。发病年龄最大74岁，发病时间最长9年。

二、治疗方法

1. 平衡针法治疗组　①主穴头痛穴，取穴原则交叉取穴，男左女右取穴，双侧取穴。针刺参数每日1次，10次为一疗程。②配穴肩痛穴，取穴原则与针刺参数同主穴。

2. 常规穴位对照组　①主穴风池。②配穴太阳。

疗效分析

一、治疗效果

1. 平衡针法治疗组　临床治愈36例，占78.26%。显效6例，占13.04%。进步4例，占8.7%。一个疗程治愈者29例，占80.56%；两个疗程治愈者4例，占11%；三个疗程治愈者3例，占8.33%。

2. 常规针刺穴位对照组　临床治愈28例，占60.81%。显效13例，占28.26%。进步4例，占8.7%。无效1例，占2.1 7%。一个疗程治愈者11例，占39.29%；两个疗程治愈者9例，占32.14%；三个疗程治愈者8例，占28.57%。

二组经统计学处理存在显著差异（$P<0.01$）

二、典型病例

例1：李某，男，29岁，驻马店地区二商局职员。1993年4月20日上午就诊。主诉：6年前在炮兵部队做炮手工作，在一次演习中被炮响声震晕倒，待苏醒后，头痛剧烈，严重失眠，生活不能自理，坐卧不安，影响饮食。在中国人民解放军一五九医院神经科诊断为精神分裂症，治疗1个月后神志清醒，依然头痛、失眠，带药出院。逐渐头痛加重，昼夜不眠，再住驻马店地区精神病院治疗两个月，症状稍缓解，带药出院，仍感到头痛，严重失眠，每晚必须服四片氯丙嗪才能入睡，醒后头昏痛，持续 6 年，甚感痛苦。

平衡针法，取穴左侧头痛穴、肩痛穴，手法为泻法。针感出现后头痛即缓解，针 3 次后头痛消失。再配以其他穴位治疗失眠，治疗三个疗程失眠痊愈。随访半年未见复发。

例 2：王某，女，38 岁，驻马店市畜牧站兽医，1993 年 4 月 18 日下午就诊。主诉：因生气，偶然跌倒后头部撞击在白铁皮制成的墙壁上，当即晕厥，苏醒后头晕，头痛，卧床两天还不能抬头。

取穴右侧头痛穴，肩痛穴。手法为泻法。针感出现后症状消失，1 次治愈。当晚即起床做家务，随访半年无复发。

体　会

头为太阳之首，髓海之所在，五脏六腑之气血循行于三阳经，从手走头，交足三阳经从头走足，顺其常度，则无头痛。若外感六淫，内伤七情，使经络血脉闭阻不通，运行不畅，则发头痛。

西医学认为，除原因不明的机能性头痛外，常见的器质性头痛，有全身感染性疾病，高血压、外伤、颅脑外伤、脑血管病等，及源发于五官科疾病的眼、鼻、牙引起的头痛，盖因颅内外各种结构对疼痛刺激十分敏感，局部刺激灶由于神经元兴奋的中枢扩散作用，或颅内血管的扩张，使这些结构受到牵拉或炎性刺激，而致头部不同部位的疼痛。

人体自身是由多个系统所组成的有机整体，维持着正常的阴阳动态平衡。中医学早就有“脏腑相关”，“形神合一”等论述，构成了人体自身的整体观。作为一个有机的整体，当各种原因导致人体阴阳失去平衡，而形成的病理过程，必然“有诸内必形诸外”的整体反应原理。

通过临床使自己深刻体会到，平衡针法就是将病理过程的形成和消失归结为整体平衡失调达到重新恢复平衡的功能动态变化。运用整体效应来治疗，不能单纯地强调一个局部的动态变化，从整体角度调整局部病变，运用有效的穴位，通过治疗产生全身技术效应。通过周围神经和中枢神经主导下的神经交叉支配调整所产生的神经反馈信息，迅速达到机体的自身调整、完善、修复的功能。

平衡针法临床应用验案举隅

王　辉

（北京军区二九二医院）

面神经麻痹治疗案

案1：石某，女，20岁，燕莎友谊商城职员，1994年3月5日就诊。主诉：口眼歪斜1天。受风后左面部麻木，耳后疼痛，晨起刷牙漏水。查体：左额纹变浅，闭眼试验（+），口角歪斜轻度，鼓腮稍差，左鼻唇沟平坦，舌前感觉麻木，乳突后压痛（++）。临床诊断：左侧面神经麻痹。针刺右侧面瘫穴，采用28号1寸毫针1根，局部常规消毒，行斜刺法，酸麻胀针感向颈面部传导，留针20分钟后，主诉症状明显减轻。隔日针刺1次，3次后临床治愈。

案2：左某，男，27岁，首都汽车公司会计，1993年11月2日就诊。主诉：左面部麻木6天，无明显诱因。查体：闭眼试验（+），额纹轻度消失，吹哨试验（+），左鼻唇沟变浅，乳突后压痛（±）。诊断：左面神经麻痹。治疗：针刺右侧面瘫穴（主穴），及右侧明目穴（位于耳垂根后上0.5寸，为辅穴）。采用28号1寸毫针，局部常规消毒，分别行斜刺、直刺法，得气后留针20分钟，1次治愈，3天后随诊，症状、体征完全消失。

神经衰弱治疗案

案 3：李某，女，30 岁，北京卫戍区教导大队军官家属，1994 年 3 月 4 日就诊。主诉：右侧头痛，夜间难以入睡 6 年，每晚口服安定 5mg。查体未见异常，心电图，脑血流图无异常。临床诊断：神经衰弱，伴右侧偏头痛。取穴：醒脑穴，采用 28 号 1 寸毫针 1 根，局部常规消毒，向右侧眼球方向斜刺，酸麻向枕部传导，留针 30 分钟。治疗 1 次后当晚入眠未服安定片。治疗 3 次后偏头痛消失，临床治愈。

肩周炎治疗案

案 4：张某，女，58 岁，团结湖居民，1991 年 6 月 12 日就诊，主诉：右肩关节脱位术后 3 周，肩关节障碍严重。生活自理欠佳。查体：右肩关节受限（+++）周围压痛(++)，可以上举 90°，外展 35°，取左侧肩痛穴，局部常规消毒，采用 28 号毫针 3 寸 1 根针，行直刺法，病人感到针感闪电式传导至足面及大踇趾胫侧，疼痛即缓解。查：上举达 160°，外展达 60°。隔日 1 次，6 次后临床治愈。

案 5：黄某，男，34 岁，卫戍区坦克团干部，1994 年 4 月 15 日就诊。主诉：右侧肩关节外伤 8 年，疼痛活动障碍（8 年前投弹所致）。查体：上举 140°，外展 60°，局部压痛(++)。临床诊断：外伤性肩周炎。治疗：取左侧肩痛穴，局部常规消毒，采用 28 号毫针 3 寸 1 根，行直刺法，针感闪电式传导至足面，即起针，疼痛即缓解，上举达 160°，外展 60°，半月后随诊无复发。

坐骨神经痛治疗案

案 6：李某，男，40 岁，京旅车管干部，1992 年 3 月 12 日就诊。主诉：左臀部疼痛并向下肢后至小腿外后侧放射 3 个月，呈阵发性灼痛，咳嗽、喷嚏时疼痛加重，有时麻木。查体：左侧腰点、髂点、腘点、腓点压痛（+），直腿抬高试验<30°，臀大肌轻度萎缩。X光片显示：腰椎侧弯，未见椎间盘脱出，CT检查未见异常。临床诊断：左侧坐骨神经痛。治疗：取右侧臀痛穴，配肩痛穴，局部常规消毒，采用28号3寸毫针1根，行直刺法，针感向颈部及上肢放射，症状缓解，即出针，局部压痛明显减轻，直腿抬高>30°，2次后治愈。

股外侧皮神经炎治疗案

案7：杜某，男，57岁，北京卫戍区教导大队锅炉工，1994年4月10日就诊。主诉：右侧大腿前外侧皮肤麻木1周，伴蚁走感，时有疼痛，站立过久后加重。查体：局部皮肤感觉减退，未见红肿，无肌萎缩及运动功能障碍。临床诊断：右侧股外侧皮神经炎。治疗：取穴股神穴（天府穴）。局部常规消毒，采用28号2寸毫针1根，向下斜刺法，针感向肘正中放射即出针，患者临床症状消失，感觉恢复，半月后随访无复发。

平衡针法的临床应用

陈　伟

（湖南省新邵县铁炉冲煤矿医务室）

有幸参加了北京军区二九二医院主任医师王文远举办的平衡针法学习班学习，广泛地运用于临床，取得了很好的社会效益。被广大患者称为“神奇的一针”。现将临床用于治疗偏头痛、痛经、有机磷农药中毒后狂躁症报告如下，由此可窥见平衡针法一斑。

偏头痛治疗案

石某，男，37岁，本矿职工，于1993年6月30日就诊。主诉，右侧偏头痛14天，以太阳穴周围为剧，呈阵发性跳痛，痛时伴有恶心、呕吐。患者自述曾服用去痛片、颅痛定及中药、按摩，局部封闭等疗法，其效不显。查体：病人痛苦表情，两手扪头，汗出如滴，痛牵至前额。遂以平衡针法，取穴头痛奇穴，左侧下肢交叉取穴，采用1根3寸毫针平刺头痛穴2寸以上，用快速捻转提插手法，一分钟后起针，患者痛止汗息。但一个小时后，患者头部又有痛感，但较前为轻。又用前法，留针30分钟，1次即愈，一周后复查，病未再发。

有机磷中毒后狂躁症治疗案

李某，女，31岁，壕塘乡下江村村民。1993年7月22日，上午在喷洒农药时致有机磷中毒，而在乡医院给予阿托品静脉输注，后引发神志不清，大喊大叫，哭笑无常，声音洪亮，手舞足蹈，四肢麻木，经西医服用安定、氯丙嗪等药物后无效而于当夜11时转针灸科会诊。笔者首先采用传统的方法，取穴内关、人中、合谷三穴，其症不减。这时想起用平衡针疗法试用于病人，以快速进针手法把针直刺入左右两侧肩痛穴，配癔瘫穴提插捻转，施以强刺激。患者随即抽搐停止，逐渐进入睡眠状态。次日家属反映恢复常态，除口渴外，未见其他不适之感。

痛经治疗案

李某，女，40岁，本矿职工家属。因腰痛小腹绞痛伴阴道失血一天，于1993年8月6日上午送我处急诊。在这之前，患者曾肌注654－2等镇痛解痉药物，症状未见好转。患者以往曾有痛经发作史。查：体温、脉搏、血压均正常，表情痛苦，坐卧不安，心肺无异常体征，腹平软，下腹压痛明显，无反跳痛，无肿块。取穴痛经穴，快速捻转提插手法，用泻法强刺激，半分钟后双腰疼痛停止，但小腹仍痛，用28号2寸毫针1根，给予中等强度刺激肩痛穴，留针15分钟而愈。

讨　论

1. 平衡针法是建立在阴阳整体学说、经络学说、巨刺针法学说、生物全息学说等理论基础上的；产生于临床，来源于临床；具有广泛的实用性，较强的科学性，经得起临床的验证与重复，是对传统医学的继承与发展，是一种理想的自然的非药物疗法。

2. 平衡针法的代表穴位肩痛穴（即中平穴）具有广泛的治疗作用，对任何疾病都能起到一定的调节作用。特别对疼痛病人确有显著的镇痛效果。临床中试用于有机磷中毒后狂躁症、输液反应等急症，也同样收到立竿见影的效果。因此，我们认为该穴还具有镇静、镇痉止抽、宁心安神等功效。临床中确实也感到平衡针法对某些药物治疗无效的急重痛症具有意想不到的特殊效果。

3. 平衡针法还应结合针刺手法、深度、持续时间等量化指数，可能收到更为理想的治疗效果。这就要求根据病情，确定相应的针刺手法及足够的刺激量，以获取最佳疗效。针灸治疗实际上是一个效用和积蓄过程（量变）。我们在头痛奇穴治疗偏头痛时由于手法不强或针感出现后即出针，而产生的效果不明显或疗效不巩固，改用留针1小时，病人症状完全缓解，这就要求根据病人的个体差异，病情及穴位敏感度等，采用一定的量化参数，但不可能有一个统一的标准，主要根据临床而定，但增强平衡针法的量学概念，是扶正祛邪，调整平衡增强疗效之关键。

急腹症穴治疗阳痿12例疗效分析

俞国桥

（浙江省东阳市巍山医院）

应全军著名针灸专家王文远之邀，现将针刺急腹症穴（足三里）治疗阳痿12例报告如下，供同道参考。

临床资料

一、一般资料

本组病例共12例，24～35岁6例，35～40岁5例，40岁以上1例。病程1个月至半年5例，半年至1年4例，1年以上3例。

二、治疗方法

主穴：急腹症穴（足三里）。配穴及其方法：脾肾阳虚者配肾病穴（三阴交），用隔姜灸（以老姜为佳），3～7壮灸至皮肤潮红为度。湿热下注所致者，配阴陵泉、丰隆等，用徐疾补泻之泻法，留针20分钟，每隔5分钟行针1次。心脾受损者配胸痛穴（内关），用平补平泻手法，留针20分钟，每隔5分钟行针1次，留针期间嘱患者意守丹田。每日1次，10次为一疗程。

疗效分析

一、治疗效果

治愈8例（阴茎勃起坚而有力，持续半小时以上，能过正常性生活，并获得性满足者）。显效3例（阴茎勃起较有力，持续10～15分钟，能勉强过性生活）。无效1例（阴茎时有勃起，维持时间甚短，不能过性生活）。治愈率达66.7%，总有效率达到91.7%。

二、病例介绍

李某，男，33岁，樟村乡鹤峰村人，泥工，已婚，1988年6月23日初诊。主诉阳痿约半年，患者形体较胖，有嗜酒之癖。半年前从外地做工回家，翌日同房，即阳痿不举，不能房事，经服中药无效。检诊：面色红润生有痤疮，胃纳尚可，略感头昏肢重，口苦觉黏，阴囊潮湿，舌偏红，苔薄黄腻，此属湿热下注，宗筋弛纵，治拟清利湿热以壮宗筋。取急腹穴

（双）配阴陵泉，用徐疾补泻法，留针20分钟，每隔5分钟行针一次，10次为一疗程。治疗期间禁食生冷瓜果及肥厚酒类。针刺6次后阴茎已能勃起维持10分钟，10次后阴茎勃起较有力，已能过性生活。为巩固疗效再用前法治疗一疗程，用平补平泻手法。随访半年，房事一直正常。

平衡针法治愈尿潴留验案报告

赵秀珍

（北京琉璃河水泥厂职工医院）

在中国中医研究院教育处的组织下，有幸参加了第一期王文远老师创立的平衡针法专题讲座班，获益匪浅。现将临床治疗急症尿潴留验案报告如下：

一、治疗方法

取穴：肾病穴、癔瘫穴。手法：进针用迎随补泻法；行针用泻法，强刺激，不留针。每日针1次，2次痊愈。

二、典型病例

刘某，女，23岁，农民。1993年12月10日入院，住院号10360。病史采集：12月10日下午15时45分顺产一女婴，但产后不能自行排尿。经产科肌注新斯的明，腹部热敷，生理盐水冲洗外阴，服用中药等方法治疗仍无效的情况下，于12月17日转针灸科会诊。病人呈痛苦面容，烦躁不安，膀胱充盈明显。治疗采用平衡针法，取穴肾痛穴、癔瘫穴、急腹症穴，每日1次，两次能自行排尿，痊愈而出院。

按：尿潴留为临床泌尿科急症之一，中医称尿闭。多由肾气不足，湿热下注，外伤等原因所引起排尿困难，甚至尿闭。该患者是由于分娩导致膀胱气机受到阻滞所致。取足阳明经的急腹病穴，三阴之会肾痛穴，因足三阴经脉皆循行小腹或阴器，故取此穴以通调下焦之气机。脾主运化，胃主受纳，脾气以升为顺，胃气以降为和，脾气上升水谷精气才能上输，胃气下降饮食水谷才能下行。脾胃脏腑阴阳相合，升降相宜，燥湿相济，互相协调共同完成食物的消化吸收及谷精气的输布。而癔癃穴为足少阴肾经穴，肾与膀胱相表里，膀胱的气化功能与肾气密切相关，如果肾气不足，气化失职就可出现小便不利。所以尿潴留除膀胱本身外多与肾脏有关，我们通过针刺此穴可以达到通调水道之目的。

通过实践使自己感到人体是由多个系统所组成的有机整体，维持着正常的阴阳动态平衡。平衡针法就是利用人体的信息系统，依靠病人自己达到自身平衡的特殊疗法。尿潴留的验案就进一步证实了远距离取穴达到启闭通尿，疏调膀胱之功效。

平衡针法临床应用 126 例疗效分析

杨书礼
（河南省民权县尹店乡彭庄卫生所）

自参加平衡针法学习班后，给我确实打开了新的科学技术之门，开阔了眼界，提高了我在针灸治病方面的技术水平。在临床中使我很快打开了局面，在同行与患者中提高了威信和形象，用平衡针法确实为农村解决了许多疑难病。衷心感谢王文远老师将自己钻研的绝技，无私传授给我们，我一定要悬壶济世，文明行医，不辜负老师的一片苦心。现将临床应用平衡针法的情况简要汇报如下：

一、脑血管病引起的偏瘫疗效统计

	临床治愈	显效	进步	无效	合计
例数	16	27	14	11	68
%	23.53	39.71	20.58	16.18	100

治疗方法：主穴：臀痛穴、膝痛穴、咽痛穴、肩痛穴。取穴原则交叉取穴。最长时间 4 个疗程，最短两个疗程，平均时间 30 天。年龄最大 76 岁，最小 40 岁。

二、神经系统疾病疗效分析

	例数	临床治愈	%	好转	%	无效	%
三叉神经痛	15	9	60	5	33.33	1	67.5
坐骨神经痛	8	5	62.5	2	25	1	12.5
面神经炎	12	11	91.66	1	8.34		
颈肩综合征	23	19	82.61	3	13.04	1	4.35
合 计	58	44	75.86	11	18.97	3	5.17

治疗方法：主穴：面瘫穴、头痛穴、臀痛穴、肩痛穴、膝痛穴、踝痛穴、咽痛穴。取穴原则交叉取穴。肩周炎1针见效者15例，占66.22%。

三、典型病例

刘某，男，79岁，郑州锅炉厂工人。脑血栓后遗症1个月。检查左侧肢体瘫痪，上肢Ⅱ级，下肢Ⅱ级。采用平衡针法，取穴：肩痛穴、臀痛穴、膝痛穴、咽痛穴。7次为1疗程，每日1次，中间休息2天，3个疗程临床治愈。

四、推广应用

在地区举办的中医学习班上和乡医班上，十分高兴地向各位同道进行了平衡针法介绍，并现场进行了技术表演。使他们大吃一惊，不少人都惊呆了！学习班结束后，有很多同学跑几十里路到我诊所参观学习。大家一致赞扬平衡针法确实是一门最实用的针灸学，我们农村太需要了！建议成立全国平衡针信息中心，更加完善、补充、提高，发展新兴的平衡针法，造福于中国人民和世界人民。

平衡针法对高寒地区33例患者疗效分析

林筱桦

（新疆北屯农场10师181团医院）

我们地处北疆地区属于高寒地带，冬季时间长达半年之久，最低气温为零下40℃。因此关节疾病较多。笔者应用平衡针法治疗肩周炎、坐骨神经痛、偏头痛、输尿管结石、顽固性失眠 33 例，效果显著。现报告如下：

临床资料

一、一般资料

肩周炎患者 20 例（单纯性 6 例、神经根型 14 例），坐骨神经痛 13 例（原发性坐骨神经痛 3 例，腰椎间盘突出 3 例，其他原因 7 例），输尿管结石 1 例，偏头痛 1 例，顽固性失眠 1 例。

二、治疗方法

肩周炎取穴肩痛穴，取穴原则交叉取穴，根型颈椎病除针刺肩痛穴之外，配合推拿手法。

坐骨神经痛取穴臀痛穴，取穴原则交叉取穴，手法泻法；对继发性坐骨神经痛还要配合针刺腰痛穴、膝痛穴。输尿管结石取穴腰痛穴、臀痛穴。偏头痛取穴头痛穴。顽固性失眠取穴肾病穴、神衰穴。

疗效分析

一、治疗结果

病　名	痊愈	%	好转	%	无效	%	合计
肩周炎	8	40	10	50	2	10	20
坐骨神经痛	4	30.77	46	46.15	3	23.08	13
偏头痛	1	100					1
顽固性失眠	1	100					1
输尿管结石	1	100					1
合计	15	41.67	16	44.44	5	13.89	36

二、病案举例

例 1：马某，男，32 岁，北屯车队汽车司机。主诉：右肩疼痛二个月，追问病史因开车在外露宿受寒而致。检查：上举 50°，外展 45°、后伸 30°、肩关节压痛（+ + +），临床诊断肩关节周围炎。主穴肩痛穴，取穴原则交叉取穴。患者自诉针感向下传导，令病人活动患肢即感疼痛减轻，留针20分钟，疼痛基本消失。关节功能正常，一个月后随访未复发。

例2：文某，女，45岁，本院供应室护士。主诉：左臀部及腹股沟部疼痛2天，行走困难，夜间痛甚不能入睡。检查：L4～5及臀点压痛阳性，直腿抬高试验阳性，X线摄片检查：L4椎体边缘唇样增生，并有隐裂，临床诊断为继发性坐骨神经痛。治疗原则平衡针法。取穴臀痛穴。取穴原则交叉取穴。患者连续治疗3次疼痛消失，临床症状缓解，功能恢复正常。

讨　论

1. 北屯阿勒泰地区位于祖国的西北边陲，气候条件特殊，属于高寒地区。冬季长达半年以上，气候寒冷，气温极不稳定，常受西伯利亚冷气的影响，常有7～8级西北风。大多数病人痛有定处，肢体重着，且疼痛部位怕凉，畏寒肢冷，得热则舒为其特征。从统计资料看，患病者不仅局限于老年人，30岁左右的青年人亦占一定的比例，职业以农民、工人最多。因此关节过度疲劳，损伤，局部抵抗力下降（机体内环境失调），易感受风、寒、湿和外环境的侵扰，滞留于筋骨之间，闭塞经络，造成气血不通，属“痹证”的范畴。以上原因为本地区各类关节疾病的主要原因。

2. 平衡针法不仅经得起不同地区临床检验的有效疗法，而且首次应用于西北边陲特殊气候条件的地区，选穴少、见效快、深受边疆患者的欢迎。

3. 可根据临床配合一定的点穴，推拿按摩起到辅助治疗作用。

因时间短、条件差、病例积累少，缺乏量化和对照指标，只是根据老师的经验用于临床，进一步验证提高，为边疆人民服务，不妥之处请诸位老师指正。

神衰穴治疗腹泻51例疗效分析

王庆荣
（北京解放军305医院）
周万松
（北京军区总医院）

腹泻是内科常见病之一，我院应用磁场作用于神衰穴（神厥穴）治疗51例，取得满意疗效。现报告如下：

临床资料

一、一般资料

51例中，男29例，女22例。年龄最小者3岁，最大者60岁。53例患者均由内科确诊后转我科，其中34例为慢性肠炎，17例为肠功能紊乱。患者大便2～6次/日，外观无脓血，不成形。常规及培养均为阴性。大部分患者经临床服药治疗无效或停药后复发转来磁疗。

二、治疗方法

我们采用国产低频交变电磁疗机及旋磁机，表面磁场强度为0.05～0.1T。治疗时将圆形磁头置于神衰穴，每次20分钟，1次/日，10次为1疗程，病程在1周的患者多在1疗程内结束治疗，而病程在1月以上者则往往需要2～3个疗程。治疗过程中停用肠道抗菌药物和解痉药。

疗效分析

一、疗效标准

1. 治愈　症状、体征消失。
2. 显效　症状、体征基本消失或主要症状体征消失。
3. 好转　症状、体征减轻。

4. 无效　症状、体征无改善。

二、治疗效果

治愈19例，占37.2%。显效7例，占13.7%。好转23例，占45.2%。无效2例，占3.9%。总有效率96.1%。治愈及显效率50.9%。其中慢性肠炎34例，有效率97.1%；肠功能紊乱引起的腹泻17例，有效率94.2%。前者略高于后者，治愈及显效率肠功能引起的腹泻为50%，慢性肠炎引起的腹泻为52.9%，后者略高于前者（表1），但统计学处理，两种疾病的有效率比较 $\chi^2=0.09$、$P>0.05$；显效治愈率比较，$\chi^2=0.06$、$P>0.05$，差异均无显著性。

表1　腹泻疗效与病种比较

病名	例数	治愈	显效	好转	无效
慢性肠炎	34	12	5	16	1
肠功能紊乱	17	7	2	7	1
合 计	51	19	7	23	2

讨 论

磁场具有解痉，减慢肠蠕动和激活胆碱酯酶的作用，并有消炎、抗渗出和促进小肠对水分、葡萄糖、钠、氯吸收的效应，提示磁场可能对腹泻的发病机理起非特异性的治疗作用，故可适用于各种腹泻的治疗。另外，磁场可调节植物神经系统功能，从而使胃肠功能紊乱得以康复。

神衰属任脉之穴，任脉起自会阴，向上沿腹内过关元到颏部。中医学认为，任脉具有兴奋强壮等作用，故常用于治疗脾胃虚弱所致的胃肠疾患。磁场通过神衰作用于任脉，并且在磁场及经络的双重作用下达到祛病之功效。

本文病例有34例由慢性肠炎引起的腹泻，且病程持久，经临床药物无效或效果不明显而改为磁疗，经磁疗收到了良好的治疗效果，因此，磁疗法是治疗腹泻的有效治疗方法。

腹泻可以应用药物治疗，有些病人疗效不甚明显，有的个别病人还出现不适反应；针刺疗法也是经常的治疗方法，由于针刺是属于一种损伤性治疗方法，给病人带来一定的疼痛感，因而有的病人不接受治疗，而磁疗法属于一种无损伤性的治疗方法，并且病人没有任何痛苦与不适，病人均可接受磁疗法，所以磁疗法是治疗腹泻的较理想治疗方法，并具备操作简便经济，易于推广等优点。

针罐结合治疗哮喘155例分析

王全仁　李刚　王朝社　王晓娟
（河南省扶沟县人民医院）
（郑州市妇幼保健院）

哮喘为中老人常见病，发作性的肺部过敏性疾病，中医称之为“喘息症”。自1975年以来，应用针罐结合平衡针法治疗哮喘155例，均取得了满意的效果。应王文远老师之邀，将此文报告如下：

临床资料

一、一般资料

本组男性85例，占54.84%；女性70例，占45.16%。年龄最小的12岁，最大72岁，其中13～30岁35例，31～40岁55例，41～60岁40例，61岁以上25例。病程最短者3年，最长者26年。秋冬季发作者82例，过敏性发作者33例，原因不明者40例。

二、治疗方法

宣通肺气，止喘化痰。取穴痛经穴（膻中）。操作：令病人先取仰卧位而后俯卧位，用75%酒精棉球常规消毒穴位皮肤，选用1根2寸长的毫针，由上向下平刺膻中穴，进针1.0～1.5寸深，选用2根3寸毫针由上向下斜刺肺俞穴，进针2～2.5寸，中等强刺激，平补平泻手法，留针20～30分钟，每5分钟行针1次。起针后在膻中与肺俞穴上拔火罐5～10分钟。令带艾条回家自灸。嘱病人施灸时对准穴位，距离1寸左右，以温热感为度，每穴灸10～20分钟，每日1次，10次为一疗程，中间休息5日，再进行第二疗程。

疗效分析

一、疗效标准

1. 治愈　临床症状和体征完全消失，呼吸困难缓解并恢复正常。

2. 好转　临床症状和体征明显改善。

3. 无效　经临床症状多次治疗无变化。

二、治疗结果

治愈45例，占29.6%。好转74例，占47.1%。无效36例，占23.3%。有效率76.7%，治愈次数7～14次治愈15例，好转25例，无效5例。15～21次治愈30例，好转49例，无效31例，实践证明：治疗越早，疗效越好。

三、典型病例

王某，男，54岁，干部。1988年10月6日就诊。主诉胸闷呼吸困难三年余。近年来均在冬季发病，每当发作时，注射氨茶碱针剂和口服西药，病情好转，但不能根治。查：发育及营养良好，痛苦面容，胸部胀闷，呼吸困难，嘴唇青紫、舌淡、苔白、脉浮数。听诊两肺满布哮鸣音，心脏正常，肝脾未触及，诊断为哮喘。治疗：针刺痛穴配肺俞，用补法加拔火罐，留针30分钟，每日针灸1次。经治疗2次，呼吸困难缓解，为巩固疗效又治14次，痊愈。半年后随访，一切未见异常。

讨论与体会

此穴按经络讲，属心包经之“募”穴，为宗气之海，气之会穴，手足太阳经，手足少阳经与任脉之交会穴，位于胸前正中线，平第四肋间隙处。本穴有调理肺气，疏通经脉气血，宽胸理气，止喘化痰之功能。肺俞穴属膀胱经穴，为肺气所输注，补则和益肺气，泻则调节肺气。两穴并用善治气分病症，内治哮喘之验穴。灸法具有温通经脉，调气活血，消肿散结，预防疾病，保健强身作用。火罐能直接扩张血管，改善局部病症的血液循环，具有行气活血，止痛消肿，散风祛寒除湿之功能。针灸与拔火罐治疗哮喘，经过数百例治疗观察，其方法简便，经济安全，取穴少，疗程短，见效快，又无任何不良反应，便于推广应用。

椎-基底动脉供血不足120例临床探讨

尹相军

（海军青岛401医院）

椎-基底动脉供血不足，脑缺血是临床中最常见多发的证候群。它以颈部不适，头痛眩晕为主，伴有视物不清，羞明失眠的一种病症，是中老年人常见多发病之一。重者伴有恶心、呕吐、猝倒、汗出，生活不能自理。笔者在中西医理论的指导下，用新的方法治疗椎-基底动脉供血不足120例，取得满意的效果。现汇报如下：

临床资料

一、一般资料

本组120例，男50例，女70例。最大年龄75岁，最小年龄42岁。病程1~6个月40例，6个月~1年50例，1年以上30例。女多于男，脑力劳动多于体力劳动。都有不同程度的外伤和反复落枕史。治疗前REG均提示脑供血不足，并提示上升时间均值为0.25s，波幅0.10Ω。治疗后REG提示，上升时间均值为0.22s，波幅0.135Ω。X线提示椎体增生，颈椎小关节不对称，特别是采取脊柱三条线触诊检查有棘突偏歪、压痛、头胀痛，伴有眩晕视物模糊。

二、诊断标准

①中年以上颈部有轻微的外力，伴有颈部不适，有反复落枕史，重者强迫体位。②头颈部被动活动感眩晕，停止活动可消失，伴有视物模糊，羞明失眠等症。③触诊有棘突偏歪、压痛、头胀痛、颈椎间孔挤压（+），颈扭曲试验（+）。④REG提示脑供血不足，阻力增抗。X线提示颈椎增生或小关节不对称。

三、治疗方法

1. 醒脑（即醒脑穴）　患者端坐靠背椅，医生左手捏拿太阳穴，右手拇、食指用一定的力捏，力的大小以病人的耐受程度为宜。力的方向要向眼的方向用力，时间以脑清眼亮为宜。

2. 颈牵引　坐式悬吊，根据X线及触诊情况决定牵引角度，如病变在C4以上可采用小角度牵引（10°~15°）；如病变在C4以下可采用20°~30°角牵引，时间10~20分钟，重量20~40公斤。

3. 三面拔伸法　患者俯卧或仰卧，去掉枕头，双上肢放松贴于两侧，医生一手扣住枕部醒脑穴，另一手扣住下颌进行拔伸，有时可牵动患者身体，（必要时助手固定肩部）在最大拔伸位时，可猛用力牵拉，有时伴有响声。左右面拔伸时，方法相同，方法相反。

4. 提颈旋转复位　患者端坐方凳或靠背椅，医生位于患者背后，如单人复位法，采用拇指“八字”触诊摸清偏歪的棘突，以棘突向右偏歪为例，医生右肘屈曲位，置于患者下颌，医生左手拇指扣住并顶推偏向右侧的棘突，在上提后令患者用力低头前屈，尽量大于45°，连续牵旋，在最大牵旋位时，左手拇指向对侧顶推患椎，力的方向左上方，同时可听到响声或指下错动感，操作完毕理顺棘上韧带。棘突向左偏歪时，方法相同，方向相反，两人提旋复位从略。

5. 明目法　开天窗，双手分推眉弓，运双手太阳，揉耳后高骨，方法从略。

疗效分析

一、疗效标准

1. 治愈　治疗时，停止服用一切口服药物，偏头痛或头痛、眩晕症状消失，颈椎间孔挤压试验（－），颈扭曲试验（－），双拇指八字触诊无异常，X线提示小关节无异常，REG上升时间均值0.22s，波幅0.135Ω。

2. 显效　头痛、眩晕症状基本消失、颈椎挤压，扭曲试验（－），REG正常。

3. 好转　头痛眩晕减轻，REG大致正常。

4. 无效　治疗前后无改善。

二、治疗结果

观察组120例，平均治愈天数15天，总有效率100%。治愈92例，治愈率76.67%；显效26例，显效率为21.67%；好转2例，好转率1.67%。

对照组80例，平均治愈天数20天，总有效率88.75%。治愈例数25例，治愈率31.25%；显效例数24例；显效率30%；好转例数20例，好转率25%；无效例数9例，无效率11.25%。

三、典型病例

王某，女，58岁，退休工人。1990年4月14日就诊，颈部不适头晕2个月，2个月前突然回头答话，后感觉头痛头晕，伴有恶心呕吐，继而时常猝倒，经多家医院诊断为血管性头痛，神经性头痛，脑缺血症。经口服血管扩张药治疗及低分子等药，一周无改善，故来我科治疗。检查：精神差，眼裂小，痛苦病容，触诊检查有帽状水肿，以后枕部为著，双拇指触诊 C5－6 有侧棘突偏歪，压痛，头胀痛，伴有眼球压力高，椎间孔挤压试验（+），经 X 线提示 C5－6 增生，见有颈椎小关节不对称，经 REG 提示脑供血不足，诊断为椎－基底动脉供血不足。经新方法治疗 5 次后，症状减轻，共治疗 15 次症状消失，经各种检查无异常，但 X 线显示增生存在，三个月随访稳定，5 个月随访正常。

中风阳脱症一次治愈验案报告

陈安丽

（江苏省无锡市马山区文化馆陈安丽传统针灸诊所）

笔者 1993 年 9 月参加第 20 期平衡针法学习班学习半年来，采用王文远老师的一针疗法先后治愈面瘫，面肌痉挛 3 例；腰肌劳损，急性腰扭伤 20 例；根尖炎，冠周炎等牙疼 15 例；肩周炎 8 例；中风偏瘫 1 例，有的病例效果迅速可一针治愈。下面报告独取鼻炎穴（下关）治愈中风阳脱症 1 例。

患者：范某，女，37 岁，体重 84kg，身高 156cm。某日上午从公共汽车上不慎摔下，由人送附近医院诊治。主诉：下肢疼，经 X 摄片，无骨质异常。给药并通知其家属接回家中静卧。当天下午突然不省人事。因患者当时处于昏迷状态，加之身体过重，转送医院有困难，故笔者才前往家中诊治。查体：患者昏厥，双目紧闭，翻开眼睑，双眼球向一侧斜视，鼻鼾息微，手撒肢冷，肢体软瘫，唯独目合口干，舌体伸出口腔，并向一侧歪斜，下颌关节呈强直性张开，笔者用拳抵住下巴向上推动，纹丝不动，脉微欲绝，舌红无苔，症为中风阳气欲脱，属中脏腑之脱症。

笔者立即持针在鼻炎穴（下关穴）处进针，逐渐捻动针体向内推进，患者逐渐呈被动闭口运动，同进舌体随捻动刺激而逐渐慢慢被动的退回口腔，直捻到舌口全部恢复正常位置，患者随即长出口气，清楚告愈。笔者一直对此一例一穴治愈的奇特效果，寻找不出有力的理论依据，希同行及前辈共同探讨。

平衡针法在疑难杂症中的应用

常丽范

（辽宁省法库县红王月乡二土习子村卫生所）

通过学习王文远老师传授的平衡针法，回去经过三个多月的实践，治疗各种疑难病人500多例，其中有面神经麻痹、坐骨神经痛、骨性关节炎、急性胃痉挛、颈椎病、腰椎间盘突出等，现将其中面瘫50例，治愈率83.7%，有效率100%报告如下：

方法与疗效

一、治疗方法

取穴面瘫奇穴，配穴鼻炎穴，牙痛穴。

二、疗效分析

1. 临床治愈　34例，占70%，其中一针治愈2例，占1.5%。

2. 显效　6例，占6.8%。

3. 进步　8例，占5.4%。

典型病例

例1：面神经麻痹

夏某，男，46岁，辽宁法库红王月乡农民。1993年8月5日就诊，主诉口眼歪斜两天。检查：左侧眼睑闭合不紧，巩膜轻度外露，流泪；鼻唇沟变浅，偏向左侧，鼓腮漏气。肌电图检查：诊断周围性面瘫，治以平衡针法，取穴面瘫穴。每周

3次，连续治疗6次，临床治愈。三个月后随访未见复发。

例2：肩关节软组织损伤治疗案

王某，男，18岁，某中学学生，业余运动员。1993年8月15日就诊，主诉在跳400米障碍时，将肩关节摔伤。检查肩关节活动时受限，局部压痛，临床诊断肩关节软组织损伤。治以平衡针法，取穴肩痛穴，手法泻法，经1次性治疗疼痛消失，功能恢复正常。

例3：膝关节软组织损伤治疗案

孟某，17岁，男。在植树时，将膝关节扭伤，活动受限，轻度红肿，压痛。临床诊断膝关节软组织损伤，治以平衡针法，取穴膝痛穴。手法泻法。经2次治疗临床症状消失，功能恢复正常。

例4：腰部软组织损伤治疗案

何某，男，38岁，矿工。在井下回收时，被木柱砸伤腰部，致腰部活动受限。经X线拍片检查未见异常。局部肌肉紧张，压痛，并向右下肢放射。临床诊断腰部软组织损伤。治以平衡针法，取穴腰痛穴，手法泻法。经2次治疗腰部活动自如，功能恢复正常。

例5：癔症性失语偏瘫治疗案

李某，男，55岁，农民。突然不语，行走困难。取穴面瘫穴。配穴升提穴，膝痛穴，肩痛穴，1次治愈，功能恢复正常。

平衡针法治疗糖尿病的研究

程云光

（山东省胶南市中医医院）

笔者自1993年学习整体平衡一针疗法以后，对临床疑难病之一糖尿病进行了研究，系统观察了8例病人，其中2例痊愈，6例显效（现正继续治疗），现报告如下：

临床资料

8 例糖尿病人，男性 2 例，女性 6 例。年龄 40 ~ 49 岁 2 例，50 ~ 59 岁 4 例，60 岁 2 例。患病 9 个月 1 例，1 ~ 2 年 2 例，3 ~ 4 年 4 例，5 ~ 6 年 1 例。其中 4 例伴有高血压，冠心病，胃病并发症。

治疗方法

患者取坐位，精神放松，用 2.5 ~ 3 寸毫针 1 根，横刺胃痛穴，深度 2.5 ~ 3 寸达到酸麻胀感。急腹症穴针刺 3 寸左右，达到针感向下放射，效果最好，男针左、女针右。二穴交替使用，隔日 1 次，10 次为 1 个疗程。

验案举例

例 1：张某，女，年龄 55 岁，工人，患糖尿病 4 年。4 年前经医院检查确诊为糖尿病，住院治疗后口服中西药物，效果不太理想，时好时发。1993 年 9 月来接受整体平衡一针疗法治疗。在没患病前体重 140 斤，患病后降至 110 斤，经实验室检查血糖 18mmol/L，尿糖（＋＋＋＋），经第一个疗程，效果不明显，2 ~ 3 个疗程无进行检查，但患者自身感觉双腿有力，疲劳减轻无口干。4 ~ 5 个疗程，血糖降至 14mmol/L，尿糖（＋＋）。6 ~ 7 个疗程，患者体重明显增加至 120 斤，血糖及尿糖没查。8 ~ 9 个疗程血糖降为 6.8mol/L，尿糖（±）进行第 10 个疗程，体重增加至 136 斤，血糖为 6mmol/L，尿糖正常，在调整身体平衡的过程中配合少量的药物，饮食不限，现已痊愈，上班工作。

例 2：冯某，男，68 岁，退休干部。二年前经医院检查诊断为糖尿病，并伴有冠心病，胃炎，血糖 8mmol/L，尿糖（＋＋）。经住院治疗血糖 6.6mmol/L，尿糖（＋），出院口服中西药物，总在一个水平上，血糖不降。于 1993 年 11 月来接受整体平衡一针疗法的治疗，未治疗前血糖为6.6mmol/L，尿糖（+），心电图检查确定为冠心病，有胃炎病史。治疗8个疗程后血糖6.2mmol/L，尿糖（±）。又治疗第9个疗程，血糖6.2mmol/L尿糖正常，现仍在继续巩固治疗。

机理探索及体会

足阳明胃经通于急腹症穴，任脉终于胃痛穴。消渴以多饮，多食，多尿等症状往往同时并见，但有轻重主次之分。以多饮症状为重的称为上消，以多食症状为重的称为中消，多尿症状为主的称为下消。

糖尿病患者由于胰岛素的分泌和利用障碍，使体内组织利用葡萄糖的能力减低。因葡萄糖的转变为糖原及脂肪酸的作用减低，引起血糖增高，而使尿内含有大量的糖超过了肾糖阈而出现尿糖所致。应用整体平衡一针疗法治疗，首先饮食不限，针后身体感觉轻松有力，无疲劳感。临床体会患病时间越短，效果越快，针刺时间越少效果越好。只要选穴准确，针刺适应，就能达到一定的效果。

平衡针法在治疗偏瘫中的应用

张永峰

（浙江定海113医院理疗科）

偏瘫，后世称为半身不遂，以神志清楚，无语言障碍，但半身不用为其主证。其病因病理为邪气侵于一侧，致令气血有所偏损，久之则卫气不固于外，营气失守于中，导致半身不遂的发生。《灵枢·刺节真邪》中说：“虚邪偏客于身半，其入深，内居荣卫，荣卫稍衰，则真气去，邪气独留，发为偏枯”。解释为虚邪偏于一侧侵袭人的肢体，逐渐深入，内留于营卫之处，造成营卫之气衰减，于是真气离去，邪气单独留存导致半身不遂的发生。

王文远老师的平衡针法就是对疾病的治疗从整体的角度，

宏观的角度，全局的角度，选择健侧某一特定穴位，采用上病下治，下病上治，左病治右，右病治左，以中调旁，以近调远的取穴方法。利用人体信息系统的反馈针刺效应原理，借用针刺为手段，将术者的信息，能量反馈于大脑，然后在大脑的中枢调节作用下，依靠病人自己达到自我修复，自我完善，自我调整，自我治愈的一种方法。把复杂的针灸理论和神秘的针灸方法，变得通俗化，简单化，简便易行，方便于临床。平衡针法还突出了三快针法（3～5 秒钟完成一个针刺过程），易于病人接受。突出了针感效应和离穴不离经，强调经络作用，不过于强调穴位的定位。平衡针灸学进一步揭示了经络在全身存在的形式及分布规律，通过针刺健侧，达到通调经脉，反馈信息，调其气血，恢复平衡，达到治愈疾病之目的。

典型病例

武某，女，61 岁，农民，于1994 年2 月16 日就诊。主诉左侧半身活动不便 1 月余。患者于 1 月前无明显诱因出现左侧半身活动不便，行走困难。检查病人抬腿试验阳性，神志清楚，无语言障碍。治疗原则平衡针法，采用健侧取穴，常规消毒，3 寸毫针，针刺臀痛穴、膝痛穴、胸痛穴、咽痛穴、肩背穴、肩痛穴。1 疗程，效果显著，病人能抬脚走路，精神饮食明显好转。

穴罐平衡疗法治疗黎明多梦 23 例

贾朝先
（河北省三河市中医院）

1990 年以来笔者运用穴罐平衡疗法治疗黎明多梦 23 例，取得了满意疗效。应平衡针灸创始人王文远老师之邀，将此文报告如下：

临床资料

一、一般资料

23例中，女性18例，男性5例。年龄18～64岁，且50岁以上者占17例。病程最短1个月，最长9年。临床症状表现除以黎明多梦为主要症状外，多伴有神疲食少，懒言易汗，畏寒肢冷，舌淡，脉沉细弱等症状。

二、治疗方法

取穴：痤疮穴、命门。操作：患者俯卧低头，取大号火罐用闪火法拔之；留罐15分钟，隔日1次。如起水泡或有烫伤，敷以辅料，待愈后或错开再拔。

疗效分析

一、治疗结果

23例均经1～3次治愈。

二、典型病例

吴某，女，60岁，家庭妇女，患病7年余，经常在晨起前多梦，醒后梦较清晰，且觉疲倦，伴有左侧偏头痛，全身乏力，曾服中西药物无明显疗效，于1992年3月来我科治疗，采用此疗法治疗1次，黎明多梦症消失了，余症也明显减轻。

体　会

《灵枢·口问》说："阳气尽，阴气盛，则目瞑；阴气尽而阳气盛，则寤矣。即是说在正常情况下，卫气昼行于阳经，阳气盛则寤矣"。即是说在此正常情况下，卫气昼行于阳经，阳气盛则寤（醒来）；夜行于阴经，阴气盛则寐（入睡）。黎明乃阳出于阴之时，因卫阳虚衰不振，不能顺利出于营阴，故阴阳交争，扰动心神，心神不宁而致多梦。大椎为手足三阳和督脉之会，通过周身之阳；命门为生命之根，真火所在，是补益肾阳的特效穴。二穴又同处督脉，督脉统一身之阳，拔之必能振奋周身阳气，增加卫阳之力，卫阳应时出于营阴，黎明多梦症状可除。此外，本法对于阳虚所致症状，皆有很好的疗效。

单穴治病经验点滴

魏从建　周楣声
（安徽中医学院附属针灸医院）

在针灸典籍中均是一穴主数病或是取用一穴可以适用于某一器官所产生的一系列病症。《灵光赋》早就指出过：“针灸一穴数病除，学者尤宜加仔细。”因此在许多针灸名著中均认为一针有效则不取第二针，第二针有效则不取第三针，三针无效则应另选别法。而目前有的针家少则十余针，多则能有数十针百针者，这在总结经验时必然是茫然无绪，无所适从，周楣声老师临证选穴精良，疗效显著，深受病家欢迎。现应王文远主任之邀将单穴疗病简介如下。

耳尖放血疗法

适应范围：传统的应用范围仅限于头面诸病，如头痛、鼻出血、红眼病、腮腺炎及急性扁桃体炎等。但经临床经验表明，可以说是全身疾病无所不主。如呼吸系统疾病：上感、咳喘、循环系统疾病：心绞痛、心悸（节律不齐）；消化系统疾病：腹痛、腹泻；泌尿生殖系统疾病；肾绞痛：痛经、尿道炎等均有效。特别值得一提的是全身各部的软组织损伤，尤以下肢软组织损伤，如远近相结合，其功效尤为优异，可以立即控制疼痛与促进血肿之吸收。古人认为百会，膏肓与涌泉象征天地人三才而百病皆主。如再加耳尖，不是可以列为第四，而应跃居榜首。

针灸方法：左右同取，但以右侧为必取，可用三棱针占刺出血，毫针点刺，麦粒灸加压均可随意选用。

至阳艾灸疗法

适应范围：这一孔穴与周围的临近区域可以说是全身百病

反应集中于感应灵敏区，也就是说全身的许多病症与病种，均可在至阳及周围出现阳性病理反应，特以压痛反应而取用至阳或其周围的反应点（穴），每可出现穴病相连的明显治疗效果。古人的四华、八华、骑竹马灸以灸哮喘与反胃诸法，均是以至阳这一区域为基础而灵活运用，特别是在外科化脓性病症中应用尤多，其实还远不止于此。例如呼吸系之咳喘，循环系之心机能不全，消化系之急慢性多种胃肠病，泌尿系之前阴，下腹诸病，运动系之关节与腰腿诸病等。全身不同器官与部位的病种，均可加作用于这一区域而获效。针灸方法，以灸为主。对慢性病以直接化脓灸与埋藏法为宜。对新病与急性病，则温和灸、隔物灸、火针代灸、万应点灸笔快速点灸、药物热流灸，以及挑出血等，皆可择宜使用。

阴交火针代灸法

适应范围：背为阳，如果说至阳是背部诸阳穴之枢纽，所主是侧重于胸腔诸疾。腹为阴，而阴交即是腹部诸阴穴之纲领，所主则是侧重于小腹及前后诸证。至阳能通向头面胸腹腰背及四肢，而阴交则可影响头面胸腹及下肢。如眩晕、失眠，可以上病下取而引阳入阴；腰痛可以后病前取而从阴引阳；久咳虚喘可以益气培元，功同气海；脚膝痿痹可以健步舒筋，效过参芪；咽喉肿痛，可以引火下行；命门火衰，可以壮阳补肾，凡此等等均有实例可凭决，非推理臆测。

针灸方法：以温和灸为主，隔物灸，点灸，药气热流灸，火针代灸亦可，针刺则应用不多。

中冲快速点灸法

适应范围：手十指尖与十二井，其对作用是一致的。十指尖与十二井，除本经本脏病有作用外，对下腹部及前后阴诸病的功效更不可忽视，而尤以中指尖为有用。除对癫狂大发作、高热狂躁、失眠、小儿夜啼、口苦、呃逆等症常可取用外，而对下腹冷痛、睾丸炎、尿潴留、痛经、月经过多等症，其效果更十分奇特。如手足中指尖上下同取更为有效。

针灸方法：除对癫狂大发作及顽固呃逆可以用三棱针点刺出血外，其余新症与轻症，只用万应点灸笔快速点灸法，即可收效。

中趾尖浅刺法

适用范围：按照手足阴阳十二经上下应称的关系来说，则手中指尖为手厥阴心包经之井穴，则足中趾即应为足厥阴肝经之井穴，而不能使中趾尖这一要冲之地成为空白点，因此中趾尖应为肝经井穴大敦之所在而称之新大敦。凡属大敦的适应证，均可应用中趾尖以代替，比如头目眩晕，癫狂，高热，高血压，头痛，口苦，喉舌不利，痛经，月经过多，睾丸炎等病，均可收显效。如单取中趾尖而收效不显时可与中指尖上下同取，绝少无效者。

针灸方法：毫针浅刺，可留针数分钟。三棱针点刺出血，不留针，麦粒灸 2～3 壮，万应点灸笔快速点灸 5～7 下。

平衡针法治疗内科疾病 80 例临床研究

张连生　王小平

（湖南有色冶金职工医院）

以前我院治疗风湿病、类风湿性关节炎和各种神经痛等疾病，均以蜂刺疗法配合西药为主进行治病。蜂刺疗法有疗效显著，治愈率高和特点。开展平衡针法后，用平衡疗法对以前用蜂刺治疗的面神经炎、颈椎综合征、肩周炎等病人，随机收治 80 例病人进行治疗。病程 1 天到 2 年左右不等。经过 1～2 个疗程治疗，病情基本治愈和痊愈，收到满意效果。为此，我们对两种针刺方法报告如下：

临床特点

一、平衡针法临床特点

针刺特点取穴少，每次只取一个穴位。症状改善快，进针患者得气时，感到肌肉有所放松和痛感减轻。由于取穴少，患者痛苦小，感染机会少，材料消耗少，经济负担小，方法简便，安全易行和高效等特点。

二、蜂刺疗法临床特点

采用意大利蜜蜂的螫针刺，一般取 2～4 个穴位，有的还要多一些。症状改善和解除病痛，针刺 2～3 次后自感减轻。针刺穴位处有一定痛感，针刺穴位处一部分病人有红肿，一两天自行消退。个别人有过敏，因此，要求医生有识别治疗蜂的经验和经过培训，方能从事治疗工作，由于养蜂和用蜂个数多，经济负担要重一些。但是，蜂刺治疗有解除病痛和病情治愈快、方法简便的特点。下面介绍平衡针灸穴位治疗的典型病例。

典型病例

一、面神经炎

李某，男，38 岁，1993 年 1 月来院求医诊治。因开车受风致面瘫，经市医院封闭，理疗和两次蜂疗，症状无明显改善，来院求治。

检查：左侧面部表情肌动作消失，眼裂开大，眼睑闭合不全，泪液分泌减少，皱纹消失，鼻唇沟变平，口角下垂，面部被牵向健侧，病理反射减弱和消失，鼓腮漏气，不能吹口哨，临床诊断为面神经炎。

治疗：取右侧面瘫穴，局部皮肤常规消毒，先用 1 寸毫针 1 支，针刺时使患者产生针感为宜，留针 10 分钟，再提捻一次退针。为了临床治疗效果，配合指针疗法，选健侧风池、听会、下关、翳风、颊车、合谷交替指压。经两个疗程临床痊愈，随访半年未见复发。

二、颈椎综合征

姜某，女，49岁，从事微机操作，1993年1月来院就医。主诉：颈部活动受限，颈、肩麻木，手臂时有麻木，伴头痛、头晕。

检查：头颈左右摆动受限，棘突、肩胛骨内缘有压痛点，神经根牵拉试验阳性，颈椎正侧位X线片，钩椎关节处有轻度退行性变，侧位颈椎弯曲有改变，血压正常。临床诊断为颈椎病。治疗：取颈痛穴，皮肤常规消毒，用28号3寸毫针1支，针刺时患者出现针感，留针10分钟，再提插一次取针后。点压和推拿健侧风池、肩井出现、肩髃、曲池、合谷、神门穴。两个疗程临床痊愈。

三、肩关节周围炎

徐某，男，56岁，退休人员，1993年1月来院求医。

主诉：左肩关节疼痛2年，以酸胀痛、放射痛而不能梳头洗脸，手臂上举，外展活动受限。摄颈椎X线片，有轻度骨质增生。临床诊断为肩周炎。

治疗：患者取坐位，在右侧肩痛穴皮肤处常规消毒，用28号3寸毫针1支，直刺，患者得气，针感电传麻胀到达大踇趾尖，留针10分钟，再提插一次，患者当即右手能抬高，外展疼痛减轻和局部肌肉放松感。配合点压健侧肩髃、肩贞、合谷、曲池，2个疗程临床痊愈。

复合性截瘫治验一例报告

刘维坤

（广东韶关市中医针灸推拿诊所）

笔者汇报的复合性截瘫一例系来自缺医少药的贫穷乡村的少女秋菊，时年19岁。在一次放牛中，双腿突然麻木，不幸双下肢完全瘫痪，从此再也不能行走。家中亲人多次求医诊治终不见愈好。在一个很偶然的场合。经人提点慕名而来，使小小诊所热闹之极。

患者面色青白，自述头晕，头痛，下腹部疼痛及全身疼痛，双下肢瘫痪无力，不能站立，大小便失禁，尿呈血尿。前医曾给予“灸法”致使全身多处都烧伤了，疤痕灸化脓水肿。检查左侧从小至今肩胛骨至胸胁骨处高度弯曲变形，而当时腰以上及脊椎骨疼痛难忍。说真的，当时我亦难以辨证究竟是属什么样的瘫痪。一边安慰病人及家属信心十足地给予生存的勇气和鼓励。并告诉患者我一定能够治好其瘫痪的双腿，要使其重新站起来，由于有了老师的“整体平衡”这一重要原理，一个整体平衡综合方案即在脑海中形成，运用《南海观音跌打酒》结合配穴秩边、环跳、双阳、三阴交、昆仑、太冲、内关等。有时用一针疗法，有时用多针疗法，经上门对患者进行一周一次的针刺治疗，奇迹终于发生了，患者能够顽强地扶住台面站起来，大小便已能自理。我便不敢相信有这样快捷的奇效。比预定方案提前了三个月。后经一个月的治疗，患者可自行站立扶住拐杖行走，生活自理，食欲恢复正常，身体的脓疮疤便全部治愈，嘱其今后加强功能锻炼，可望早日行走如初，春节前患者及家人前来道谢，很开心地返回乡村。

从古至今，疑难杂病的康复研究要想在尚短的时间聚出成果，便如攀登高峰一样艰难。整体平衡自然疗法是治疗各种疑难杂病的有效方法。再次论证并学习老师的经验，使我能在很短暂的临床应用中，已逐步开始对某些疾病起到一针见效，对进一步研究中医奠定了坚实的理论与实践的基础。

全息头穴治疗偏头痛 214 例临床报告

乔晋琳　李毅　顾群　李炳文
（北京海军总医院中医科）

自 1989 年至 1992 年，我们运用山东大学张颖清教授“生物全息平衡疗法”单取第二掌骨侧全息头穴，治疗 214 例偏头痛患者（设对照组 60 例），显效率 89.72%，现报告如下：

临床资料

一、一般资料

本组男性 86 例（40.13%）；女性 128 例（59.87%）；男女之比为 1∶1.49。年龄最大者为 64 岁，最小者为 15 岁，平均年龄 36 岁。病程 1 年以内者 89 例，1～5 年者 77 例，5 年以上者 48 例最长者为 17 年。传统针刺组（对照组）60 例中，男性 27 例（45.00%），女性 33 例（55.00%）；男女之比为 1∶1.22。年龄最大者 57 岁，最小者 24.5 岁，平均年龄 38 岁。

二、病例选择

两组均为门诊病人，参照《实用内科学》行脑电图，脑血流图或头颅 CT 检查，排除外伤性头痛，颅内病变及五官科疾病引起的头痛。

三、治疗方法

1. 全息头穴组　①患者取坐位或平卧位，双手如松握鸡卵状，虎口向上，医者以左（右）手拇指尖在患者右（左）手第二掌骨拇指侧头穴区，以适中的压力揉压，患者自觉酸、胀、重、痛，甚至不可忍受的躲闪、抽手、此为压痛点。②在压痛点周围进行常规消毒，以 26 号 1 寸针，沿第二掌骨轴垂直方向，快速刺入 1.5～2.0 厘米，行提插捻转手法，以得气为度。③留针 30 分钟，5 分钟行针 1 次，取针后用棉球按压针孔，防止出血或皮下血肿。6 次为 1 疗程，隔日 1 次。

2. 传统针刺组　用传统针刺手法，结合辨证论治原则，将偏头痛分为少阳头痛，阳明头痛，厥阴头痛三型，分别取太冲、头维、率谷、印堂等穴，留针30分钟，疗程同上组。

疗效分析

一、疗效标准

1. 痊愈　头痛及伴随症状全部消失，观察半年以上未复发者。

2. 显效　头痛及伴随症状基本消失，偶有复发，但病程较轻。

3. 好转　头痛较治疗前有所减轻，发作次数减少，持续时间缩短。

4. 无效　治疗12次以上症状无变化。

二、治疗结果

1. 全息头穴组　痊愈124例（57.94%）；显效68例（31.78%）；好转20例（9.35%）；无效2例（0.93%）；显效率89.72%。

2. 传统针刺组　痊愈19例（31.67%）；显效24例（40.00%）；好转14例（23.33%）；无效3例（5.00%）；总显效率71.67%。

两组痊愈率及总显效率经统计学处理，χ^2 检验，$P<0.01$，具有非常显著性差异。

三、典型病例

陈某，女性，51岁，干部。1989年4月17日初诊，主诉：反复双颞侧头痛13年余。伴恶心欲呕时有目眩，畏光流泪，经前期发作频繁而剧烈，曾服去痛片等疗效不显。查体：痛苦面容，神志清楚，颅神经（－），系统检查无阳性发现。脑电图检查无异常。诊断：偏头痛。处理：针刺全息头穴（双侧），隔日1次，每次30分钟，第1次治疗取针后，病人即感头痛减轻，全身轻快。经4次治疗症状完全消失，半年后随访均未复发。

平衡针法的临床应用

宋 福
（北京二七机车厂职工医院）

平衡针法具有选穴少，痛苦小，见效快，操作简便，疗效可靠等特点，深受广大患者的欢迎和信赖。现将在临床中的应用报告如下：

脑出血后遗症治疗案

李某，男，59岁，退休职工，1993年7月11日就诊。家属代诉：脑出血后遗症一个月。患者自诉：头痛、头晕、心烦意乱，伴有肠胃炎，左侧前额有外伤史，有晕针史。检查：左侧下肢抬高试验30°，上肢上举90°，外展15°，上肢肌肉萎缩3cm，下肢肌肉萎缩4cm。临床诊断：脑出血后遗症。治以平衡针法。取穴偏瘫穴、肩痛穴。取穴原则交叉取穴。经连续治疗三个月明显好转。

腰椎间盘脱出症治疗案

王某，男，63岁，退休职工，于1994年1月8日就诊。病人自诉：两个月前有过外伤史，经推拿按摩治疗后减轻，近期腿痛明显加重。检查：腰椎3、4、5压痛阳性，臀点、腘点、腓点压痛阳性。患肢温度低于健侧。X片显示：腰3、4、椎体唇样增生，腰4、5椎间盘向后方突出。诊断：腰椎间盘脱出症，治疗原则平衡针法，取穴臀痛穴，取穴原则交叉取穴。连续治疗12次，配合用中药白芍木瓜汤9剂，临床治愈。附方药组成：白芍20～60g，木瓜12g，鸡血藤15g，威灵仙15g，甘草12g，葛根12g。

本人学习使用平衡针法一年多来，在本地区本部门确实治愈了不少疑难痛症，为许多患者解除了不少痛苦。为此，借此机会，万分感谢中国中医研究院教育处的老师们为我创造了能向王文远老师学习平衡针法的机遇。真是太幸运了。通过临床深深感到平衡针的独特针技，使自己上升了一个新的台阶，跨出了一个新的飞跃。使我重新认识和领悟中医针灸学的真正含义，更加看到中医学发展的前途，看到自己肩上所承担的历史责任。不妥之处，请专家老师批评指正。

平衡针法在儿科应用47例临床报告

齐淑琴

（山西省侯马市平阳机械厂职工医院）

参加王文远老师平衡针法讲习班回来后，应用于临床收获很大，疗效显著，治疗简单，应用方便。使我们临床的西医大夫，也从中求新知，学技术，明医理。我是名小儿科医生，将王老师的平衡针法用于治疗小儿秋季腹泻13例，治愈率100%；流行性腮腺炎3例，发病2~3天，体温高达39.5°~40°双腮肿痛明显，针刺明目穴3次全部治愈；小儿胃肠痉挛，膈肌痉挛，小儿消化不良10例，斜刺胃痛穴，平均7次治愈，有效率100%；溃疡性口腔炎5例，针刺胃痛穴3~5次治愈，有效率100%。此外用于妇科。神经科也收到了理想效果。如功能性子宫出血、子宫内膜炎的病人3例。采用“痛经穴”针刺3次出血减少，5次治愈。周围性面瘫病人3例，采用面瘫奇穴，针1次疗效明显，5次治愈。颈椎综合征病人10例，有效率95%，治愈率65%。

病案1：朱某，男性，28天，1993年8月18日就诊，其母代诉，患儿腹泻10天，大便次数频繁，每天10次，呈黄色水样便，及带蛋花汤样便，发热，哺乳少，夜间哭闹，曾在侯马市第二人民医院治疗过，用“红霉素”、“氨苄青霉素”、“庆大霉素”、静脉点滴，口服乳酶生，婴儿胺等药，效果不佳，故转来我院就医。查体：一般状况好，精神烦躁，无明显脱水，体温 37.3℃，心脏听诊，心音强度好，心律正常，无杂音，双肺听诊未见异常，腹部胀，肝脾未触及，肠鸣音活跃，未见肠型。大便镜检，黄稀便，白细胞少许，脂肪球（++）。血化验：白细胞 $6.3 \times 10^9/L$，淋巴 0.52，中性 0.48。诊断：新生儿秋季腹泻。

治疗：平衡针法，急腹症穴（左），直刺法，强刺激，留针 5 分钟，配穴天枢穴，次日复诊患儿已能安静入睡，天明时大便 1 次为稀便，哺乳量增多，继用上法治疗 3 次临床治愈，至今无复发。配合口服补液 ORS 液 200ml 自饮。

病案 2：王某，男性，出生 10 个月，1993 年 8 月 27 日就诊。家长代诉：患儿腹泻 2 天，黄色水样便，大便次数每天 7~8 次，食欲欠佳。不发热，不呕吐，曾在外院治疗，效果不佳来我院就医。查体：患儿精神差、嗜睡状态，双眼窝轻度下陷，皮肤弹性差，心音听诊有力、心律齐，未闻及杂音，双肺（－），便常规检查：白细胞少许脂肪球（+++）。诊断：小儿腹泻——轻度脱水。

治疗：①平衡针法：取穴急腹症穴，配穴天枢穴（右），直刺行强刺激，留针 5 分钟。留针期间患儿安静入睡，次日复诊患儿精神转佳，食欲增加，今晨便 2 次，为稠稀便。继用上穴治疗 2 次、3 次治愈。随访至今未复发。②配合口服 ORS 液 500ml 自饮。

讨　论

1. 婴幼儿腹泻是小儿消化系统的常见病，多发病，每年春秋两季流行。由于气候变化，喂养不当，饮食过度，或食了不易消化的食物均可引起本病。

2. 病毒和细菌感染是本病的致病因素，常见的有大肠杆菌，轮状病毒，也有肠道外感染致病可发病，春秋两季流行的腹泻，多为轮状病毒感染。

3. 1988 年北京医科大学第三医院儿科，利用放射免疫测定3～40例正常新生儿和32例腹泻新生儿粪便中SIgA的含量，结果表明，正常新生儿的粪便中含有一定量的SIgA，随着日龄垢增长增多，新生儿腹泻时，粪便中SIgA含量在新生儿腹泻中起重要作用。

4. SIgA广泛存在于消化道、呼吸道等各种外分泌液中，是机体黏膜表面重要的防御成分之一。SIgA分子有抵抗分泌液中酸性环境和水解蛋白的作用。因此，在胃肠道中，仍具有抗体活性，已确定它具有抗细菌，抗病毒等病原微生物的能力。从而可以防止大量的抗原进入体内。

5. 婴儿腹泻的治疗。WHO强调，腹泻患儿要继续哺养除外，腹胀明显，呕吐频繁，脱水严重。宜短时禁食，故在二例治疗中，应用平衡针为主，配合口服ORS液，提供体内内环境改善的物质因素，无须使用抗生素。根据流行病学，临床表现做好鉴别诊断外，加强腹泻病原学的快速简便的诊断。婴儿，尤其是6月以内的婴儿发生的鼠伤害，沙门氏菌感染易引起败血症，多主张采用抗生素治疗，目前认为，第三代头孢菌素效好。

6. 足三里穴，据日本学者报导，刺激足三里穴，可以上行传导至延脑，并能刺激机体的免疫系统，从而增加免疫抗体SIGA分泌增多。

推广运用平衡针法的体会

徐有全　尹世麟
（辽宁普兰店市长二医院）

我有幸参加王文远教授举办的平衡针疗学习班，获益匪浅，收获良多，用于临床取得了令人满意的效果，现报告如下：

一、平衡针法疗效显著，便于推广

平衡针法用于临床后，取得了令人满意的治疗效果，深受患者欢迎，登门就诊者络绎不绝，解除了众多患者的疾苦，许多患者经过平衡针治疗后，病情迅速好转，乃至痊愈。如患者李金英，女性，65 岁，于今年 9 月患脑血栓，右侧肢体瘫痪，生活不能自理，虽经中西医治疗，病情未见好转。后转中医治疗，用传统的针灸疗法治疗，效果不甚理想，我运用平衡针法给予治疗，取健侧肩痛穴、臀痛穴、膝痛穴等，隔日针刺一次，手法采用强刺激不留针，经一个月的平衡针治疗，患者患肢开始恢复功能，可以下床行走，生活自理。

此外，笔者还运用平衡针治疗数十例肩周炎，面瘫；耳鸣，头痛等患者，均收到了立竿见影的治疗效果，被患者誉为“神针”。

二、平衡针法是中医学的瑰宝

平衡针法是对中医学理论的发展与提高，是对针灸疗法的一项重大创新与改革，是对针灸体系的补充与完善，它完全符合中医学的治疗原则。《素问 · 阴阳应象大论》曰：“善用针者，从阴引阳，从阳引阴，以右治左，以左治右，以我知彼，以表知里。”平衡针法正是运用这种神经交叉的医学原理治疗疾病，以左治右，以右治左，从阴入阳，从阳入阴，从而达到治疗疾病的目的。

平衡针法还采取了天人相应，脏腑相关，形神相合，阴阳平衡的大体观念，利用人体的自身潜在防卫能力，选择最佳的穴位，组成最佳的针感，达到最佳的平衡状态。变即《内经》所谓“阴平阳秘，精神乃治”是也。

三、关于平衡针法的几点体会

1. 针刺部位与疗效的关系　在取穴时，运用平衡针“以左治右，以右治左，上病下取，下病上取”的原则，取得了良好的效果。但，我在实际中体会到，对不同的疾病和不同患病部位取穴时，除运用上述取穴原则外，应用兼顾近端取穴的关系。即在远端取穴的同时配合近端取穴，健侧取穴同时适当配合患侧取穴，这样可直接刺激病位，促进局部经络传导，疏通局部血脉畅达，增强自我平衡。实践证明，这种配合取穴法，患者更易接受，疗效更为明显。

2. 进针手法与疗效的关系　我在实践中体会到，动用平衡三快针法，实际上采用“快进针，速行针，急退针”的强刺激手法。这样会促进局部病灶突然接受强烈刺激，使经络通畅，气血运行，改善调整内环境，激发调动自身抗病能力，加强体液循环，有利于抗病祛邪。临床证明，运用这种手法，取效迅速。反之，疗效缓慢。

3. 行针针感与疗效的关系　运用平衡法，术者必须寻找强烈的针感、针感愈强烈，收效越显著。因此，术者能否取得强烈的针感，是治疗成败的关键，我在针刺肩痛穴时，针感一直放射到足趾，达到难以忍受的程度。针刺臀痛穴时，针感必须向颈肩部放射，这样才能取得满意的效果，否则疗效较差。

平衡针法治疗头痛症18例报告

郭芙蓉
（北京卫戍区医院）

头痛是一个临床自觉症状，引起头痛的病因很多，但总的可归纳为内因、外因、不内外因三大类。近年来应用平衡针法，以针刺头痛穴为主治疗头痛症18例，现报告如下：

临床资料

一、一般资料

本组18例中，男性6例，女性12例，男女之比1∶2。年龄最小者16岁，最大者48岁。病程最短者2天，病程最长者20年。外感风寒头痛8例，风伤肝阳头痛8例，外伤性头痛2例。

二、治疗方法

①取穴：头痛奇穴。②取穴原则男左女右。③针刺方法：

采用3寸毫针1根，进针2寸左右，不留针。隔日1次，10次为1疗程。

疗效分析

一、疗效标准

1. 痊愈　头痛症状消失，6个月内不复发。

2. 有效　头痛症状由频发到偶发，发作程度明显减轻，时间缩短。

3. 无效　治疗前后无变化。

二、治疗结果

治愈16例，占88.89%。有效2例，占11.11%。总有效率100%。

三、典型病例

例1：贾某，男47岁，1994年2月就诊。主诉头痛20年余。患者于20年前因情绪欠佳出现头痛，继之经常发作，时轻时重。发作时以巅顶疼痛为甚，呈胀痛。曾在多家医院诊治，服用多种镇静止痛药，均未见明显好转。近2月来，症状明显加重，查体：形体消瘦，面色无华，瞳孔等大等圆，眼底无异常，血压16/12kPa，脑血流图揭示血管紧张性头痛。中医辨证肝阳上亢型，经按上述穴位与方法治疗6次，症状明显减轻，2个疗程后临床症状完全消失，半年后随访未见复发。

例2：周某，女，16岁，学生，于1994年3月就诊。主诉头痛2天。患者于2天前因感冒引起头痛，痛无定处，不思饮食，伴有恶心。查体：痛苦病容，神志清楚，表情淡漠，双目无神，拍头颅片及脑血流图均未见异常，临床诊断外感风寒头痛，应用上述方法治疗，针刺1次治愈。

四、尾语

外感风寒，则寒凝血郁，经络阴滞而致头痛；情志内伤，肝阳上亢，则肝失条达，郁而化火，上扰清空而出现头痛。头为诸阳之会，在全身属上，属阳，肝脏为阳刚之脏，怒则伤肝，所以头痛为肝所主为多，而头痛奇穴位于足，在全身下，属阴，为足厥阴肝经之穴，应用平衡针，取其上病下治，阳病阴治，祛风散寒，平肝潜阳，调理肝经之气，气为血之帅，阴阳平衡，则头痛自愈。

三点十二穴治疗单纯性腹部肥胖症65例临床研究

王文远　郭笑雪

（北京中西医结合肥胖症研治中心）

杨若时　李廷成

（二九二医院）

单纯性腹部肥胖症多见于生育以后35岁左右的女性，和45岁左右的中年男性。其原因多为活动量少，营养过剩，脂肪堆积所致。男士特点多以上腹部肥胖（俗称将军肚），女士特点多以小腹部肥胖为主（俗称葫芦腹）。1988年以来，笔者将腹部肥胖分为上中下三点十二穴，先后治疗65例，有效率92.31%，显效率60%。现简要报告如下：

临床资料

本组患者均为门诊病人。性别分布：男性18例，占27.69%；女性47例，占72.31%。年龄分布：<29岁5例，占7.69%；30～39岁39例，占60%；40～49岁15例，占23.08%；>50岁6例，占9.23%。职业分布：工人16例，占24.62%；干部39例，占60%；其他10例，占15.38%。肥胖度：轻度38例，占58.46%；中度25例，占38.46%；重度2例，占3.08%。诊断与疗效标准：参照全国一、二、三届中西医结合肥胖症学术研讨会制定的肥胖症患者的诊断与疗效标准。

治疗方法

一、三点十二穴针刺疗法（简称针刺治疗组）

1. 单纯上腹部肥胖　以上点建里穴为中心，针刺四周双侧天枢穴，神门穴。针刺方法，患者取仰卧位，采用28号毫针4寸1根，沿皮下脂肪层呈15°角向建里穴上中点斜刺，大幅度提插捻转，手法为泻法。针刺参数，每周2～3次，每次留针30分钟，10分钟行针一次，10次为一疗程。辅助疗法于起针后以手掌作用于上腹部，按顺时针方向轻揉49次。

2. 单纯中腹部肥胖　以中点神阙穴为中心，针刺四周双侧滑内穴，外陵穴。针刺方法，患者取仰卧位，采用28号毫针4寸1根，没皮下脂肪层呈15°角向神阙穴中点方向斜刺，大幅度提插捻转，手法为泻法。针刺参数，每周2～3次，每次留针30分钟，10分钟行针一次，10次为一疗程。辅助疗法于起针后以手掌作用于上腹部，按顺时针方向轻揉49次。

3. 单纯中腹部肥胖　以中点石门穴为中心，针刺四周双侧水道穴、外陵穴。针刺方法，患者取仰卧位，采用28号毫针4寸1根，没皮下脂肪层呈15°角向神阙穴中点方向斜刺，大幅度提插捻转，手法为泻法。针刺参数，每周2～3次，每次留针30分钟，10分钟行针一次，10次为一疗程。辅助疗法于起针后以手掌作用于上腹部，按顺时针方向轻揉49次。

二、天雁减肥茶对照组9（简称药物对照组）

每天1袋，泡茶饮，10次为一疗程。

治疗效果

一、针刺治疗组

显效39例，占60%；进步21例，占32.31%；无效5例，占7.69%。总有效率92.31%。

二、药物对照组

观察30例中显效11例，占36.67%；进步15例，占50%；无效4例，占13.33%。两组经统计学处理，显效率治疗组>对照组（$P<0.01$）。

三、典型病例

例1：单纯下腹部肥胖症

李某，女，35岁，北京某工厂工人。于1990年5月7日就诊，主诉小腹肥胖7年。病人自述婚前身体消瘦，26岁结婚，28岁生完小孩后，体重显著增加，尤其是小腹更加明显。检查身高165cm，体重68.5kg，临床诊断为轻度肥胖症。治法取上点四穴针刺疗法。病人仰卧位，针刺双侧水道穴、外陵穴。留针30分钟，10分钟行针一次，10次为一疗程，每周3次。6月5日复诊，体重下降2.5kg，腹围缩小4cm经过第三疗程治疗体重恢复到63.5kg，腹围又缩小2.5cm。为了巩固疗法，令病人每天用手于小腹部按顺时针按揉49次。

例2：单纯中腹部肥胖症

孙某，女，56岁，总政离休干部。1992年8月12日初诊，主诉肥胖20余年，尤以腹部肥胖更加明显。检查身高158cm体重75kg，腹围76cm，伴有高血压、冠心病。临床诊断为中度肥胖，治法取中点四穴，即以神阙穴为中点，针刺双侧水道穴、外陵穴，手法为泻法，留针30分钟，10分钟行针一次，10次为一疗程，每周3次。经治疗两个疗程，体重下降5.5kg，腹围缩小6cm，血压收缩压下降10mmHg，头晕、胸闷等症状也随之改善。

例3：单纯上腹部肥胖症

赵某，男，48岁，北京朝阳区委机关干部。1990年4月15日就诊，主诉肥胖5年，先从腹部肥胖，检查身高172cm，体重81kg，腹围82cm，伴有高血压22kPa，血脂检查偏高。临床诊断为中度肥胖症。治疗方法取上点四穴，即以建里穴为中心，针刺双侧天枢穴，梁门穴。病人取仰卧位，采用 28 号毫针 4 寸 11 根，手法泻法。经过间断治疗 3 个疗程，体重 74.5kg，BP19/11kPa，临床症状消失。

讨　论

1. 运用体针在局部减肥的作用原理，可能是通过针体的外因刺激，运用人为的针刺提插手段，促使腹部脂肪的分解、代谢，达到减肥的效应。

2. 从临床症状观察，在针刺实现减肥技术效应的同时，对合并高血压，冠心病，高脂血证，糖尿病等也得到相应的治疗作用，主要依靠机体本身的自我调整，达到整体平衡的作用。

3. 为了强化局部针刺的治疗效果，首先配合饮食指导法，让病人自我控制摄进和消耗能量，保持整体平衡自控系统。第二根据不同的年龄、职业、肥胖度可选用不同的自我运动疗法。

4. 部分患者针刺后可出现抑制食欲的摄入，同时也抑制了胃肠道的消化吸收功能加上局部及整体的促进能量的代谢，增加热量的消耗，加速体脂的分解，达到其减肥针刺效应。从大量的文献报道，针灸的减肥作用主要是通过对患者的神经及内分泌功能的调整来实现。

略论平衡针法在临床上的应用

翁怀纲　邬秀德

（山东省郯城县粮食局卫生所）

随着改革开放形势的不断发展，我国医学宝库中又一颗明珠——平衡针灸学诞生了。它以显著的疗效，特定的穴位，独特的取穴方法，通俗易懂的理论受到患者与医者的关注。充分体现了中医针灸学的特色，是对中医学的又一重要贡献。笔者在将近一年的时间里对平衡针法在临床实践中取得的满意效果举例如下：

例1：患者杜某，46岁，农民。自述腰痛四个多月，有外伤史。临床诊断：外伤性腰痛，经县医院传统针灸方法治疗3个月，服中药20余剂，效果不佳。笔者给予针刺腰痛穴，手法为泻法，同时令患者活动腰部，当时疼痛缓解，5天后复查疼痛消失，1次治愈。

例2：患者杨某，某县检察院检察长。主诉左肩疼痛2年余，活动受限，呈酸胀痛，并向肘关节及颈肩部放射，夜间痛甚。省医院诊断为颈椎骨质增生。通过长时间的理疗、传统针灸、药疗均无明显效果，准备手术治疗。经介绍笔者于1993年11月18日给予平衡针法治疗，取右侧肩痛穴，泻法。经一次治疗后，症状明显好转，继针刺6次，症状基本消失，3个月后随访未见复发。

例3：石某，某县财政局长。1993年6月15日因患高血压，住进县医院老干科，常规治疗效果不理想。于1993年12月16日到我处诊疗。测血压25/20kPa。方法，采用平衡针法，选穴急腹症穴，经1次治疗后血压下降20/16kPa。连续针刺6次，血压降至17/12kPa，3月后随访，未再复发。

例4：王某，46岁，某乡书记。患心脏病，早搏4个月，步行数十米须休息。住县医院老干科常规治疗，效果不佳，后经介绍到我处就诊，取穴胸痛穴，配肩痛穴。针刺8次，症状消失，随访6个月未见复发。

例5：叶某，49岁，某县税务局长。病人自述患肩周炎20年，经中西治疗效果均不理想，笔者给予平衡针法治疗，针刺肩痛穴，手法用泻法，1次痊愈，半年后随访无复发。综上所述，平衡针法不仅经济上低廉，而且在疗效上真正体现了速效，取穴少，痛苦小等特点，优于传统的针灸疗法。

平衡针法的天空成功，渗透着王文远老师多少个春夏秋冬、日日夜夜的辛勤汗水和心血。为中医学宝库增添了一颗灿烂的明珠。

平衡针法治疗肩周炎6540例临床研究

王文远
何银州　魏素英　陈金銮　王　辉
王健玫　郭芙蓉　邵雅梅　白　莉（292医院）
尹相涛（山东莒南县人民医院）
狄福金（中国中医研究院）
卫景亮（武警北京总队医院）
沈状项　田辉（河南焦作市中医医院）
张以杰（武警北京总院六支队卫生队）
王建平（北京包装装潢制品厂卫生科）
刘进保（内蒙西苏旗人民医院）
刘春恒（大同322医院）
张平（北京护国寺中医院）
杨有信（济南军区总医院）
刘佳土（福州95医院）

肩周炎为肩关节周围软组织的一种退行性炎症性病变。一般认为本病与肩关节劳损、外伤、外感风寒等有关，属于中医学的“肩痹”、“漏肩风”之范畴。笔者运用平衡针疗法，探讨了治疗肩周炎的又一特效穴位肩痛穴（中平穴）。先后治疗来自全国31个省市及日本、美国、瑞士、加拿大、意大利、法国、阿尔巴尼亚、新加坡等20多个国家和地区的肩周炎患者10万余人次，经6540例统计总有效率为98.19%，临床治愈率82.09%，一针治愈率占11.39%。

临床资料

一、一般资料

1. 年龄与性别分布　男性3850例，占58.87%；女性2690例，占41.13%。年龄最大81岁，最小19岁，平均年龄51.5岁，尤以50～59岁和40～49岁年龄组为多，分别占发病总数的44.3%和29.6%。

2. 病程与职业分布　工人2049例，占31.33%；农民1195例，占18.27%；干部2656例，占40.61%；其他642例，占9.82%。其中干部发病最多占总数的40.61%（大概与城市就诊有关），其次工人占发病总数的31.33%。病程：小于6个月2465例，37.69%；7～12个月1653例，25.28%；1～2年1268例，19.38%；大于2年1154例，17.65%。

3. 发病部位与病因　右肩发病2561例，39.16%；左肩发病3012例，46.06%；双肩发病967例，14.78%；劳损2645例，40.44%；风寒2581例，39.46%；外伤879例，13.44%；不明原因435例，6.66%；其中劳损受凉最多占发病总数的78.62%。

二、诊断要点

1. 发病年龄多为中老年人，多继发于肱二头肌腱炎或上肢创伤。

2. 肩关节疼痛多以钝痛、隐痛、阵发或持续剧痛，夜间尤甚；局部压痛多见于肱二头肌腱、肩后小圆肌附着处。

3. 上肢活动受限，影响肩关节上举、外展、内旋、外旋、后伸等功能，严重时生活不能自理。

4. 后期冈上肌、冈下肌、三角肌可出现不同程度的萎缩。

5. 后期X线检查可示有骨质疏松。

三、治疗方法

1. 肩痛穴针刺治疗组（简称针刺治疗组）　此穴位于足三里穴下1.5寸，上巨虚穴上1.5寸处，偏于腓侧。患侧取坐位，暴露膝关节下。局部常规消毒，采用28号毫针3寸1根，行直刺法，大幅度用力提插捻转，以泻为主。此穴针感为闪电式远距离传导，100%向踝关节、足面、足趾传导；其中约25%向膝关节上大腿内侧传导；约5%向上肢患侧肩关节传导，并有局部发热反应。取穴原则交叉取穴。针刺参数轻者

2～3次/周，重者1次/日，10次为1疗程。辅助治疗主要对后期形成粘连较重的患者，可用右手拇指与食指点压双侧醒脑穴，健侧臀痛穴、臀痛后穴，同时令患者做上举、外展、内旋、外旋、后伸等功能锻炼，以促进肩关节功能的恢复。

2. 条口透承山对照组（简称针刺对照组） 此穴位于上巨虚下二寸处，犊鼻与解溪连线的中点。采用28号毫针3寸1根，从条口透承山，行直刺法，每日1次，每次30分钟，10次为1疗程。

3. 中药治疗对照组（简称中药对照组） 取二芍各15g，桂枝12g，黄芪60g，独活12g，寄生30g，羌活6g，白术15g，没药12g，乳香12g，当归12g，川芎12g，每日1剂，分二次煎服。7剂为1疗程。

疗效分析

一、疗效标准

1. 临床治愈 临床症状消失，肩关节功能完全恢复正常，生活自理并能参加工作和劳动。

2. 显效 临床症状基本消失，疼痛、压痛显著减轻，肩关节功能接近正常。

3. 进步 临床症状改善，疼痛减轻，肩关节功能活动范围加大。

4. 无效 症状无变化，疼痛未减轻，功能未改善。

二、治疗效果

1. 针刺治疗组 临床治愈5369例，占82.09%；其中一针治愈745例，占11.39%；显效635例，占9.71%；进步471例，占7.21%；无效65例，占0.99%。

2. 针刺对照组 临床治愈40例，占40%；显效40例，占40%；进步18例，占18例；无效2例，占20%。

3. 西药对照组 临床治愈38例，占40%；显效27例，占28.4%；进步23例，占24.2%；无效7例，占7.4%。

4. 中药对照组　临床治愈10例，占58.8%；进步4例，占23.55%；无效3例，占17.65%。

以上四组经统计学处理，针刺治疗组的疗效明显优于其他三组（$P<0.01$）。治愈率统计结果：针刺治疗组83.09%>针刺对照组40.00%>西药对照组40.09%>中药对照组58.8%。

5. 随访结果　经1840例随访统计，功能正常者1696例，占92.17%；复发144例，占7.83%。

平衡针法治疗根型颈椎病630例临床研究

王文远

北京军区二九二医院

魏素英　何银州　胡清铭（二九二医院）

崔月蓉（河北秦皇岛市中医医院）

祝自江（北京怀柔县中医医院）

刘伯敏（山东淄博市老干部保健科）

神经根型颈椎病为侧后方之椎间盘混合物刺激神经根所致，亦称颈肩综合征。为颈椎病中的一种特殊类型，亦为各型颈椎病中发病率最高最多的一种，其特点为临床症状以颈部、颈背部、颈肩部疼痛为主，病理改变以颈椎骨质增生为主。笔者多年以来，以针刺颈痛穴与肩痛穴治疗根型颈椎病630例，临床治愈率77.62%，有效率96.67%。现报告如下：

临床资料

一、诊断要点

根型颈椎病的诊断要点，主要以颈后部及肩背部疼痛为主，多数出现沿神经根痛、颈部活动受限，特别后伸功能更加明显，伴颈部僵硬发直，颈椎生理前凸减小等，检查可见牵拉试验，压头试验阳性，感觉改变等。

二、治疗方法

1. 针刺治疗组　取穴为颈痛穴、肩痛穴。针刺方法为交叉取穴，左病刺右，右病刺左，双侧针刺双侧穴位，手法为泻法，10次为1疗程，每周3次。对临床症状较重的病人可配合中药离子导入强化疗法，治疗次数与针刺同步进行。

2. 牵拉推拿对照组　以牵拉、按摩治疗为主。

疗效分析

一、针刺治疗组

优秀级489例，占77.62%。良好级95例，占15.08%。尚可级25例，占3.97%。差级21例，占3.33%。总有效率96.67%。

二、牵拉对照组

400例病人中优秀级146例，占36.5%。良好级134例，占33.5%。尚可级72例，占18%。差级38例，占9.5%。总有效率90.5%。

两组治愈率经统计学处理，存在显著差异 $P<0.01$，针刺治疗组>牵拉对照组。

平衡针法治疗急性腰扭伤125例报告

王文远
（北京军区二九二医院）
刘淑兰　何银州（二九二医院）
李洪英（北京首钢职工医院）
狄福金（中国中医研究院）
王世堂（北京武警三支队卫生队）

平衡针疗法是作者根据阴阳整体学说、经络巨刺学说、神经交叉学说、生物全息学说的理论精华，经过20多年的潜心研究，探索的一种以单穴信息为手段，以恢复平衡为准则，以临床疗效为目的的新针疗法。经治疗急性腰扭伤125例，治愈率84%，有效率100%。现简要报告如下：

临床资料

一、一般资料

本组125例病人中男性81例，占64.8%，女性44例，占35.2%。年龄<30岁32例，占25.6%；30~39岁55例，占44%；40~49岁23例，占18.4%；50~59岁10例，占8%；>59岁5例，占4%。发病时间最短2小时，最长5天，一般1~3天。

二、诊断要点

①有外伤史。②腰痛剧烈，前屈、后伸、左右侧弯旋转功能受限，甚至在咳嗽时或被别人触碰时即刻症状加剧，发生痉挛性疼痛。③主要以肌肉、筋膜、韧带、关节囊等组织产生撕裂伤。此外先天性棘突缺损，腰椎骶化或骶椎腰化等腰脊柱失稳因素的存在也是造成腰部急性扭伤的原因之一。④X线拍片排除腰椎骨折。

三、疗效标准

1. 临床治愈　自觉症状及临床体征完全消失。
2. 显效　临床症状及体征基本消失。
3. 进步　临床症状与体征部分消失。
4. 无效　临床症状与体征无明显变化。

疗效分析

一、治疗方法

1. 平衡针疗法治疗组　①主穴：腰痛奇穴，此穴位于前额部，即神庭与印堂穴连线的中点。针刺方向沿皮下骨膜外透刺印堂穴。手法为泻法。②辅助穴位为臀痛奇穴。此穴的使用为腰痛奇穴治疗后90%临床症状均可缓解，但个别病人即时效应不理想时针刺臀痛奇穴起个辅助强化作用。手法为泻法，方法交叉取穴。

2. 耳穴压豆疗法对照组　①取穴为腰椎、骶椎、肾、皮质下、敏感点。②方法取患侧耳穴，局部常规消毒，将王不留行籽放于穴位上，然后用胶布固定。留针 48 小时，令病人活动腰部。

3. 推拿按摩疗法对照组　主要采用推、按、揉摩、压、斜扳等手法，以放松局部肌肉，松解通利关节，起到舒筋通络宣痹止痛。

二、治疗效果

1. 平衡针疗法对照组　临床治愈 105 例，占 84%；显效 14 例，占 11.2%；进步 6 例，占 4.8%。

2. 耳穴压豆疗法对照组　临床治愈 24 例，占 40%；显效 16 例，占 26.67%；进步 12 例，占 20%；无效 8 例，占 13.33%。

3. 推拿按摩对照组　临床治愈 28 例，占 46.67%；显效 16 例，占 26.67%；进步 11 例，占 18.333%；无效 5 例，占 8.33%。

以上三组经统计学处理治愈率存在显著差异（$P<0.01$）。平衡针疗法治疗组 > 耳穴压豆疗法对照组 > 推拿按摩疗法对照组。

三、典型病例

例 1：赵某，男，31 岁，北京某工厂割切工人。1989 年 3 月 9 日就诊，主诉急性腰痛 3 个小时，追问病史病人自述在搬运纸时不慎将腰扭伤。检查病人呈痛苦面容，腰前屈，不敢直腰，左右侧弯动作不配合，腰 4.5 部位压痛阳性。临床诊断急性腰扭伤。治疗原则平衡针疗法，取穴腰痛奇穴。局部常规消毒，采用 28 号毫针 2 寸 1 根，沿骨膜外向印堂穴直刺，手法为泻法。针感局部酸胀痛。同时令患者活动腰部，疼痛显著减轻。留针30分钟，病人疼痛消失，腰部活动自如。一月后随访一切正常。

例2：王某，男，21岁，兰州军区某部战士。1991年6月26日就诊，主诉腰痛1天。检查前屈后仰左右侧弯均功能受限。追问病史在部队进行军体训练时摔伤，X线拍片骨质未见异常。临床诊断为急性腰扭伤。治以平衡针疗法，取穴腰痛奇穴，手法为泻法，一次临床治愈。

讨　论

人体是一个整体，具有自身的调节功能。正常情况下，依靠机体自控系统所发出的各种信息反馈进行保持人体内环境的相对稳定。平衡针疗法就是将内因、外因、不内外因破坏了机体平衡，通过单穴疗法，激发与增强人体自控系统内负反馈的调节恢复与增强，依靠患者自己治疗疾病的方法。具体讲平衡针疗法就是将病理过程的形成和消长归结为重新达到恢复机体平衡的功能动态变化的一种整体疗法。

平衡针疗法的最大特点就是利用针刺技术的反馈控制原理，利用一个系统或一个部位的穴位达到治疗另一部位疾病的方法。从整体探索局部信息，以局部治疗达到整体效应。因为每一相对独立的部分都包含着整体的全部信息。就是利用人体信息系统接收其他部位发出的信息，又能向其他部位发布信息。

平衡针疗法具有选穴少，见效快，痛苦小，无副作用等特点。经举办军内外28期技术推广学习班，收到了显著的治疗效果。

急性腰扭伤是一种常见的软组织损伤。多为腰部用力不当，训练过度，造成局部的肌肉韧带、筋膜等软组织超过人体正常的生理负荷，产生了局部的出血性水肿综合征。平衡针疗法就是利用神经与经络系统的信息反馈原理，改善机体的血液循环，减少血液及淋巴系统的瘀滞，解除腰肌痉挛，镇痛，促进局部血肿及渗出物的吸收，在神经系统的调节作用下达到恢复腰部功能之目的。

参考文献

1. 张颖清. 生物全息诊疗法，山东大学出版社，1988；P133
2. 王文远. 常见病的一针疗法，中国中医药出版社，1992；P277
3. 中国人民解放军总后勤部卫生部. 临床疾病诊断依据治愈好转标准，1987；P702～703
4. 吴代生. 直流感应电治疗急性腰扭伤疗效观察，颈腰痛杂志，1992；4：P169～170

平衡针法治疗部队训练伤2560例疗效分析

王文远
杨玉堂（总后勤部卫生部）
刘士敏（北京军区卫生部）
刘剑波　王辉　王钵（二九二医院）

在总后卫生部、北京军区卫生部、北京卫戍区卫生处的组织下，为提高部队战斗力，减少训练事故，进一步调查部队训练伤发生的特点和进一步验证平衡针疗法在部队训练伤的技术效应，于1988年以来，先后16次，历时140天，深入到内地及边防全训部队的160多个连队，为2560名部队官兵进行了训练伤平衡针疗法，一针治愈率38.44%，即时显效率96.25%。现简要报告如下：

临床资料

一、一般资料

在2560例训练伤中男性2553例，占99.73%；女性7例，占0.27%。年龄分布16～33岁之间，其中以19～21岁年龄组最多2325例，占90.82%。入伍年度统计以当年新兵最多1753例，占68.48%。发病特点主要见于软组织损伤2385例，占93.16%。其中发病部位四肢最多2339例，占发病总数的 91.37%。

二、针刺方法

1. 主要平衡穴位　①上肢训练伤取穴下肢肩痛穴。②下肢训练伤取穴上肢臀痛穴、膝痛穴、踝痛穴。③头颈部训练伤取颈痛穴、头痛穴。④胸腹部训练伤取穴胸痛穴、腹痛穴。⑤脊背部训练伤取穴腰痛穴。

2. 针刺手法　泻法。上下提插捻转以出现相应的针感为宜。肩痛穴针感主要向足面足趾传导，臀痛穴针感主要向肘关节方向传导，膝痛穴针感主要向腕关节方向传导。颈痛穴针感主要向腕肘关节方向传导。胸痛穴针感主要向肘关节方向传导，腹痛穴针感主要向踝关节方向传导。腰痛穴、踝痛穴主要以局部针感为主。

3. 针刺方法　上下肢均交叉取穴。右侧病变针刺左侧穴位，左侧病变针刺右侧穴位，双侧病变针刺双侧穴位。头颈部取穴方法同上。局部常规消毒，采用 28 号毫针快速针感法，待病人出现相应的针感即可快速起针。不留针。

疗效分析

一、治疗效果

①临床治愈（临床症状消失，功能恢复正常，参加正常训练）984 例，占 38.44%。②显效（临床症状基本消失，功能大致恢复正常）807 例，占 31.52%。③进步（临床症状改善，功能减轻）673 例，占 26.29%。④无效（临床症状无变化，功能未见明显改善）96 例，占 3.75%。

※以上疗效分析主要根据一次性治疗统计。

二、典型病例

例 1：肩关节软组织训练伤

赵某，男，19 岁，北京军区某部特种营战士，1992 年 1 月入伍。1992 年 7 月 12 日训练场就诊，主诉在 400 米跳障碍时将肩关节摔伤。检查右肩关节活动受限，局部压痛（+++），未见明显红肿，诊断软组织损伤。治以平衡针疗法，取穴肩痛穴。手法泻法。一次性治疗疼痛消失，功能恢复正常。

例2：膝关节软组织训练伤

李某，男，18岁，南京军区某部新战士。1992年3月12日就诊，主诉五公里越野训练，不慎膝关节扭伤三天。活动受限，轻度肿胀，压痛（+++）。临床诊断膝关节软组织损伤。采用平衡针疗法，取穴膝痛穴。手法泻法。经一次性治疗临床症状消失，功能恢复正常，并能参加正常训练。

例3：头颈部软组织训练伤

王某，男，18岁，济南军区某部战士，1990年6月18日就诊。主诉训练擒敌格斗时不慎将头颈部摔伤，致右侧头痛，不敢转侧。经神经科检查未见器质性病变。局部压痛。临床诊断为头颈部软组织损伤。治以平衡针疗法。取穴左侧头痛穴和颈痛穴，一次治疗疼痛消失，功能正常。

例4：腰部软组织训练伤

陈某，男，20岁，兰州军区某部战士。1990年10月入伍，1991年5月26日就诊。主诉在军体训练中不慎将腰部扭伤，活动受限。X线拍片检查未见异常。检查L3、4、5压痛，肌紧张，并向右侧轻度放射。临床诊断腰部软组织损伤。采用平衡针疗法，取穴腰痛穴。手法泻法。经一次性治疗腰部活动自如，功能恢复正常。

讨　论

部队训练伤特别是软组织伤是部队训练中常见疾病之一。虽然治疗方法甚多，但特效方法甚少。平衡针疗法对部队训练伤的防治具有选穴少，痛苦小，见效快，疗效高，操作简便，无副作用等特点。不受环境条件的限制，经举办7期部队训练伤防治学习班，均收到了易学易懂易掌握的效果，受到基层部队的欢迎。

1. 平衡针疗法的理论来源　①阴阳整体学说。人体是一个整体，具有自身的调节功能，由阴阳保持着人体正常的动态平衡。一旦被内因、外因、不内不外因破坏了这种平衡就会形成“有诸内必形诸外”的整体反应原理。平衡针疗法就是将失调的阴阳动态平衡形成的病理过程达到重新恢复平衡的目的。②神经交叉学说。神经系统是机体调节适应内外环境的最高组织结构，起着重要的支配作用。平衡针疗法就是利用神经系统的交叉支配原理和神经系统的信息反馈原理，达到自身治疗疾病的目的。③经络系统学说。经络是内联脏腑外联肢节百骸、沟通上下，贯穿内外，将机体脏腑组织器官联成一个整体。平衡针疗法就是经络的网络传导功能达到机体的平衡。④生物全息学说。生物全息医学揭示了每一个相对独立部分在化学组成的模式上与整体相同，是整体成比例的缩小。同时任何部分又都是人体的全息单位。平衡针疗法就是利用反馈控制技术，利用一个部位治疗另一个部位的疾病。

平衡针疗法源于平衡学说。将平衡失调的机体通过人为的外因针灸刺激，激发增强病人体内的防卫系统（人体具有被加强的特性），依靠病人自己达到自我调整、自我修复、自我治愈疾病的目的。

2. 平衡针疗法的作用原理　主要参与中枢神经介质的改变。通过针刺手段将信息通过神经系统传递中枢系统，激发了许多神经元的活动，释放出多种神经介质。如5－羟色胺、内啡肽、乙酰胆碱等物质，所以产生镇痛的主要原因之一。

3. 部队训练伤造成的因素　①心理适应因素：由于新兵入伍年龄小，时间短，缺乏对军体训练的要领和认识，加上不少新战士对军体训练犹豫、害怕、胆怯，造成了心理上精神上过度紧张，因此从流行病学统计新兵训练伤发生率占68.48%。②体质适应因素：由于部队训练强度大，级级加任务，层层提标准，造成正课训练8小时，课外训练8小时的超负荷训练。加上伙食中的热量补充不足，不少连队早上馒头、米粥、咸菜，致使高能量、高热量的饮食跟不上，致使接近中午的一两个小时产生心慌头晕、四肢乏力等超负荷训练综合征。在这种情况下也是造成部队训练伤的又一主要原因。③气候适应因素：为了提高部队战斗力，历代都把夏练三伏、冬练三九来增强部队的整体素质。有些官兵缺乏合理利用暑九之热冷差，造成夏天出汗过多，造成中暑；冬天气候寒冷，易于冻伤，造成机体抵抗力下降。也是造成部队训练伤的一个主要原因。④管理水平因素：管理经验不足；干部年轻化，特别直接带兵的正副班长，多数为入伍一年以上的老兵；缺乏卫生保健知识，不了解人体的生理特点；个别干部组织不当，管理不严；训练条件差，缺乏防护措施，有的违反操作规程……均是发生部队训练伤的重要特点之一。

平衡针法治疗慢性前列腺炎60例临床研究

王文远

慢性前列腺炎为中老年人的常见病多发病之一。多因急性期治疗不当，迁延不愈而成。笔者于1989年以来，采用平衡针疗法，以针刺升提穴为主治疗慢性前列腺炎60例，临床治愈率60%，有效率100%。现简要报道如下：

临床资料

一、一般资料

本组病例中年龄最大73岁，最小31岁。其中30～39岁8例，40～49岁15例，50～59岁23例，>60岁14例。发病时间最长者13年，最短者3个月。其中6个月内14例，6～12个月12例，1～3年16例，3～5年9例，>5年9例。伴有会阴部位疼痛、不适51例，性功能减退34例，神经衰弱42例，排尿异常21例，前列腺液镜检异常57例。其中31例B超检查提示前列腺肥大。

二、诊断要点

1. 反复尿路感染，有轻度尿频，尿道内有烧灼感及尿后便后常有白色黏性分泌物从尿道口排出。

2. 有急性前列腺炎发病史。

3. 可见有骶部、会阴、下腹部、腹股沟、大腿内侧、尿道或睾丸不适、胀痛等症。有的合并虹膜炎。

4. 全身症状多见疲乏、失眠、腰腿痛等，有的可无明显症状。

5. 可伴有性机能障碍，如性欲减退、早泄、遗精等。

6. 前列腺指诊可正常。亦可见一侧肿胀，局限性压痛，长期慢性炎症可使前列腺体缩小、质硬。

7. 前列腺液镜检每个高倍视野超过 10 个白细胞计数。有的病人可检出大量死精子。

三、治疗方法

1. 主穴　升提穴。手法为泻法。患者取坐位，局部常规消毒，采用 28 号 3 寸毫针 1 根，向前平刺 2 寸左右，每周 3 次，10 次为 1 疗程，疗程中间不休息。

2. 辅助穴位　痛经穴、阳痿穴。手法为泻法。

治疗后病人　即可感到全身轻松感，头脑清醒，局部症状减轻或消失。

疗效分析

一、临床效果

临床治愈（临床症状消失，三次化验前列腺液正常）18 例，占 51.43%。显效（临床症状基本消失，前列腺液检查接近正常）9 例，占 25.71%。进步（临床症状好转，前列腺液检查好转）8 例，占 22.86%。无效（临床症状改善不明显，前列腺液检查无明显变化）。

二、典型病例

哈吉斯，男，46 岁，英国某饭店经理。1992 年 5 月 3 日就诊，主诉患慢性前列腺炎 3 年，近期会阴部坠胀，间歇性腰骶部隐痛，排尿有灼热感，睡眠差，曾在英国、中东国家检查诊断为慢性前列腺炎。前列腺液镜检：白细胞（++），卵磷脂小体（++）；尿检白细胞（+）。B 超检查单纯性前列腺肥大。治则平衡针疗法，取升提穴配痛经穴。病人自述症状完全消失。每周 3 次，连续治疗 8 次，症状消失，前列腺液检查正常。半年后复诊一切正常。

讨　论

1. 平衡针法的特点　具有取穴少，以病变部位取穴，病人痛苦小，原则上一个病一个穴位。主要特点不直接治疗患病部位，而是把针刺作为一种信息手段，强化增强病人体内的防卫系统功能，依靠病人自己达到自我平衡的目的。

见效快，原则上针感出现以后即可产生即时效应。临床症状减轻或消失，一般平衡时间 8 ~ 72 小时，轻者一次即可缓解，重者一次见轻。

2. 人体具有被加强的特性　人体是一个整体，具有自然的、天生的、强大的防卫调节功能。一旦在内因、外因、不内外因作用下导致平衡功能失调，人体还具有被加强的特性。根据这一特性才选择针刺的激发强化手段，达到机体的整体平衡。

3. 取穴原则　以点带面，以上调中，达到气血调和，经脉相通前列腺位于中下位，隶属于任脉经管辖范畴，取穴以下选上，以上调下的原则取其升提为主穴，上下贯通，湿热外泄。上取升提穴，中取痛经穴，下取阳痿穴。

慢性前列腺炎从现代分析，其主要病理变化为前列腺的纤维组织增生，炎症细胞浸润，腺小管阻塞，前列腺充血，日久天长造成死精瘀血阻滞干溺窍所致。平衡针疗法的治疗目的就是增强机体的免疫功能，改善前列腺部位的充血，祛瘀散结，促使增生病变部位的软化和吸收，从而达到治疗目的。

肩痛穴治疗肩周炎1283例疗效分析

崔月蓉　吴振英　段永利

（北京王文远平衡针疗法秦皇岛市研治中心）

肩周炎是中老年人的常见病，多发病之一。1988年以来以针刺肩痛穴（中平穴）治疗肩周炎1283例，临床治愈率81.27%，明显高于对照组。现报告如下：

临床资料

一、一般资料

1283例均为门诊患者。主要采取随机抽样法分为肩痛穴针刺治疗组（简称针刺治疗组）1088例；西药治疗对照组95例；条口透承山针刺对照组（简称针刺对照组）100例进行临床对照观察。

1. 针刺治疗组　1088例中，男性497例（占45.71%），女性591例（占54.29%）。年龄最小者25岁，最大者72岁。其中45岁以上者952例（占87.5%），45岁以下者136例（占12.5%），病程最短者10天，最长者12年。

2. 针刺对照组　100例中男性42例（占42%），女性58例（58%）。年龄最小者28岁，最大者68岁。45岁以上者90例（占90%），45岁以下者10例（占10%）。病程最短者8天，最长者14年。

3. 西药对照组　95例中男性39例（占41.03%），女性56例（占58.97%）。年龄最小者32岁，最大者75岁。45岁以上者78例（占82.11%），45岁以下者17例（占17.89%）。病程最短者14天，最长者20年。

二、诊断要点

①发病年龄为中老年人，多继发于肱二头肌腱炎或上肢创

伤。②肩部疼痛表现为钝痛、隐痛、阵发或持续剧痛，夜间加重；局部压痛多见于肱二头肌短头肌腱，肩后小圆肌附着处。③功能障碍，上臂活动受限，影响肩关节的上举、外展、内旋、外旋、后伸等功能。严重时生活不能自理。④三角肌、冈上肌、冈下肌出现不同程度的萎缩。⑤后期 X 线检查可示骨质疏松。

三、疗效标准

1. 临床治愈　临床症状消失，肩关节功能完全恢复正常，抬高 >135°，外展 >70°，内收手指能摸及对侧肩峰，反背手指能触及第 10 胸椎，恢复正常工作和生活能力。

2. 显效　临床症状基本消失，疼痛、压痛显著减轻、肩关节功能接近正常。

3. 进步　将床症状改善，疼痛减轻，肩关节活动范围加大。

4. 无效　临床无变化，疼痛未减轻，功能未改善。

方法与结果

一、针刺方法

1. 针刺治疗组　①取穴位置：肩痛穴（中平奇穴）位于足三里下 1.5 寸，偏于腓侧。②针刺手法：采用 28 号 3 寸毫针 1 根，行直刺法，大幅度用力提插捻转，以泻为主，待病人感到明显向下或向上传导为宜。同时令病人活动患肢，做上举、外展、内旋、外旋等功能锻炼。③留针与疗程：对急性期或以疼痛引起的功能障碍，没有形成严重粘连，针刺后患者疼痛消失，肩关节功能恢复正常可不留针。对继发性肩周炎引起的功能障碍，可留针 30 分钟，5～10 分钟行针 1 次，隔日 1 次，10 次为 1 疗程。④取穴方法与辅助疗法：取穴方法为交叉取穴。

2. 西药治疗对照组　方法与疗程：奴佛卡因 10ml，维生素 B_1 4ml，强的松龙 1ml 局部封闭，每周 2 次。口服保泰松

0.2mg，每日3次，七天为一疗程。

3. 针刺对照组　①取穴位置：上巨虚穴下二等处，犊鼻与解溪连线的中点。②针刺方法：采用28号毫针2.5～3.5寸行直刺法。③留针与疗程：留针30分钟，10次为一疗程。

二、治疗结果

1. 针刺治疗组　临床治愈884例，占81.27%；显效113例，占10.36%；进步74例，占6.78%；无效17例，占1.59%。

2. 针刺对照组　临床治愈40例，占40%；显效40例，占40%；进步18例，占18%；无效2例，占2%。

3. 西药对照组　临床治愈38例，占40%；显效27例，占28.4%；进步23例，占24.2%；无效7例，占7.4%。

两组比较经统计学处理存在显著差异（$P<0.001$）。经治愈率统计学处理，针刺治疗组70.1%±2.4%>针刺对照组40.0%±4.9%>西药治疗组40.0%±4.9%。针刺对照组虽然有效率和针刺治疗组相近（98.2%±0.5%和98.0%±4.9%），但治愈率对照组较治疗组为低（$P<0.01$），显著性检查（Ridit分析）$\chi^2=23.59$，$P<0.001$。

4. 远期随访结果　经107例随访，功能正常者94例（87.9%±9.4%），复发13例（12.1%），其中3～6个月61例，功能正常者55例（90.0%±3.8%），复发6例（9.8%）；7～12个月35例，功能正常者31例（88.6%±5.4%），复发4例（11.4%）；1年以上11例，功能正常者8例（72.7%±13.4%），复发3例（27.3%）。

5. 典型病例

例1：朱某，男，45岁，冶金设计院干部。1991年6月9日就诊，主诉右肩关节疼痛一个月，检查上举150°，内收45°，外展15°，肩峰、肩前、肩后肌点压痛（++～+++），夜间疼痛加重，X线肩关节拍片未见异常，颈椎片示4～5椎体轻度骨质增生。临床诊断为继发性肩关节周围炎。取穴肩痛穴。治疗方法：局部常规消毒，采用28号毫针3寸1根，行直刺法，患者自述针感传到拇趾脚尖，留针10分钟后疼痛缓解，上举160°，外展45°，经连续治疗5次，功能正常，临床治愈。

例2：周某，女，40岁，耀华厂工人。1991年8月5日就诊。主诉左肩关节疼痛两周，检查局部轻度压痛，上举，外展功能无明显障碍。颈椎X片未见异常。诊断：单纯性肩周炎。治疗针刺肩痛穴（右侧），留针半小时，行针3次，起针后疼痛消失。随访半年未见复发。

肩痛穴治疗肩周炎500例疗效分析

尹相涛　崔可田

（山东省莒南县罗生特医院）

1989年以来，笔者在全军著名针灸专家王文远主任的指导下，应用整体平衡一针疗法，以针刺肩痛穴为主治疗肩周炎500例，临床治愈率75.4%，有效率98.2%。现报告如下：

临床资料

一、一般资料

1. 性别与年龄　500例中男性296例，占59.2%；女性204例，占48.8%。年龄最大的79岁，最小的23岁，平均年龄51.24岁。40~60岁占总数76.4%。

2. 时间与职业分布　干部145例，工人150例，农民175例，其他30例。发病时间<6个月255例，7~12个月135例，1~2年75例，>2年35例。双肩发病52例。

二、治疗方法与分组

1. 针刺肩痛穴治疗组　此穴位于足三里下1.5寸，采用3寸毫针1根，行直刺法，大幅度提插捻转，实施泻法。针感以向踝关节、足面、足趾传导为宜。取穴原则交叉取穴。每日1

次，7 次为 1 疗程。

2. 电针治疗对照组　取穴肩井、肩髃、天宗、曲池、外关、合谷穴，采用上海产 6805 治疗仪连续波加红外线照射，时间 30 分钟，7 次为 1 疗程。

3. 西药治疗对照组　采用 0.5% 奴佛卡因 10ml，维生素 B_{12}0.5mg，氟美松 5mg 痛点封闭，隔日 1 次，7 次为 1 疗程。

疗效分析

一、疗效标准

1. 临床治愈　临床症状消失，肩关节功能恢复或基本恢复正常，并能参加工作劳动。

2. 显效　临床症状基本消失，疼痛明显减轻，肩关节功能明显改善。

3. 好转　临床症状改善，肩关节活动范围加大，疼痛减轻。

4. 无效　临床症状无变化，疼痛未减轻，功能未改善。

二、治疗结果

1. 针刺治疗组　500 例。临床治愈 377 例，占 74.5%。其中一针治愈 55 例，占 11%。显效 73 例，占 14.6%。好转 41 例，占 8.2%。无效 9 例，占 1.8%。总有效率为 98.2%。

2. 电针疗效对照组　100 例。临床治愈 40 例，占 40%。显效 40 例，占 40%。进步 18 例，占 18%。无效 2 例，占 2%。

3. 西药治疗对照组　90 例。临床治愈 38 例，占 40%。显效 27 例，占 28.4%。进步 23 例，占 24.2%。无效 7 例，占 7.4%。

以上三组经统计学处理，针刺治疗组的疗效明显优于其他两组（$P<0.01$）。治愈率统计结果：针刺治疗组 75.4% >电针对照组 40% >西药对照组 40.09%。经治疗半年后，对 107

例随访统计，功能正常者 94 例，87.85%；复发 13 例，占 12.15%。

三、病案举例

朱某，男，55 岁，农民，山东省莒南县筵宾村，1990 年 1 月 8 日就诊。主诉右肩疼痛 3 个月，夜间疼痛加剧，经某卫生院肌注杜冷丁，疼痛未减。检查，患肢上举 90°，后伸 20°。三角肌、肱二头肌腱处压痛（+++），诊断肩关节周围炎。选用 28 号 3.5 寸毫针，于患者左下肢中平穴，行直刺强刺激以泻为主，针感传至右肩部，同时令病人活动患肢，两分钟疼痛消失，功能正常，一次治愈。1990 年 6 月份随访，肩关节功能正常。

平衡针法在日本国的临床应用

松山泰三
（中国王文远平衡针灸学日本福冈市
研究治疗中心万全针灸治疗院）

1990 年在中国北京中医学院学习期间，有幸在翠微路卫生医药书店购买了针灸专家王文远编著的《肩周炎一针疗法》一书，回国后用于临床，疗效显著。这时使我产生了拜中国王一针为师学习他创立的平衡一针疗法之念。时间拖了三年后，在中国中医研究院狄福金先生的帮助下，终于在 1994 年元旦之际，十分荣幸地成了王一针的弟子。有机会系统学习了平衡针疗法理论体系、取穴原则、方法、平衡穴位和对常见病的治疗。使我十分高兴地成为王文远老师日本国的第一个弟子。现将临床治疗肩周炎的情况报告如下：

例 1：西田某，男，71 岁，1994 年 1 月 12 日初诊。因劳损和受寒而发病，两肩疼痛已 1 年，运动受限，经多方医治不见好转，故转我处针灸治疗。临床诊断左侧肩周炎。治疗方法平衡针疗法。取穴肩痛穴。患者取坐位，局部常规消毒，采用 28 号 3 寸毫针 1 根，行直刺法。针感闪电般远距离向足面传导，留针10分钟，其间行针1次，留针时让病人左侧肩关节做外展运动。10分钟后病人左臂伸直可触及左耳，然后再让病人左右肩同时做外展动作，令人吃惊的是，右臂和左臂同时贴到了耳侧。该患者经过1个疗程10次的治疗，两臂功能恢复正常。

通过这个病例表明：人体从整体观念来说，确实具有自身调节功能。

例2：中岛某，男，53岁，1994年1月26日初诊。主诉：右肩痛已半年，抬肩及外展困难。治疗方法：采用上述方法治疗，虽针感强烈，但效果不明显，立即配合指针疗法，指点健侧肩内陵，肩外陵，同时让病人活动患侧，原来抬不起来的上肢一下子抬及耳侧。经过1个疗程治疗，肩关节功能恢复正常。

此例病人表明：针刺肩痛穴同时配合指针疗法对有严重粘连的肩周炎患者有特效。

病例3：宫前某，女，67岁，1994年1月26日初诊。该病人于3年前，右侧颈部手术后诱发右侧肩关节外展活动受限。治疗方法同上，同时配合按摩和功能强化锻炼。托住病人右肘关节，慢慢往上抬，一直抬至耳侧，病人未觉任何痛苦，然后让病人自己活动两肩关节，也毫无困难抬至耳侧。该病人一次治愈，对医生产生很大信任，又继续来院治疗白内障。

治疗这个病例表明：对病程较长，年龄较大的肩周炎病人，医生应配合辅助被动疗法，强化病人的治疗，协助解决肩关节粘连和出现的肌肉萎缩现象。

平衡针法对皮肤病的临床应用

童　丽

（广州第一军医大学中医系）

例1：带状疱疹治疗案

患者王某，男，43岁，工人，1993年12月8日就诊。主诉：左侧腰部患有疱疹，疼痛难忍，影响工作与睡眠，曾用抗生素静脉点滴及外用药涂擦，效果不佳，故转我处来治疗。

查体：左侧腰部皮肤出现密集成簇状似的绿豆大小的丘状疱疹，有的出现小水泡，三五成群排列成带状。患处刺痛。伴有口苦、头痛、眩晕、心烦易怒。目赤面红，小便短赤，苔黄或干腻，脉象弦数。临床诊断带状疱疹。治以平衡针疗法。取穴右下肢肩痛穴，配合 TDP 照射。经 1 次治疗症状明显减轻。连续治疗 10 次临床治愈。

例 2：结节性痒疹

患者姜某，男，40 岁，干部，1993 年元月 26 日就诊。主诉：1 年前背部及四肢无明显诱因出现红色丘疹，奇痒难忍，呈片状。经某医院检查确诊为结节性痒疹。曾服用中、西药及外用药涂擦均无效。查体所见局部表面水肿，呈淡红色，自觉阵发奇痒，入夜更甚，郁闷烦躁时瘙痒更剧。病变部位因搔抓周围出现抓痕和血痂，中医辨证为风湿化热证。治则：疏风清热利湿。取穴双侧下肢肩痛穴，配穴过敏穴。经 3 次治疗奇痒明显减轻，5 次治疗皮肤表面水肿消失，丘疹间出现皱缩，经治疗 10 次皮损明显消退，无新疹出现，瘙痒消失，2 个疗程后临床治愈。

病案分析

带状疱疹与结节性痒疹系由病毒感染所致，中医学认为二病多由湿热内蕴，肝胆火盛，外邪郁毒所致。根据不通则痛，通则痛止的原理，针刺肩痛穴可有疏通经络、调和气血的作用，故采用平衡针疗法以疏导经络之气血，清泄风火，清热利湿，以解在表之邪毒。平衡针疗法治疗带状疱疹镇痛效果明显，并可缩短病程。肩痛穴位于胫前肌，趾长伸肌之间，内有胫前动脉和静脉及腓肠外侧皮神经、隐神经的皮支分布，深层为腓深神经，采用强刺激转移了大脑皮层的兴奋灶或直接刺激传导神经，造成神经中枢的痛觉纤维的传导发生障碍，使患者疼痛部位产生了显著的镇痛效应。从中医学经络学说，人体的内外信息是通过经络进行输入输出的，外界的刺激通过经络输入大脑皮层相应中枢，通过中枢的调节控制，达到控制病痛使人体恢复健康的目的。因此带状疮疹产生的刺痛可通过肩痛穴的强刺激而止痛。通过针刺肩痛穴，激发病人的人体能量库，依靠病人自己达到修复完善和调整，增强抗病能力，以达到治愈疾病，恢复平衡的目的。

平衡针法的临床应用

陈有鹏

（台湾省台北市平衡针专科门诊）

1993 年 12 月份经中国中医研究院教育处李俊处长介绍，有幸拜全国著名针灸专家王文远为师。系统学习了平衡针疗法的理论体系，取穴原则，针刺方法，临床常用的平衡穴位。目睹了王老师专家门诊时一针见效，快速针刺，患者称绝的精湛技术，时间虽短，受益匪浅，为自己今后一生从医奠定了良好的基础。回台后将随师学到的一针疗法用于临床收到了显著效果。由于自己水平所限，只介绍验案如下，以飨读者。

患者谭某，男，28 岁，1994 年 1 月 14 日就诊。主诉肩部疼痛 4 天，右侧肩部酸痛不能持重物，穿衣困难，生活不能自理。在找本人诊治之前，患者穿一件衣服都要用 20 分钟，因肩臂疼痛无法忍受。手臂上举、外旋、后伸等动作均受限制。夜间疼痛加重，影响睡眠，苦不堪言。前臂只能平伸 90°如再稍上即疼痛不已，无法再抬起。

取穴肩痛穴（中平）。取穴原则交叉取穴。患者取坐位，暴露左膝关节下，局部常规消毒，取 28 号 3 寸毫针 1 根，直刺 1.5 寸时，局部即有强烈胀感，然后针感随即传到足部，即出针，前后只有 4 秒钟的时间。然后让患者站立抬右手，马上可以轻松抬起超过头部。旁观的两人惊叹不已，连我本人也觉得不可思议，因为这是我从北京回来后第一次用中平穴治疗肩周炎，效果竟是如此神奇。患者续针3次，每日1次，疼痛完全消失。

这是第一次使用王老师的整体平衡一针疗法，见效如此快速，如此神奇，真是既高兴，又惊讶。使自己对平衡针灸学运用决心更大，信心更足了。

经由此医案使自己内心有种体会：肩周炎并非如书本上说的都是中老年人才有，年轻人也有发生此病的。

在北京上课时，王老师曾讲过平衡针灸疗法的两项重点："突出了即时效应和突出了三快针法。"即时效应是出针后患者可以马上抬高手臂至头部，三快针法是进针快、针感快、出针快，具体时间控制在3～5秒内完成一个针刺过程，针感一有即出针。确实证明了王老师的平衡针疗法取穴少，痛苦少，见效快，疗效高的特点。

肩痛穴对627例患者临床疗效分析

陈淑娟

（天津市宝坻县城关分院）

1993年3月有幸参加了平衡针疗法学习，深得师传，受益匪浅。使自己的业务水平有了一个较大提高，受到病人的热烈欢迎。到1994年3月为止，先后治疗各种病人627例，有效率达96%以上，治愈率达70%。

肩痛穴（中平）是吾师王文远在平衡针中研究最早，时间最长，疗效最为显著的重大科技成果之一。学生在临床中大胆应用，成功地探索了治疗各种疾病，是平衡针的代表性穴位，应称为平衡穴。该穴在临床中不仅治疗癫痫、痴呆症、慢性精神病、肩周炎等有较强镇痛与醒脑作用，而且对循环系统的心绞痛，消化系统的溃疡病、胃炎、胆囊炎、阑尾炎；神经系统的头痛、肋间神经痛，妇科痛经也有显著的镇痛作用。此外，对骨伤科颈椎病，颈肩肌筋膜炎，肩袖损伤，胸廓出口综合征，肱骨外髁炎，腰椎间盘脱出，坐骨神经痛，梨状肌损伤，膝关节炎，训练运动伤等有较强的镇痛作用。中平穴不仅有镇痛，而且有疏通经络，调和气血等多种功能。除老师传授以外，笔者对中平穴做了进一步探讨，用于治疗球后视神经炎，面肌痉挛，煤气中毒后造成的尿潴留，疑难杂病等收到较好的治疗效果。

球后视神经炎治疗案

球后视神经炎是指视神经后段发炎，病变多侵犯视乳头黄斑束，该束纤维位于球后视神经中轴，故又称轴性视神经炎，以早期神经乳头，血管颜色正常，或视神经乳头红色充血，逐渐颞侧淡白，后期视神经乳头颞侧或全部苍白色为主要特征。双眼多见，根据发病急缓，有急慢之分，急性的视力骤降，甚至失明，治疗及时视力可恢复正常，预后较佳，属于中医“暴盲”范畴；慢性多为双眼发病，但色觉最先受累而最后恢复，病情发展缓慢，视力轻度下降，视神经轴性萎缩常较明显，预后较差，属于中医“瞻昏眇”“青盲”范畴。

谌某，女，28岁，四川人在本地打工，于1993年8月11日就诊。主诉：双眼视物不清八个月，伴有头痛（阵发性跳痛），头晕，性情急躁，易激动。检查：舌唇稍红、舌苔薄白，脉弦。视力：远右0.1，左0.2；近双眼0.1。双眼底未发现异常改变。西医诊断为球后视神经炎。治疗：针刺双侧中平穴，行强刺激。每日1次，留针30分钟。半个月后双眼视物清晰，远视力恢复右1.5，左1.0；近双眼1.5。自觉症状消失，双眼平面视野正常。

面肌痉挛治疗案

面肌痉挛是以面部肌肉呈阵发性不规则、不自主的抽搐，通常局限于眼睑或颊部，严重时可波及整个患侧面部，一般多发生于一侧，神经紧张，疲劳过度及睡眠不足可使病情加重，入睡后即可停止发作。

杨某，女，27岁，农民，杨家口村，于1993年3月10日就诊。主诉：右侧面部抽搐20天。由于发病前与爱人发生口角，不思饮食，失眠，哭闹不休，当时突然感到右侧面部肌肉不自主地抽动，眼睑上下抽搐，嘴角连续向右外侧抽动，神情淡漠，痛苦面容，自感身体上下左右均不平衡。曾用中药与针灸治疗效果不佳。临床诊断为面肌痉挛。治疗：针刺双侧中平穴，行强刺激，进针后病人即刻感到脚趾部有触电感，随之就觉得面部肌肉松弛、放松。每日1次，每次留针30分钟，5次而愈。

尿潴留治疗案

尿潴留是指小便量少，点滴而出，甚则小便闭塞不通为主症的一种急性疾患。中医又以小便不畅，点滴而短少，病势较缓者为癃，小便闭塞点滴不畅，病势较急者称为闭。而一般多合称为癃闭。

刘某，男，56岁，城关系沙窝村农民，于1993年5月4日就诊。主诉：1993年清明节因煤气中毒，昏迷不省人事，在县医院住院治疗一月余，神志清醒后其他症状均好转，只是导尿管不能取掉，后反复住院两次，只得保留导尿管，后转我院治疗。检查：病人神情痴呆，痛苦面容，仍保留导尿管，舌淡苔白，脉细无力，证属气化失常，水液潴留。治疗：针刺双侧中平穴，行强刺激，每日1次，留针30分钟，4次时，自觉小便从导尿管旁流出，即取出导尿管，尿液应感而下，精神较前好转，3月未见复发。

肾病穴治疗脊髓损伤性尿潴留12例报告

卜广平

（广西桂平服中医院）

中医认为，人体内外、脏腑、肢节通过经络组成一个有机整体，十二经脉中每一条经脉都内络一定的脏腑，外散布于筋肉、皮肤。腧穴是脏腑经络功能状态的反应点，穴位针灸除影响局部外，可通过经络给机体以整体性影响。笔者于1990年6月至1992年5月间，用电针肾病穴（三阴交）治疗脊髓损伤性尿潴留12例，取得较好疗效，现介绍如下：

临床资料

12例中，男性4例，女性8例。年龄最小19岁，最大72岁。病程最短12天，最长180天。其中30天以内4例，31~60天5例，61~90天1例，150天1例，180天1例。全部为外伤后经X线片证实脊椎骨折或脱位，体检定位明确为脊髓损伤的尿潴留。其中颈髓1~4损伤2例，颈膨大损伤1例，胸髓7损伤1例，胸髓11、12损伤4例，腰膨大损伤4例，截瘫指数8例为全瘫，截瘫指数为6。4例仅有不同程度浅感觉，截瘫指数为5。患者急性期均经常规治疗，其中1例曾作后路椎板减压术，均留置导尿管。

治疗方法

用1.5寸毫针取双侧肾病穴（三阴交），垂直进针，得气后接G6805治疗机，断续波中等强度治疗5~10分钟，每天或隔日1次。10次无效加针关元至排尿。同时鼓励病人腹式呼吸。

治疗结果

12例病人经治疗均能拔除尿管，自行排尿。疗程最短电针1次即排尿，最长电针30次排尿。其中电针1~10次排尿8例，针11~20次排尿3例，针30次排尿1例，平均为10.8次。

典型病例：吴某，女，54岁，坠楼致胸11、12椎体粉碎性骨折并完全性截瘫，尿潴留，脐上5cm以下感觉运动消失，诊断为胸髓损伤，经常规治疗5个月，病情无改善，仍为尿潴留，留置导尿管。改用电针肾病穴（三阴交），每日 1 次，并鼓励病人腹式呼吸。第八天即可拔出导尿管，反射性自行排尿。

讨　论

此穴为脾、肝、肾三阴经交会之穴。肝主疏泄，肾主开合，脾主运化。电针此穴能疏通三阴经络，开通水道，疏宣下焦膀胱气化而使小便得通。三阴交穴解剖位置上远离泌尿系统，在小腿胫骨内侧后缘，皮肤由隐神经分布，属腰 4 神经节段，深屈拇长屈肌及趾长屈肌属腰 5 骶 1 神经节段支配。截瘫后患者的外周神经与高级中枢虽失去了联系，但低级中枢的反射可能还存在，推测电刺激通过反射弧到脊髓后根激发腰骶部排尿中枢，而引起反射性排尿，局部刺激通过整体的平衡调节起作用。

臀痛穴治疗根性坐骨神经痛 53 例报告

崔保文

（河北省唐山市新区医院骨外科）

根性坐骨神经痛主要是由腰椎间盘突出、腰椎管狭窄及马尾肿瘤压迫神经根所致而产生的腰痛，并沿坐骨神经呈闪电样放射性疼痛等一系列症状。笔者于 1992 年以来针刺臀痛穴治疗根性坐骨神经痛 53 例，治愈率 64. 15%，有效率 98. 11%。现简要报告如下：

临床资料

一、一般资料

本组 53 例中男性 34 例，占 64. 15%，女性 19 例，占 35. 85%。年龄最小者 18 岁，最大者 82 岁，平均年龄 53. 93 岁。病程最短者 15 天，最长者 3 年零 5 个月。单侧坐骨神经痛者 45 例（占 84. 91%），双侧坐骨神经痛者 8 例

（占15.09%）。

二、治疗方法

取臂痛穴（此穴位于腋外线中点）。患者取坐位，局部常规消毒。取穴原则交叉取穴。采用28号3寸毫针1根，向极泉穴方向斜刺3寸，手法泻法，留针30分钟，10分钟行针1次。隔日1次，10次为1疗程。

疗效分析

一、疗效标准

1. 临床治愈　临床症状消失，活动自如，功能恢复正常，可有患肢轻微麻木感。

2. 好转　疼痛明显减轻，功能明显改善。

3. 无效　临床症状体征无变化。

二、治疗效果

临床治愈34例，占64.15%；好转18例，占33.96%；无效1例，占1.89%。总有效率98.11%。其中1个疗程治愈7例，2个疗程治愈21例，2个疗程以上者5例。

三、典型病例

患者廖某，男，76岁，农民，1992年6月11日就诊。主诉腰痛2年，伴右下肢串痛麻木3个月。伴间歇性跛行，咳嗽时加重，不敢弯腰，疼痛沿臀部及右下肢放射至拇趾。查体：腰椎生理前曲消失，腰3、4，腰4、5椎间隙右侧压痛，向右下肢放射，右直腿抬高试验（+），加强试验（+），右跟腱反射亢进。X线片示：腰2、3、4、5椎体唇样增生，腰4、5椎间隙变窄，关节面硬化。腰椎CT示腰2、3及腰4、5右侧侧隐窝狭窄，黄韧带明显增厚。诊断为“腰椎管狭管，根性坐骨神经痛”。治疗患者取坐位，局部常规消毒，采用28号3寸毫针1根，针刺左侧臂痛穴，针感向左肘部放射，令病人活动下肢，病人感到腰及右下肢沉重感消失，疼痛减轻，经3次治疗疼痛基本消失，腰部及右下肢活动自如，1 个疗程临床治愈。

平衡学说在推拿临床中的应用

何银州

（北京军区二九二医院）

平衡学说是王文远主任几十年潜心研究创立的一种新学说。是对中医基础理论的高度概括和精辟阐述与发展。从西医角度讲与现代解剖学、生理病理学的理论相吻合，完全符合大脑中枢的调节和支配。平衡学说的产生，对于推动中医学的继承与发展和针灸、推拿及中西医的结合奠定了坚实的理论基础。在针灸方面已被大量的临床病例所证实，下边仅从推拿按摩角度将作用机理和临床应用作以简介：

1. 颈椎、胸椎、腰椎的小关节紊乱。该病在骨伤临床中非常多见，也就是中医所说的骨错缝，西医所说的关节不稳。大部分病人都有不同程度的外伤史。一般治疗常规：口服止痛消炎药、理疗、热敷等，虽能缓解临床症状，但关节的解剖位置无法改变，椎体的力平衡不能矫正。所以彻底治愈比较困难。并给以后的椎体骨质增生创造了条件。因现代大量临床证实：骨质增生除正常的骨质退变外，还有一个更重要的因素就是骨错缝而引起的。推拿治疗该病，不但能调节局部水肿、炎症、离经的软组织，还能通过手法整复错缝的骨关节，使脊柱力平衡得到恢复，从而达到彻底治疗疾病的目的。

2. 临床中常见的头晕、胸闷、恶心、烦躁、不思饮食、坐卧不安等症状，是中医临床最常见的肝气郁结、肝胃不和，它是典型的阴阳平衡失调，也就是说，肝阳上亢，胃阴不足而引起的一系列临床症状。根据平衡学说，采用指针疗法。取穴醒脑穴、肾病穴、头痛穴以泻肝阳。点按胸痛穴、胃痛穴、疲劳穴以调胃气，临床症状可立即缓解。

3. 妇科常见的月经不调、痛经、闭经和不孕，大都为气血平衡失调。患者受寒而血凝，血凝则气滞造成经络不通，血流不畅，引起腹痛，下焦虚寒等阳虚症状。气机不舒而伤肝，肝郁气滞引起心烦胸闷、头晕、目眩、口苦、乳房胀痛等症状。运用平衡理论，用温补手法以活血化瘀，祛风散寒、温补肾阳以达治疗寒凝血瘀之目的。用疏通手法以顺气止痛，通经活络，滋补肝阴。这样气顺则血活，血活则养气，相辅相成，符合气为血帅、血为气母之说。

4. 表面内外协调统一，也是平衡学说的一个重要理论，当内脏发生病变时，常在体表的某一区域产生临床症状。如胃溃疡发生疼痛常在胃脘部，肝胆疾患牵涉肩背部等。除牵涉痛外，还可在体表一定部位出现痛觉、触觉及过敏区和压痛点，结节性条索状反应物。指压、推拿时肝胆病可在胸椎 8 至 10 椎体旁找到压痛点。脾胃病可在胸椎 6 至 7 椎体旁找到反应点等。冠心病可在至阳穴找到压痛点。有的病例可在按压反点后立即止痛。慢性病经常按压反应点，随着该反应点压痛的减轻，其病情能逐步缓解直至痊愈。这种治疗体表，按压穴位的方法能达到治愈内脏疾病的目的。其理论就是使表里得到统一，继而阴阳协调，整体平衡。

平衡针法治疗 248 例骨伤病人疗效分析

于德润 周贺明
（辽宁省康平县中医院骨科）

软组织损伤主要是指人体各关节、筋膜、肌腱、韧带以及皮下组织、部分肌肉、关节软骨等组织遭受外来暴力撞击，强力扭转或牵拉压迫等原因所致。属于中医学“痹证”范畴。笔者自从参加学习平衡针疗法以来，将这种单穴疗法应用于临床骨科软伤 248 例，治愈率 83. 51%，即时显效率 100%，一针治愈率达 15. 32%。现简要报告如下：

临床资料

一、一般资料

1. 性别　男性 175 人，占 70.5%；女性 73 人，占 29.5%。

2. 年龄　分布在 20～60 岁之间，其中以 30～50 岁病人居多，占 70%左右。

3. 病程　最短的几个小时，最长的达 5 年；其中以慢性软组织损伤居多，病程多为几周到几个月不等。

二、针刺方法

1. 主要采用平衡穴位　①肩痛穴：适用于肩周炎，根型颈椎病，上肢关节急性损伤。亦可以替代肘痛穴。②胸痛穴：适用于肋软骨炎及胸部挫伤。③臀痛穴：适用于原发性坐骨神经痛，腰椎间盘突出引起的继发性坐骨神经痛以及臀部髋关节扭伤、疼痛等疾病。④膝痛穴：适用于多种原因引起的膝关节慢性劳损以及急性扭伤，可与臀痛穴配合应用。⑤踝痛穴：适用于踝关节扭伤。⑥腰痛穴：适用于急性腰扭伤，慢性腰肌劳损等疾病，与臀痛穴配合治疗腰腿疾病。

2. 针刺手法　以泻法为主，上下提插捻转，以出现相应的针感为宜。

3. 针刺方法　根据平衡针的方法上下肢均交叉取穴。左侧病变针刺右侧穴位，右侧病变针刺左侧穴位，双侧病变针刺双侧穴位。多发关节痛同时取四肢相应平衡穴位。局部常规消毒，采用各种不同型号的毫针快速进针法。待病人出现相应的针感后即可快速出针，不留针，对病程较长的可以适当延长留针时间，中间行针 2～3 次，以提高针刺效应。

疗效分析

一、疗效标准

1. 临床治愈　2 个疗程内临床症状消失，功能恢复正常，可以参加工作。

2. 显效　2 个疗程内临床症状基本消失，功能基本恢复正常。

3. 进步　2 个疗程内临床症状和体征部分消失。

4. 无效　2 个疗程内症状和体征无明显变化。

二、治疗结果

248 例骨科软伤临床疗效分析

248 例骨科软伤临床疗效分析

病名	例数	1 针治愈数	%	治愈	%	有效	%
肩关节周围炎	50	5	20	36	72	50	100
根型颈椎病	29	0		21	72. 41	29	100
原发性坐骨神经痛	20	0		18	90	20	100
腰椎间盘突出症	56	0		40	71. 43	56	100
膝关节疼痛	30	10	33. 33	30	100	30	100
多发关节痛	4	0		2	50	4	100
急性腰扭伤	9	7	77. 78	9	100	9	100
急性四肢关节伤	40	15	37. 5	40	100	40	100
肋软骨炎胸挫伤	10	1	10	9	90	10	100

典型病例

例 1：神经根型颈椎病治疗案

张某，女，45 岁，职工，在工商行财会科工作。主诉左肩疼痛 3 个月。活动受限，疼痛可以放散至肩部及手指。伴有酸胀感，严重时痛如刀割，夜间尤甚，彻夜不能入睡。在他院针刺治疗病情不见好转。专科检查：C5. 6 压痛（+++），臂丛牵拉试验（+），压颈试验（阳性），肱二头肌反射稍活跃。颈椎正侧位片提示：C5. 6 椎体唇样增生，椎间隙变窄，项韧带钙化。临床诊断根型颈椎病。治疗采用平衡针疗法，取穴右侧肩痛穴，手法为泻法。针刺后疼痛明显减轻，功能活动可，并止痛达 7 小时，次日再针，同时配合点压醒脑穴，痤疮穴，止痛达 14 小时，可入睡 3 小时，3 次针刺后夜间可以入睡，疼痛基本消失。随即又巩固治疗一周，临床症状消失，功能恢复。近期随访疗效优。

例 2：腰椎间盘突出症治疗案

田某，男，40 岁，工人，以腰痛伴右下肢放散痛 1 月余就诊。该患者于一月前搬动重物时扭伤腰部，之后出现腰痛，一周后出现右下肢放射性疼痛，每当腹压增加时痛甚。查体：腰背肌紧张，右侧为重，L5、S1 压痛，叩痛并可放散到足部，肌力可，无明显感觉障碍，PSR 及 ASR 反射正常，HLF 左右均正常。X－ray 揭示：腰椎平直轻度前凸，无明显侧弯。临床诊断：腰椎间盘脱出症。治疗取腰痛穴及臀痛穴，局部常规消毒，行平刺及斜刺法，待针感出现后，腰痛腿痛明显减轻，同时配合点穴风池、大椎。经过一个疗程的治疗，临床症状消失，恢复正常工作。

例 3：骨性膝关节炎治疗案

刘某，男，60 岁。主诉左膝关节疼痛 2 年。两年前无明显诱因出现左膝关节疼痛，活动受限，每因劳累或阴雨天加重，曾用封闭治疗，症状缓解但反复发作。局查：左膝关节微肿，内侧副韧带及髌骨下缘压痛，活动受限，X－ray 揭示：胫骨髁间变尖。诊断：左膝骨性关节炎。治疗取膝痛穴，局部常规消毒，待出现针感后患者有一股暖流下传到左膝关节，当即疼痛减轻，功能活动可，同时配合局部刺络拔罐，经过 7 次临床治愈。

肩痛穴治疗肩周炎 100 例临床研究

祝自江

（北京市怀柔县中医院）

肩周炎为肩关节周围软组织的退行性病变，属于中医学的痹症范畴。笔者在临床当中采用平衡针疗法治疗肩周炎 100 例，疗效满意，现报告如下：

临床资料

一、一般资料

1. 性别　本组女性58例，占58%；男性42例，占42%。

2. 年龄　29岁以内8例，占8%；30～39岁23例，占23%；40～49岁39例，占39%；50～59岁21例，占21%；>59岁9例，占9%。

3. 职业　工人43例，占43%；农民17例，占17%；干部27例，占27%；其他13例，占13%。

二、诊断依据

①多见于中老年人。②肩关节疼痛，以隐痛、钝痛常见，个别病人剧痛，夜间痛甚，肩前肩后压痛。③肩关节功能受限，主要表现为影响上举、后伸、外展等功能，后期可见冈上肌、冈下肌、三角肌出现不同程度的萎缩。④有部分患者在后期进行X线检查时可示有骨质疏松。

治疗方法与效果

一、治疗方法

①取穴：肩痛奇穴，此穴位于足三里穴下1.5寸，偏于腓侧。②方法：交叉取穴。③手法：泻法。④方法：选用28号3寸毫针1根，行直刺法。⑤疗程：每日1次，10次为1个疗程。每次留针30分钟，每10分钟行针1次。对于发病时间较短，症状较轻的患者针感出现时即可出针。

二、疗效标准

1. 临床治愈　临床症状消失，功能恢复正常。

2. 显效　临床症状基本消失，疼痛明显减轻，功能接近正常。

3. 进步　临床症状改善，疼痛减轻，功能改善。

4. 无效　临床症状，疼痛，功能障碍无变化。

三、治疗效果

临床治愈 62 例，占 62%。显效 27 例，占 27%。进步 8 例，占 8%。无效 3 例，占 3%。总有效率为 97%。

病案举例

李某，女，36 岁，北京农民，1993 年 1 月 15 日就诊。主诉右肩疼痛伴功能受限 3 天。追问病史，患者 3 天前突然感到右肩部疼痛，活动时出现不自如感觉，夜间疼痛加重，致不能入眠。检查右肩部肌肉肌腱高度紧张，肩前肩后及三角肌处有明显压痛，上举 120°，外展 60°，痛苦面容。临床诊断为肩周炎，取穴肩痛奇穴，取穴原则交叉取穴。当时患者自感疼痛明显减轻，上举达 180°，外展达 70°，肩部活动较针前自如。连续针刺 4 次，疼痛消失，功能恢复正常，临床治愈。

平衡针法治疗根型颈椎病、坐骨神经痛、面神经麻痹 433 例临床研究

荣宝萍
（山西省盂县石店煤矿职工医院）

根型颈椎病疗效统计

根型颈椎病是由多种因素引起的颈部神经受压或刺激而出现的临床症候群，为临床常见病多发病之一。运用平衡针疗法先后治疗根型颈椎病患者 315 例，临床治愈 247 例，占 78.42%；显效 34 例，占 10.79%；好转 18 例，占 5.71%；无效 16 例，占 5.08%。

坐骨神经痛临床疗效统计

坐骨神经痛是指坐骨神经本身或周围结构病变所造成的坐骨神经通路及分布区所产生的自发性疼痛。临床以针刺臀痛奇

穴为主，先后治疗坐骨神经痛 80 例，临床治愈 48 例，占 60%，进步 24 例，占 30%，无效 8 例，占 10%。

面神经麻痹临床疗效统计

面神经麻痹为临床常见病多发病之一。一般认为外感风寒，侵袭面部经脉，阻塞气血运行，而引起的一侧表情肌瘫痪所致。

笔者运用平衡针疗法以针刺面瘫奇穴为主，配合鼻炎穴、明目穴先后治疗 56 例，临床治愈 48 例，占 85.71%；显效 5 例，占 8.93%；进步 3 例，占 5.36%。明显大于电针对照组 30 例，临床治愈 21 例，占 70%；显效 4 例，占 12.3%；进步 3 例，占 10%；无效 2 例，占 6.67%。

讨　　论

平衡针法主要利用人体信息（经络与神经）系统的反馈针刺效应原理，借用针刺为手段，将术者的信息，能量反馈于大脑，在大脑的中枢调节作用下，依靠病人自己达到自我修复，自我完善，自我调节，自我治愈疾病的特效疗法。

我们所在单位为煤矿，所以运用平衡针治疗疾病的病人很多，尤其是肩周炎，坐骨神经痛，腰扭伤等颈肩腰腿痛的病人，取穴方便，疗效特佳。理论与简便的方法治疗方便，取得病人的信任。这种方法不但用于病人，更可贵的是用于健康人群，预防疾病。

通过参加平衡针疗法学习班学习以后，从王文远老师身上使我对中医学有了更深刻的认识，学到了书本上永远学不到的宝贵经验，使我更加热爱中医事业。

肩痛穴治疗肩周炎151例疗效分析

韩军生
（北京中西医结合疑难病治疗中心）
薛燕星
（北京协和医院）

肩痛穴系经外奇穴，是吾师王文远教授几十年的潜心研究，探索出的平衡针疗法的代表穴位。现将治疗肩周炎151例报告如下：

临床资料

一、一般资料

本组男性71例（占47.02%），女性80例（占52.98%）。年龄最大81岁，最小22岁，平均56岁。左肩发病45例，右肩发病76例，双肩发病30例。

二、取穴与方法

取之肩痛穴，此穴位于足三里下1.5寸，旁开1寸，偏于腓侧。采用3寸毫针1根直刺2寸左右。取穴原则交叉取穴。

三、诊断要点

①发病年龄多见于中老年人，继发于肱二头肌腱炎或上肢创伤。②疼痛多为钝痛、隐痛、酸胀痛，甚则剧痛，夜间加重。③功能障碍为上臂活动受限，影响上举、外展、后伸等功能。④X线检查可示肩关节骨质疏松。

疗效分析

一、疗效标准

1. 临床治愈　临床症状消失，肩关节功能恢复正常，并能参加工作学习。

2. 显效　临床症状基本消失，疼痛明显减轻，肩关节功能显著改善。

3. 好转　临床症状改善，疼痛有所减轻，肩关节功能改善。

4. 无效　临床症状无变化，疼痛未减轻，功能未改善。

二、治疗结果

临床治愈120例，占79.4%。其中一针一次治愈者15例，占12.5%。显效22例，占14.6%。好转3例，占1.9%。无效6例（恐针、晕针各1例，未坚持治疗）占3.9%。总有效率为96.6%。

三、典型病例

朱某，男，53岁，丹东轮胎厂干部。1992年11月12日就诊。主诉左肩关节疼痛4个月，服用止痛药和贴风湿止痛膏无效。检查上举100°，外展40°，肩关节广泛压痛，夜间疼痛加重，临床诊断为肩关节周围炎。治疗采用28号3寸毫针1根，针刺患者右下肢肩痛穴，行直刺法，大幅度提插捻转，病人针感明显传导至脚尖，同时令病人活动患肢，疼痛立即消失，功能完全恢复，反复试举活动无任何障碍，立即起针，病告痊愈。

指压头痛穴治疗急性腰扭伤27例分析

崔保文　孟庆军

（河北省唐山市新区医院）

急性腰扭伤是外科门诊的常见病之一。笔者自1992年以来，以指压牵拉法治疗该病27例，收到良好效果，现介绍如下。

临床资料

一、一般资料

27例中，男性21例，女性6例。年龄最大51岁，最小

18岁。单侧腰肌扭伤22例，双侧扭伤5例。其中发病6小时以内者18例，6小时至1天者5例，2至3天就诊者4例。

二、治疗方法

患者取仰卧位，取穴位置于足背部第一、二跖骨间头痛穴（太冲），左侧腰扭伤取右侧穴位，右侧腰扭伤取左侧穴位，以一手拇指定位于该穴，另一手握住足趾，让病人放松，在拇指用力猛压此穴的同时，另一手用力向前下方牵拉足趾。

疗效分析

一、治疗效果

6小时以内就诊的18例患者中，全部1次治愈；6小时至1天的5例中，有3例1次治愈，2例5次治愈；2至3天就诊的4例中，有1例1次治愈，1例10次治愈，2例无效。

二、尾语

急性腰扭伤是由于在工作中外力作用超过腰部软组织的生理负荷使腰肌等软组织功能失去控制所造成的不同程度的组织损伤所致。头痛穴（太冲）为足厥阴肝经之穴，肝主筋，肝阴肝血有滋养筋脉的作用，维持其正常的收缩和松弛功能。输穴主治痹痛，从整体平衡交叉针刺论的角度讲，左病治右，右病治左，从生物全息论讲，此穴为腰部，所以取健侧太冲穴，以指代针，用指压牵拉法，使腰部气血畅通，瘀滞消散，恢复正常的收缩和松弛，从而达到治疗目的。另外，及时治疗是获得满意疗效的关键。

肩痛穴治疗肩周炎280例疗效分析

王建平

（北京包装装潢制品厂医务科）

平衡针法是吾师王文远大夫根据阴阳整体学说、经络学说、神经学说等理论，结合临床提出的一种实用性很强的单穴疗法。笔者几年来针刺肩痛穴治疗肩周炎 280 例，有效率 98%，临床治愈率 66%，其中一针治愈率 15%。现报告如下：

临床资料

一、一般资料

本组男性 100 例，占 43%；女性 140 例，占 50%。年龄最小 24 岁，最大 76 岁，平均年龄 50 岁。其中尤以 40～49 岁，50～69 岁为多，占发病总数的 72.4%。右肩发病 98 例，左肩发病 94 例，双肩发病者 88 例。

二、治疗方法

取穴肩痛穴，此穴位于足三里穴下 1.5 寸，偏于腓侧。手法泻法，刺法直刺法。待局部酸、麻、胀、痛上下传导为宜。取穴原则交叉取穴。

疗效分析

一、治疗效果

临床治愈 186 例，占 66%，其中一针一次治愈者 42 例（早期发病时间短，症状轻，没有形成严重粘连），占 15%。显效 56 例，占 20%。进步 32 例，占 12%。无效 6 例，占 2%。总有效率为 98%。

二、典型病例

李某，男，54 岁，北京包装装潢制品厂工人。于 1988 年 1 月 12 日就诊。主诉右肩疼痛 2 年。影响穿脱衣服，不能提重物。检查上举 80°，外展 45°，后伸至臀部。三角肌、肱二头肌腱处压痛阳性，伴有三角肌轻度萎缩。诊断为肩周炎。取穴左侧中平穴，不到 3 分钟患肢上举达到 160°，疼痛明显减轻，功能改善，两天后复针 1 次病告痊愈。1990 年随访，未见复发。

讨　　论

平衡针疗法是对疾病采用整体的角度、宏观的角度、全面的角度，在健侧探索最敏感，疗效最好的特定穴位实施破坏性针刺疗法。当人体病变时经脉就会出现左盛右衰，或左虚右盛。交叉取穴，可以起到调节左右气血偏盛偏衰的作用。

此穴具有显著的镇痛作用，可能与直刺腓深神经后的调节有关。此穴位于胫前肌、趾长伸肌之间，内有胫前动脉和静脉及腓肠外侧皮神经，隐神经的皮支分布。深层为腓深神经，可能强刺激转移了大脑皮层的兴奋性，或直接刺激传导神经，造成神经中的病觉纤维的传导发生障碍，使患者肩部产生了显著的镇痛作用。

指麻穴治疗急性腰扭伤 250 例疗效分析

许显华

（辽宁省抚顺市 81356 部队医院）

佟雪梅

（辽宁省抚顺市中药厂）

急性腰扭伤是临床常见病之一，好发于青壮年。多因突发暴力或姿势不当而引起腰部骤烈疼痛，活动受限等证。笔者于 1986 年以来，针刺指麻穴（后溪穴）为主，治疗急性腰扭伤 250 例，有效率 96%，现简介如下：

临床资料

一、一般资料

本组 250 例患者，男性 18 例（72.8%），女性 68 例（27.8%）。年龄在 18～72 岁之间，以青壮年为多见。发病 1 天以内者 176 例（70.4%），2 天以内者 68 例（27.2%），3～10 天者 6 例（2.4%）。

二、治疗方法

取穴：指麻穴。定位相当于传统腧穴后溪穴。取穴原则男左女右取穴或双侧同时取穴。针刺方法：病人取坐位，半握拳，拳心向下放于桌面上，局部常规消毒后，选用3寸毫针1根，行直刺法，针尖透刺劳宫穴，边捻边让患者活动腰部，然后留针15分钟。留针过程中每5分钟捻针1次，以加强刺激。

疗效分析

一、治疗结果

本组250例临床治愈240例（占96%）；显效9例（占3.6%）；无效1例（占0.4%）。总有效率99.6%。

二、典型病例

李某，男，28岁，沈阳军区某部通讯排长。1988年6月10日就诊。自述当时进行野外通讯训练时，不慎将腰部扭伤，活动受限疼痛难忍，故来院治疗。经检查，诊为急性腰扭伤。按本法治疗后，疼痛立即解除，临床症状消失，1次痊愈。

痿痽穴治疗急性乳腺炎32例临床分析

黄丽梅

（广西柳州市民族中医院）

急性乳腺炎是妇女在哺乳期中最常见的一种急性化脓性疾病。笔者近年来在临床实践中采用平衡针疗法的理论，以针刺痿痽穴（涌泉）治疗急性乳腺炎32例，取得较好效果。现报道如下。

临床资料

一、一般资料

1. 部位　本组均为青壮年产后授乳期妇女，其中右侧乳房发病20例，左侧乳房发病10例，双侧乳房2例。

2. 体温　伴有畏寒发热者25例，体温在37.5℃～38.5℃的18例，38.6℃～39℃的7例。

3. 病程　1～2天的12例，3～4天的18例，4～6天的2例。

4. 治疗　经过抗生素和中药治疗无效者15例，未经任何药物治疗者17例。

5. 分类　初产妇30例，经产妇2例。

6. 年龄　发病年龄最小22岁，最大34岁，平均年龄26.4岁。

7. 分型　急性乳腺炎中医辨证分型均为气滞热壅型患者。

二、治疗方法

1. 取穴　癔瘫穴（涌泉），患者平卧位交叉取穴，采用28号1寸毫针1根，直刺0.8寸，病人得气后留针30分钟，5分钟行针（雀啄样）强刺激1次。

2. 配合点穴疗法　用拇指和食指点、揉、压健侧之期门、内关、风池、肩井，每穴点、揉、压3分钟，以患者感到酸胀即可，但以患者能够耐受为宜，嘱患者自己轻按摩硬结处，并挤出乳汁，但在炎症明显时，不宜挤压患部。针刺与点穴法每日1次，最多不超过3次即可治愈。

疗效分析

一、疗效标准

1. 痊愈　疼痛、肿块及全身症状完全消失者。

2. 好转　局部肿痛减轻，全身症状消失者。

3. 无效　治疗后局部及全身症状无改善者。

二、治疗结果

痊愈30例，占93.75%。好转2例，占6.25%。有效率100%。其中1次治愈者11例，占34.38%；2次治愈10例，占31.25%；3次治愈11例，占34.38%。

三、典型病例

梁某，女，25岁，工人，1993年6月10日初诊。患者产后哺乳26天，于3天前右侧乳房右下方逐渐发硬疼痛，大如鸭卵，乳汁无法排出，先用手推挤和吸乳器吮吸，均未见效，后发热，前来就诊。检查：右侧乳房右下方红肿，局部触及如拳头大硬块，皮肤灼热，压痛明显，无波动感，体温38℃，舌质淡红，苔薄黄，脉弦滑稍数。临床诊断：急性乳腺炎，经上法治疗2次，诸证消失，体温正常，随访2个月无复发。

颈痛穴治疗急性腰扭伤106例疗效观察

谢自泉

［攀枝花市攀钢（集团）密地职工医院］

急性腰扭伤是一种常见的腰部软组织损伤。主要是外力或肌肉自身收缩力超过了人体正常的生理负荷，即可发生肌肉、韧带、筋膜损伤。临床症状主要是功能障碍，活动受限，局部疼痛等。现将针刺颈痛穴治疗急性腰扭伤106例疗效报告如下：

临床资料

一、一般资料

男64例，占60.38%；女42例，占39.62%。年龄最小的15岁，最大的70岁，平均年龄48.5岁。病程最短的半天，最长的9天，平均病程3.2天。

二、诊断要点

①急性腰扭伤患者，多见于青壮年体力劳动者和中老年人，因动作或姿势不慎引起，均有不同程度外伤史。②患者伤后即感腰部疼痛，次日症状加重，活动受限。③急性腰扭伤患者，无明显下肢痛或痛不过膝。④X线检查，无异常改变。

三、疗效标准

1. 临床治愈　腰痛及其自觉症状，临床体征完全消失。

2. 显效 临床症状，体征基本消失。

3. 有效 临床症状、体征明显减轻。

4. 无效 临床症状，体征无明显变化。

疗效统计

一、治疗方法

1. 取穴 主穴颈痛穴，在手背腕横纹下1寸，4~5掌骨间。

2. 手法 均用提插捻转手法。

二、疗效分析

临床治愈88例，占83.02%。显效12例，占11.32%。有效6例，占5.66%。总有效率100%。治疗次数：最少1次，最多4次，平均治疗次数为1.9次。

三、典型病例

钟某，男，57岁，工人。因背米上楼致伤两天，活动受限。证见病人卧床，肢体不能动，痛苦面容。查：腰椎后弓，L4.5右侧脊突压痛阳性，腰肌紧张。临床诊断：急性腰扭伤。取颈痛穴，局部常规消毒，用28号2寸毫针1根，采用直刺泻法，得气后即感疼痛大减，可下床站立，慢步行走。次日病人来科再行上法治疗，起针后，一切如常。

讨　　论

1. 人体自身是多个系统所组成的有机整体，维持着正常的阴阳动态平衡，一旦机体的某一部位发生病变，其病变部位就失去了平衡。《素问·缪刺论》说："邪客于经，左盛则右病，右盛则左病……"采用交叉取穴，用泻法针刺特定穴位，以泻其有余即补其不足，达到调动机体自身调整、完善、修复的功能。

2. 以针刺提插捻转手法，直刺特定穴位，手法重，针感强，能产生全身性生理效应，激发自身的调节功能。经络与神经系统又有共同的传导作用，使之在大脑中枢调节作用下，通调经脉，反馈信息，调其气血，恢复平衡，达到恢复生理功能，祛除病痛的目的。

臀痛穴治疗坐骨神经痛20例疗效分析

郭凤田
（北京51116部队医院）

坐骨神经痛为临床常见病多发病之一。通过跟随王文远老师学习整体平衡一针疗法，先后治疗坐骨神经痛、肩周炎、颈椎病、腰椎病疗效甚佳。现将针刺臀痛穴治疗坐骨神经痛20例报告如下：

临床资料

一、一般资料

本组病人中，男性13例，占65%；女性7例，占35%。年龄最小21岁，最大63岁，平均年龄41岁。

二、治疗方法

取穴臀痛穴，此穴位于肩贞穴上1寸处。方法采用4寸毫针1根，透刺极泉穴。为了强化镇痛效果，指点醒脑穴、疲劳穴、膝痛穴、踝痛穴。10次为1疗程，隔日1次。

疗效分析

一、疗效统计

痊愈16例，占80%。显效3例，占15%。无效1例，占5%。总有效率为95%。

二、典型病例

姚某，男，45岁，工人。患者自诉左侧腰腿痛半年，近一个月加重，伴有坐卧疼痛，屈伸不利，步行艰难。查体：左侧腰及臀部循坐骨神经通路压痛，直腿抬高实验阳性。X线检查未见异常，诊断为坐骨神经痛。治疗原则平衡针疗法，取穴臀痛穴，隔日 1 次，经 3 次治疗，疼痛减轻。连续治疗 1 个疗程，临床症状消失。

平衡针法治疗肩周炎 100 例临床分析

周贺明　于德润

（辽宁省康平县中医院）

肩周炎是临床中常见病，疑难病。中医称“五十肩”、“冻结肩”、“漏肩风”等，发病多见于中老年人。以往我在临床多采用手法按摩，配合确炎舒松 A 30mg 加 2% 利多卡因 3ml 痛点封闭疗法，效果比较慢。自从参加王文远老师举办的平衡针疗法第 19 期学习班后，掌握了平衡针治疗肩周炎的新方法并运用于临床，以肩痛穴为主采取平衡针治疗肩周炎患者，并先后治疗肩周炎病人 100 例，取得了满意疗效，现总结报导如下：

临床资料

一、一般资料

本组 100 例中，男性 42 人，女性 58 人。病程最长 3 个月，最短一周。年龄最大 72 岁，最小 41 岁。干部 21 人，工人 25 人，退休职工和家庭主妇 58 人。肩关节活动不同程度受限者 75 人，完全冻结 13 人，合并类风湿 2 人。

二、疗效标准

1. 痊愈　指肩关节功能恢复正常，活动时无疼痛，能参加正常工作和劳动。

2. 好转　临床症状基本消失，疼痛明显减轻，肩关节活动明显改善，上举达 130°，外展达 70°以上，后伸内旋手能达腰骶部以上。

3. 无效　肩关节活动和疼痛无明显改善者。

疗效分析

一、治疗结果

项目	治愈	%	好转	%	无效	%
一疗例数	21	21	35	35	44	44
二疗例数	32	32	40	40	28	28
三疗例数	97	97	1	1	2	2

注：三疗程 2 例无效者，经化验类风湿因子（+）。

二、典型病例

张某，女性，52 岁，家庭妇女，1993 年 10 月 5 日初诊。一个月前突觉右肩部疼痛，继之难以抬举，活动明显受限，经临床诊断为肩周炎。以确炎舒松 A 30mg 加 2% 利多卡因局部封闭，并口服强的松、消炎痛和抗风湿等药物未能奏效。笔者采用平衡针疗法，针刺肩痛穴，经两个疗程（14 天）连续治疗，肩部疼痛消失，活动自如，至今随访未见右肩部不适之处。

水针平衡疗法促进术后肠蠕动 20 例分析

张洪书

（河北唐山人民医院）

我院自 1989 年至 1993 年对各种妇科手术后病人用新斯的明于急腹症穴（足三里穴）封闭，促进肠蠕动的恢复，疗效满意。现应王文远主任之邀，将此文报告如下：

临床资料

一、一般资料

1. 治疗组　取穴急腹症穴（即足三里穴）。子宫肌瘤经腹全子宫切除术后 10 例，卵巢囊肿行肿物切除者 10 例。本组患者均为连续硬膜外麻醉。

2. 对照组　采用足三里穴封闭，其诊断、术式、年龄、麻醉均与治疗组相似。

二、治疗方法

术后 24 小时未排气者的治疗组病人用半支新斯的明分别行双侧穴位封闭注射，病人感到酸麻胀针感时注射，每穴注射 1/4 支。

效果与体会

一、治疗结果

多数病人穴位注射后半小时左右感腹部有肠蠕动感（咕噜声），很快就排气。准确记录排气距手术后的时间。治疗组最早排气在手术后 26 小时，最迟为 54 小时，平均 28 小时。对照组最早排气时间为术后 42 小时，最迟为术后 76 小时，平均 52 小时。经统计学处理，$P<0.01$，两组有显著差异。治疗组无 1 例伤口感染。治疗组平均住院 8 天，对照组平均住院 10 天。

二、临床体会

术后肠蠕动受麻醉、腹膜刺激，手术操作，伤口疼痛的抑制，需要一定时间的恢复，新斯的明本身为拟胆碱药，能加强肠蠕动的功能。足三里为足阳明胃经穴，具有健脾和胃，扶正培元的作用，主治胃痛，腹胀，消化不良。新斯的明足三里穴封闭能使药效更加显著，用药量明显减少，术后很快排气。减少了腹胀，肠麻痹，肠粘连等并发症，同时有利于阴道残端伤口的愈合，加快术后恢复。

此方法简单方便，临床实用价值较高。

肩痛穴治疗肩周炎 112 例临床分析

荣宝萍

（山西省盂县石店煤矿职工医院）

肩周炎为肩关节周围软组织的一种退行性炎症性病变，一般认为与局部劳损，感受风寒有关。笔者运用平衡针疗法，以针刺肩痛穴为主，先后治疗肩周炎 112 例，有效率 90%，临床治愈率70%。现简要报告如下：

临床资料

一、一般资料

本组112例中，男性80例，占71.43%；女性32例，占28.57%。年龄最大65岁，最小25岁，平均年龄45岁，尤以35~55岁年龄组为多，占发病总数的60%。其中左肩57例，右肩40例，双肩24例。外伤30例，劳损80例，不明原因11例。

二、治疗方法分组

1. 肩痛穴针刺治疗组　取穴位置：此穴位于足三里下1.5寸，上巨虚穴上1.5寸处，偏于腓侧1寸。针刺方法与针感：患者取坐位，局部常规消毒，采用28号3寸毫针1根，行直刺法。针感为远距离闪电式向足面传导。约有2%患者向肩部患侧传导。针刺方法：取穴原则交叉取穴，左肩发病针刺右侧穴位，右肩部发病针刺左侧穴位，双肩发病针刺双侧穴位。一般每日针刺1次，年老体弱者隔日1次，10次为1疗程。

2. 条口透承山针刺对照组　取穴位置：此穴位于上巨虚下2寸，下巨虚穴上1寸处。针刺手法与针感：患者取坐位或仰卧位，局部常规消毒，采用28号3寸毫针1根，行直刺。针感为局部酸麻胀。留针与疗程：留针每次30分钟，每日针1次，10次为1疗程。

疗效分析

一、疗效标准

1. 临床治愈　临床症状消失，肩关节功能恢复正常，并能参加正常工作和劳动。

2. 显效　临床症状基本消失，疼痛明显减轻，肩关节功能明显改善。

3. 好转　疼痛减轻，肩关节活动范围加大。

4. 无效　临床症状无变化，疼痛未减，功能未改善。

二、治疗结果

表 1　　临床疗效统计

	痊	%	显效	%	好转	%	无效	%
治疗组	126	79.24	21	13.21	9	5.56	3	1.89
对照组	20	40.0	20	40.0	8	18.0	2	2.0

表 2　　对 44 例患者的随访统计

	随访例数	复发例数	%
3～6 个月	20	3	15
7～12 个月	16	2	12.5
1 年以上	8	2	25
合 计	44	7	52.5

三、典型病例

曹某，男，52 岁，盂县石店煤矿工会干部，1993 年 9 月 1 日就诊。主诉：左肩关节疼痛 1 年余。经本矿医院封闭，理疗效果欠佳。检查：右上肢上举 120°，外展 10°，肱二头肌短头肌腱，三角肌压痛（+++），夜间痛甚，临床诊断为肩关节周围炎。治疗采用平衡针疗法。取穴肩痛穴。经 1 次治疗，病人疼痛明显减轻，功能改善，连续针刺 4 次临床治愈，3 月后随访未发。

颈痛穴治疗急性腰扭伤 32 例分析

王士堂　郭义君

（武警北京总队第三支队卫生队）

笔者自 1992 年开始采用针刺颈痛穴（中渚穴）治疗急性腰扭伤 32 例，疗效满意。现介绍如下：

临床资料

一、一般资料

本组32例均为门诊患者，男性24例，女性8例。年龄最大54岁，最小17岁。病程最短1天，最长3天。

二、治疗方法

取穴：颈痛穴（交叉取穴）。

治法：患者俯卧或坐位，取颈痛穴（中渚穴），用28号2寸毫针常规消毒后快速将针刺入皮下，以30°角向腕部斜刺1.0～1.5寸，然后，不断地捻转针柄，每分钟捻转100次左右，针感以传至腋下为好。在捻针同时嘱患者不断做腰部左右旋转，前后俯仰活动。必要时还可做站立，蹲下，再站立，再蹲下等运动，如腰痛消失或好转即可起针。如腰部仍痛，可作第二次捻针和腰部运动（方法同上），一般留针20～30分钟。

疗效分析

一、疗效标准

1. 治愈　腰痛症状消失，活动自如。

2. 好转　腰痛症状基本消失，腰部活动正常，但局部仍有轻度酸痛。

3. 无效　治疗后症状无改善。

二、治疗结果

临床治愈26例，占81.25%。好转6例，占18.75%。有效率100%。其中1次治愈10例，2～3次治愈16例。

三、典型病例

例1：李某，男性，21岁，战士。因训练时不慎将腰部扭伤，疼痛难忍，不能弯腰及左右转动，行走困难。查体：表情痛苦，面部汗出，运动受限，右侧腰部肌肉紧张，压痛明显，直腿抬高试验阳性，X 线检查未见异常。诊断为急性腰扭伤。依上法针 1 次，留针 30 分钟，疼痛消失，腰部活动自如。

例 2：刘某，男性，32 岁，工人。因搬运东西时不慎扭伤腰部，当时腰痛剧烈，咳嗽时加剧，站立、行走、翻身困难。查体：患者表情痛苦，不能行走，腰部活动受限，两侧腰肌紧张，以右侧明显，直腿抬高试验阳性，X 线检查腰椎骨质无异常改变，诊断为急性腰扭伤。针刺双侧颈痛穴，得气后即感疼痛减轻，令患者活动腰部，留针 30 分钟，症状全部消失，1 次治愈。

体　会

本方法具有简单易行，便于操作，见效快等特点。针刺穴位在手上比在躯干安全，加之取穴少，无不良反应，易于患者接受。中渚穴为手少阳三焦经之输穴，《肘后歌》谓：“肩背诸疾中诸下”。针中渚穴后，可使肌肉痉挛缓解，气血调和，经络通畅。同时嘱病人自身活动，以助气血运行，疼痛可随之消失，故疗效显著。

平衡针法治疗腰腿痛 116 例临床分析

杨　岚

（河北省承德县新仗子医院）

王文远老师从医二十余载，在针灸技术方面创立了整体平衡一针疗法，对复杂疑难病症的治疗有独特的疗效。笔者随师学习获益匪浅。现将运用平衡针疗法治疗坐骨神经痛、急性腰扭伤、慢性腰肌劳损 116 例报告如下：

临床资料

一、针刺方法

取穴：臀痛穴。患者取坐位，暴露肩关节，用 75% 酒精棉球消毒，用3寸28号毫针斜刺2寸以上，大幅度提插捻转。体质弱者改用提插捻转平补平泻，体质强者用泻法。

二、疗效标准

1. 临床治愈　临床症状消失，运动功能恢复正常，体征消失。

2. 显效　临床症状明显好转，运动功能显著进步，体征大部分消失或明显改善。

3. 进步　症状与运动功能比治疗前有进步。

4. 无效　治疗前后无变化。

疗效分析

一、治疗结果

	例数	%	临床治愈	%	显效	%	进步	%	无效	%
坐骨神经痛	56	48. 28	50	89. 29	6	10. 71	0		0	
慢性腰肌劳损	15	12. 93	10	66. 67	5	33. 23	0		0	
急性腰肌扭伤	45	38. 87	30	66. 67	7	15. 55	7	15. 55	1	2. 23
合计	116	33. 36	90	77. 59	18	15. 52	7	6. 03	1	0. 85

二、病案举例

例1：坐骨神经痛治疗案

刘某，女，43岁。1992年1月4日初诊，双下肢浮肿，自感心悸不安，在当地医院做心电图，诊断为窦性心率。五天后腰痛大作，服药后症状未减，且有加重之势，不能下床活动。又去某医院X线拍片诊断为腰椎骨刺。服药无效，生活不能自理。检查：腰椎3~4左侧棘旁压痛，大肠俞、关元俞、八髎、环跳、小腿外侧均有压痛。左腿直腿抬高试验阳性，跟腱反射减弱。临床诊断为坐骨神经痛。

治则：平衡针疗法。取穴：臀痛穴。经1次治疗疼痛即可缓解。经治疗5次达临床治愈，半年后经随访未见复发。

例 2：急性腰扭伤治疗案

王某，男，54 岁。1990 年 6 月 2 日初诊。患者因田间劳动时不慎，用力过猛，致急性腰扭伤，当即疼痛难忍，肢体不能转侧，用三轮车推来就诊。检查：腰椎 1、2 棘突两侧局部隆起，压痛明显（+ + +），腰部活动完全受限。

取穴：针刺双侧臀痛穴，用双手提插捻转手法（泻法），患者感到双上肢至指尖有触电样感觉，且有酸麻感，腰部疼痛即刻缓解，并能活动。留针时使其不断活动腰部，5 分钟行针 1 次以加强针感。待 20 分钟时，疼痛消失，活动自如即起针，病人自己走回家。第二天专门骑自行车来院告知痊愈。

例 3：慢性腰肌劳损治疗案

刘某，男，40 岁，工人，1991 年 2 月 10 日来院门诊。检查：双侧腰肌轻度压痛。自述两年前因工作时用桶提水将腰扭伤，以后经常疼痛，天气变化时腰痛加重，或因重体力劳动时诱发加重。近几个月发作频繁，经中西医治疗效果不佳。故转针灸治疗。

取穴：臀痛穴，采用 3 寸 28 号毫针，行强刺激手法泻法，隔日一次。经 5 次治疗，症状完全消失，检查体征呈阴性，临床治愈。随访 1 年未见复发。

讨 论

整体平衡一针疗法，是根据中医阴阳整体学说，经络学说，传统的巨刺疗法而来。为远距离取穴，一般采用“病在上，取之下”，“病在下，取之上”，“病在左，取之右”，“病在右，取之左”的远离病痛部位的取穴治疗方法。笔者通过临床用于痹证与急慢性软组织损伤的治疗，证实臀痛穴可加强全身气血运行，以达“通则不痛”原理，有明显活血通络止痛的作用。

臀痛奇穴，突出了多面性、广泛性、特异性，临床用于疾病的范围较大，对于临床多种疾病都能收到理想的效果。确实取穴少，病人痛苦小，针感强，见效快等优点，特别对臀部腰部病变更具有特异性，故用此名，名不虚设，一学就会，一看就懂，一用就灵。

平衡针法治疗软伤疾病250例疗效分析

樊秀珍

（内蒙古包头市第四塑料厂卫生所）

自1993年8月以来，笔者采用我师王文远创立的整体平衡一针疗法治疗软伤类疾病250例，疗效明显，现简要报告如下：

临床资料

一、一般资料

本组病例250例，其中男性86例，占34.4%；女性174例，占65.6%。急性腰扭伤18例，占7.2%；颈椎病肩周炎87例，占34.8%；面神经麻痹2例，占0.8%；腰椎间盘脱出，坐骨神经痛60例，占24%；其他83例，占33.2%。年龄最大者64岁，最小者21岁。

二、取穴原则及方法

取穴原则：交叉取穴，对应取穴法。常用穴：肩痛穴、膝痛穴、腰痛穴、面瘫穴等。手法泻法。

疗效分析

一、治疗结果

临床治愈230例，占92%。显效15例，占6%。进步5例，占2%。

二、典型病例

案1：梁某，男，34岁，本厂工人。因搬机器不慎致腰扭伤一天，呈痛苦面容，腰前屈，不能直立，左右侧弯动作不配合，L4.5部位压痛（+++）。临床诊断：急性腰扭伤。治疗采用平衡针疗法，取腰痛奇穴，局部常规消毒，用28号毫针1根行直刺法，手法为泻。嘱患者活动腰部，疼痛明显减轻，留针5分钟，疼痛消失，腰部活动自如，随访未复发。

案2：王某，女，32岁，本厂干部。不明原因腰痛一周，平卧翻身困难，腰后仰，左侧弯受限，腰左侧压痛（+++），临床诊断：腰扭伤。采用平衡针疗法，取腰痛奇穴，手法为泻，针刺方向偏向右侧，留针20分钟，一次临床治愈。

案3：范某，男，43岁，本厂干部。颈背部及右肩疼痛渐加重，夜间痛甚。检查：右侧风池及肩胛内上角，棘突旁串痛至上肢，上肢抬举活动受限。X线检查：C4～6椎体骨质增生。临床诊断：神经根型颈椎病。治疗采用综合疗法，针刺患者左下肢中平穴，行强刺激，针感向脚趾闪电式传导，留针20分钟，同时用平衡火罐置于大椎，肩井等穴，症状明显好转，继用平衡外用药贴于肩背最痛点24小时，隔日治疗一次，三次临床治愈。

案4：许某，男，45岁，包头市糖业批发部经理。两天前不明原因突然右肩、背钝痛渐加重，夜间疼痛不能翻身。查局部无红肿，右肩关节周围及右上肩胛区压痛（++），抬举功能受限，X光线拍片未见明显异常。临床诊断：肩周炎。治则采用综合疗法，针刺左下肢中平穴，行强刺激，留针20分钟，嘱其活动患肢，此时用拇食指点揉患者风池、大椎、肩井等穴，继用平衡外用药贴于患处最痛处24小时，症状明显减轻，治疗三次临床治愈。

案5：陈某，女，22岁，包头市羊绒衫厂工人。口眼歪斜两天。追问病史发病前有受凉史。查左侧额纹消失，左眼睑闭合困难，巩膜轻度外露，口角偏向右侧，鼓腮漏气，临床诊断：周围性面瘫。

治则：平衡针疗法，主穴为面瘫奇穴。手法顺经络走行斜刺，局部出现酸麻胀感并向颈面部传导，留针20分钟。为巩固疗效，缩短疗程，配合指针疗法，取风池、大椎、攒竹、太阳、下关、四白、翳风、合谷等穴，隔日一次，八次临床治愈，随访至今未复发。

肩痛穴治疗肩周炎200例临床观察

李仰之
（河南周口地区邮电局职工医院）
刘景民
（河南开封市解放军155医院）

肩周炎是一种肩关节周围软组织退行性变的一种无菌性炎症。其特点为肩部疼痛及功能障碍。笔者应用全军著名针灸专家王文远老师创立的平衡针疗法治疗肩周炎200例，治愈率73%。现简要报告如下：

临床资料

一、一般资料

男性93例，占46.5%；女性107例，占53.5%。年龄：41~65岁，平均年龄48岁。病史：伴有受凉史104例，外伤者49例，原因不明者47例。病程：1个月以内者132例，半年者56例，>1年者12例。

二、治疗方法

①取穴肩痛穴。②取穴原则交叉取穴。③针刺方法主要采用直刺法。针感向下放射。④疗程：每日1次，10次为1疗程。对冻结肩的病人恢复期亦可配合推拿按摩，以利康复。

疗效分析

一、疗效标准

1. 痊愈　疼痛消失，功能恢复正常，肩部活动不受限制。
2. 显效　疼痛消失，功能基本恢复正常，肩部稍受限制。
3. 好转　疼痛较前减轻，功能未恢复正常。

4. 无效　治疗前后无变化。

二、疗效统计

治愈146例，占73%。显效38例，占19%。好转13例，占6.5%。无效3例，占1.5%。总有效率为98.5%。

平衡针法治疗颈肩腰腿痛152例临床分析

孙华桂

（山东省淄博市临淄区中医院）

平衡针疗法是北京卫戍区医院王文远老师经过20多年潜心研究的一项重大科研成果。笔者有幸参加了中国中医研究院举办的全国王文远整体平衡一针疗法第1期学习班，获益匪浅。现将临床应用情况报告如下，请教师与同道指正。

临床资料

一、一般资料

针刺肩痛穴治疗肩周炎50例。其中男性28例，女性22例。农民29例，工人8例，干部13例。年龄最大72岁，最小36岁，平均51岁。病程最长7年，最短3天。

针刺膝痛穴治疗膝关节炎42例。男性24例，女性18例。农民18例，工人9例，干部15例。年龄最大69岁，最小20岁，平均年龄48岁。病史最长25年，最短2天。

针刺臀痛穴治疗坐骨神经痛36例。男性24例，女性12例。农民12例，工人6例，干部18例。年龄最大70岁，最小29岁，平均年龄46岁。病史最长25年，最短2天。

针刺头痛穴治疗偏头痛24例。男性6例，女性18例。年龄最大56岁，最小12岁，平均39岁。病史最长20年，最短2天。

二、疗效标准

1. 痊愈　症状与体征完全消失，恢复正常活动功能。

2. 显效　症状与体征基本消失，能做一般工作。

3. 好转　症状与体征较前进步，能胜任轻工作，天气变化有反复。

4. 无效　症状体征无好转。

疗效分析

一、治疗结果

肩周炎 50 例。痊愈 35 例，占 70%。显效 10 例，占 20%。好转 5 例，占 10%。总有效率 100%。治疗参数 1～12 次，平均治疗 4.7 次。

膝关节炎 42 例。痊愈 31 例，占 73.8%。显效 9 例，占 21.4%。好转 2 例，占 4.8%。总有效率 100%。治疗 1～6 次，平均治疗 3.1 次。

坐骨神经痛 36 例。痊愈 15 例，占 41.7%。显效 20 例，占 55.6%。无效 1 例，占 2.8%。总有效率 97.2%。治疗 1～12 次，平均治疗 4.1 次。

偏头痛 24 例。痊愈 14 例，占 58.3%。显效 7 例，占 29.2%。好转 3 例，占 12.5%。总有效率 100%。治疗 1～10 次，平均治疗 5 次。

二、病案举例

例 1：肩周炎治疗案：郭某，男，65 岁，退休工人，1993 年 6 月 24 日初诊。主诉：右肩关节痛，活动受限 2 个月。病史：2 月前午睡中因肩部受风寒，而后右肩部酸痛不适，经局部外用伤湿膏无效，而后日渐加重，右臂活动受限。查体：右肩无红肿，外展 45°，后伸 20°，肩髃穴处明显压痛，局部喜热恶寒，舌苔薄白，舌质淡红，脉弦紧。因气血不足，营卫不固，风寒湿邪乘虚而入，经脉受阻，气血不畅所致。诊断为继发性肩周炎（肩凝症）。治疗原则平衡针疗法，主穴肩痛穴。取穴原则交叉取穴，此穴位于足三里穴下 1.5 寸，偏于腓侧，足阳明胃经线偏于外侧 2～3cm。患者取坐位，暴露膝关节以下，常规消毒穴位，用28号3寸毫针行直刺，反复提插捻转，待出现针感为宜，泻法不留针。然后配合用TDP特定电磁波谱治疗仪照射右肩关节30分钟，经1次治疗后，肩部疼痛显减，为巩固疗效，治疗3次而愈。半年后随访无复发。

例2：风湿性膝关节炎治疗案。王某，男，39岁，干部，1993年8月26日就诊。主诉：右膝关节痛25年，着凉及劳累后加重，患处喜热恶寒，疼痛时轻时重，经多方诊治疗效欠佳。检查：关节无红肿，右膝有压痛，舌红，苔白腻，脉弦。诊断：风湿性关节炎。治疗原则平衡针疗法。取穴原则交叉取穴，主穴膝痛穴。患者取坐位，局部常规消毒，用2~3寸毫针直刺2寸左右，反复提插捻转，得气即可出针。让其活动右膝当即疼痛减轻，再用TDP特定电磁波谱治疗仪照射右膝关节30分钟。患者述治疗1次止痛3日，改为3日治疗1次，共针5次告愈。3月后随访无复发。

例3：坐骨神经痛治疗案：谭某，男，52岁，干部，1993年7月24日初诊。主诉：左侧腰腿痛7天。无诱因而致腰及左臀痛，沿腿后外侧反射至足外踝处，腰左侧弯，跛行。查体：L4~5椎体左侧及环跳穴处压痛著，直腿抬高试验左40°，右80°。腰椎拍片示：L4~5椎体骨质增生。舌质淡红，苔薄白，脉弦。诊断：根型坐骨神经痛。治疗原则平衡针疗法，主穴臀痛穴，取穴原则交叉取穴。采用28号4寸毫针呈45°角向腋窝极泉方向斜刺3寸，当时让其活动腰腿部，疼痛明显减轻，再用TDP特定电磁波谱治疗仪照射30分钟。经1次治疗疼痛消失，2次临床治愈。3个月后随访无复发。

例4：偏头痛治疗案。赵某，女，53岁，农民，1993年7月27日初诊。主诉：偏头痛2年。追问病史：2年前有外伤史，当时无昏迷，局部无伤痕，从头部碰伤后渐感左侧头痛，其痛如刺，痛处固定（左颞部），经服中西药无效。舌质暗红，苔薄白，脉细涩。辨证为外伤后气滞血瘀留阻经络所致。证属：血瘀头痛。治则平衡针疗法。取穴头痛穴，取穴原则交叉取穴。强刺激不留针，1 次治疗起针头痛即愈，共巩固 5 次。3 个月后随访无复发。

此外还治疗心肌炎、心绞痛、腰痛、网球肘、胃痛、胸痛、颈肩肌筋膜炎、神经衰弱、足跟痛、面瘫等十几种疾病均得到了满意疗效。

肩痛穴治疗肩周炎 27 例报告

段世田

（江苏省丰县赵庄镇中心卫生院）

肩周炎，中医称“漏肩风”“冻结肩”。为肩关节周围软组织的一种退行性，无菌性炎症性病变。多见于 40 岁以上的中老年患者。笔者运用平衡针疗法，以针刺肩痛穴为主治疗肩周炎 27 例，治愈 22 例。现简要报告如下：

临床资料

一、一般资料

男性 16 例，女性 11 例。年龄 41 ~ 50 岁 6 例，51 ~ 60 岁 14 例，60 岁以上者 7 例。发病少于 10 天者 3 例，1 ~ 3 月者 19 例，3 个月以上者 5 例。

二、治疗方法

1. 取肩痛穴　此穴位于胫前肌和趾长伸肌之间，足三里下 1.5 寸，偏于外侧 1 寸。布有胫前动脉，胫前静脉，腓外侧皮神经及隐神经的皮支通过，深层有腓深神经。

2. 针刺方法　取穴原则为交叉取穴法。针刺方法：患者取坐位，局部常规消毒，采用 28 号 3 寸毫针行直刺法，使针感放射至踝关节即可。

3. 针刺参数　隔日 1 次，10 次为 1 疗程。对继发性肩周炎急性期、炎症期、水肿期每日针刺 1 次。

疗效分析

一、治疗结果

痊愈（肩关节功能恢复正常，临床症状消失）22 例，占 81.48%。好转（肩关节功能改善，临床症状减轻）4 例，占 14.81%。无效（临床症状无变化，功能无改善）1 例，占 3.39%。

二、典型病例

例 1：李某，男，53 岁，农村干部，1993 年 12 月 24 日就诊。主诉：右肩关节疼痛半年余。近一个月加重，夜晚尤甚，痛如针刺，难以入睡。两年前右肩关节有外伤史，曾在山东某医院诊断为肩关节周围炎，经口服萘普生，炎痛喜康、保泰松，肌肉注射当归注射液、抗风湿灵，针灸理疗等方法，治疗效果不佳。

检查：体温 37.2℃，脉搏 82 次/分，呼吸 18 次/分，血压 17/12kPa。患者发育良好，营养中等，表情痛苦，全身浅表淋巴结不肿大，苔薄白，脉弦紧。心肺（-），四肢关节无畸形，右肩关节不肿胀，冈上肌、冈下肌处有压痛，右上肢活动受限，前抬平举 45°，外展 30°，后旋 25°。

中医诊断：风寒湿痹（寒邪偏盛）。西医诊断：右肩关节周围炎。采用平衡针疗法。取穴肩痛穴。取穴原则交叉取穴。手法泻法。经 1 次性治疗，疼痛消失，肩关节活动恢复正常，即时出针。继续巩固 1 针，诸证消失。3 月后随访，未见复发。

例 2：李某，男，57 岁，农民，1993 年 12 月 1 日就诊。患者自述右肩关节疼痛 1 月余，曾在某医院诊断为“肩周炎”，经治疗十余天，症状曾一度减轻，近 4、5 天疼痛加重，抬肩困难，生活不能自理。

检查：体温 37℃，脉搏 78 次/分，呼吸 18 次/分，血压 17/11kPa。肩关节外观无异常，局部有压痛点上举 90°，外展 45°，前屈 55°，后旋 30°。X 线摄片：右肩关节清晰，无明显异常 X 线征。

临床诊断：右肩关节周围炎。治以平衡针疗法。取穴肩痛穴。取穴原则交叉取穴。经 1 次性治疗，疼痛消失，肩关节功能恢复正常，临床治愈。

讨　论

肩关节由于活动范围大，关节周围软组织经常受到上肢重力和肩关节大范围的牵拉，容易产生劳损而发生组织间隙浆液性渗出，时间长久，产生粘连。刺激神经纤维而引起疼痛，导致持续性肌肉紧张、痉挛，引起关节功能障碍。由此发生的肩部保护性活动受限，又促进了粘连的形成及加重，形成恶性循环，造成局部代谢功能障碍，使疼痛加重。由此可见，肩关节功能障碍程度逐渐加重，互为因果。

“肩痛穴”位于足阳明经循行线路，根据经络根结标本学说，十二经气呈线状循行，面状扩散，具有上下内外的对应关系。而四肢肘膝以下的部位，是经气发生之处，为经气之根本所在。根据整体平衡、生物全息律观点，针刺健侧肩痛穴，正是刺激了和患肩相对应的病变部位，对于改善肩关节功能，起到立竿见影的效果。

针罐结合治疗肩周炎 52 例临床分析

尤俊林

（武警镇江市消防支队卫生队）

肩周炎为临床常见的顽固性疾病之一，缠绵难愈，好发于 50 岁左右，又名“五十肩”尤以女性多见。近一年来，笔者应用针罐结合疗法治疗肩周炎 52 例，取得了满意效果。现报道如下：

临床资料

一、一般资料

52 例中，女性 49 例，男性 3 例。年龄最小 49 岁，最大 73 岁，以 50 ~ 55 岁为常见。病程最短 2 个月，最长 15 年。其中双肩发病 8 例，单肩发病 44 例。全部病例均有不同程度的疼痛及肩关节活动受限。

二、治疗方法

取穴肩痛穴。取穴方法交叉取穴，左取右，右取左。肩痛穴以王文远老师的取穴法取之。酒精常规消毒后，将针刺入，行泻法，其针感之强可达脚趾。病程长者可留针 15 分钟，一般得气后就可起针，继之对患肩拔火罐，留罐 10 ~ 15 分钟，隔日 1 次，10 次为一疗程。

疗效分析

一、疗效标准

1. 临床治愈　临床症状消失，肩关节功能恢复正常，并能参加工作学习。

2. 显效　临床症状基本消失，疼痛明显减轻，肩关节功能显著改善。

3. 好转　临床症状改善，疼痛有所减轻，肩关节功能改善。

4. 无效　临床症状无变化，疼痛未减轻，功能未改善。

二、治疗效果

临床治愈 15 例，占 29%。显效 33 例，占 63%。无效 4 例，占 8%，总有效率为 92%。

尾　语

中医学认为本病多因劳累后感受风寒之邪侵袭而引起。寒客经络，则可致气血阻滞不通，不通则痛。因经筋拘急而引起关节屈伸不利。笔者运用左病右治，上病下治的辨证方法，加之针刺与拔罐一起应用，二者互补，从而提高疗效。上文中52例肩周炎治疗次数，最短1次，最长19次，平均10次。针刺加拔罐具有镇痛、温经通络、祛湿逐寒、行气活血的功能。符合整体平衡的生理特性，且针感强，取穴少，疗效高，远超出其常规针刺方法，故荐于同道验证。

平衡针法治疗腰腿痛53例临床分析

秦建国　李保庆
（内蒙古集宁市解放军第280医院）
田洪奎
（山东蒙阴县医院）

我院自1992年以来，采用平衡针疗法治疗腰腿痛53例，疗效显著。现简介如下：

临床资料

一、一般资料

本组53例，均为战士。年龄18～32岁，平均年龄23.5岁。病史：6月以内23例，6～12月16例，大于1年14例。其中急性腰扭伤23例，腰肌劳损12例，骶髂关节劳损3例，腰骶关节劳损5例，第3腰椎横突综合征4例，棘间韧带与棘上韧带劳损6例，腰椎间盘突出症3例，不明原因腰腿痛3例。直腿抬高试验阳性25例，腰痛向同侧肢体放射23例，增高腹压时疼痛加剧27例。

二、治疗方法

患者取坐位，主穴臀痛穴，取穴原则交叉取穴。局部常规消毒，采用28号3寸毫针1根，针尖向极泉穴方向斜刺2寸以上，手法泻法，配穴腰痛穴。

疗效统计

一、疗效标准

1. 临床治愈　临床症状消失，活动自如，功能恢复正常。

2. 好转　疼痛缓解，体征减轻，功能改善。

3. 无效　临床症状，体征，功能无改善。

二、治疗结果

临床治愈 28 例，占 52.83%。好转 20 例，占 37.13%。无效 5 例，占 9.4%。近期总有效率 90.56%。其中 1 针治愈 8 例，占 15.09%。经一年以上随访，功能正常 27 例，复发 8 例。

尾　语

常规在患病下肢实施破坏性针刺、按摩、强行扳拉等治疗，人为地加重了患处的炎症和水肿，不利于病情的恢复，给病人带来新的痛苦。而改在交叉治疗健侧的方法，人为的减少了病人的痛苦，利用病人的自身修复，而达到治愈疾病的目的。

臀痛穴治疗坐骨神经痛 80 例疗效分析

刘金龙

（河北省围场满族蒙古族自治县般家店医院）

从 1993 年 7 月学习王文远老师的平衡针疗法以来，以针刺臀痛穴为主治疗坐骨神经痛 80 例，收到了较满意的临床效果，现简要报告如下：

临床资料

一、一般资料

男性 55 例，占 68.75%，女性 25 例，占 31.25%。年龄最小 16 岁，最大 76 岁，平均年龄 42 岁。病程 <1 个月 26 例，占 32.5%，2 ~ 12 个月 38 例，占 47.5%，>1 年 16 例，占

20%。76 例为住院病人，4 例为门诊病人。

二、治疗方法

①主穴臀痛穴。②取穴原则交叉取穴。③手法泻法。④针刺方法：采用 28 号 3 寸毫针 1 根，向极泉穴方向斜刺 2 寸以上。⑤针刺参数：每日 1 次，10 次为 1 疗程。每次留针 30 分钟。⑥配穴：膝痛穴、踝痛穴。⑦电针辅助疗法：为了强化针刺效果，对临床症状较重患者选用 KWD808Ⅱ型全能脉冲仪的不同波形和强度等来调整人体生理功能平衡。

注意事项：电针辅助疗法和毫针留针主要根据病人体质状况，对年老体弱以及空腹者应慎用，以免引起晕针。

疗效分析

一、疗效标准

1. 痊愈　症状完全消失，体征阴性，能够参加劳动，随访四个月未见任何异常反应。

2. 好转　症状基本消失，能够参加劳动，因劳累或天阴下雨时局部有酸胀感，但不影响一般工作和劳动。

3. 无效　症状略有改善，在治疗中或停针后 10 天内没有外因所致复发者。

二、疗效分析

痊愈 66 例，占 82.5%。好转 12 例。占 15%。无效 2 例，占 2.5%，其中 1 例腰椎肥大症，1 例腰椎间盘突出症。总有效率达 97.5%。住院天数平均 10~15 天。

三、典型病例

例 1：姚某，女，55 岁，农民，1993 年 6 月 12 日就诊，住院号 0022。主诉：腰腿疼痛麻木 7 年余。右下肢痛如刀割，沿腰臀下肢后侧放射。经县医院治疗未见好转，故转我院治疗。检查：腰椎 3~4 旁腰肌压痛（+++），X 光拍片腰椎未见异常。环跳、承扶、委中、承山压痛（++），直腿抬高试验阳性，有重着不移，病痛交错，遇寒加重。

临床诊断：坐骨神经痛。取穴臀痛穴。手法采用烧山火法。温经散寒，疏风活络，同时配合肩痛穴、精裂穴。经 1 次治疗疼痛明显减轻，不用别人搀扶，自己能够走回病房。按上述方法每日 2 次，3 日后患者腰部、臀部及大腿后侧疼痛消失，仅有小腿外侧仍有痛点。改为膝痛穴，每日 1 次，3 次临床症状全部消失。3 月后随访未见复发。

例 2：张某，男，49 岁，农民，1993 年 6 月 10 日就诊，住院号 0060。主诉：腿痛 3 天。追问病史，3 天前突然发冷发热，双膝关节红肿，剧烈疼痛不能伸屈，更不能站立和行走。右腿髂臀部至足趾发麻，伴有心慌、心烦、不思饮食等。查体：体温 38.5℃，双膝关节局部红肿，发热，脚不能着地，右腿疼痛从臀部放射到足趾，伴有麻胀。舌质赤，苔白厚干，脉浮数。

临床诊断：①右侧坐骨神经痛。②风湿性关节炎。中医辨证为热痹。治则：清热除风、活血止痛。采用平衡针疗法。主穴臀痛穴，配穴肩痛穴。辅以电针膝痛穴、肘痛穴、过敏穴。经 1 次性治疗，患者症状明显减轻，但红肿未减轻，经两次治疗，临床症状基本消失。为了巩固又治疗 3 次，临床治愈。

尾语与讨论

坐骨神经痛是临床常见症状之一，是指坐骨神经通路及其分布区域内产生的病变。属于中医学的“痹证”范畴。古人认为风寒或风湿之邪客于经络，经络不通则痛。若风胜则呈游走性疼痛，称行痹。寒胜则一处重着，称为寒痹。湿气胜则肢体沉重肿胀剧痛，称湿痹。

西医学又将坐骨神经痛分为原发性、继发性、反射性 3 种类型。无论哪一类型的坐骨神经痛，采用平衡针治疗都能减轻症状，控制疼痛。

平衡针之法的特点实际上系为通经调气之法。《灵枢 · 九针十二原》云："欲以针刺通其经脉，调其气血。"《灵枢·刺节真邪》云："针刺之类在于调气……"根据不同的疾病，利用不同的针具，选用不同的穴位，施用不同的针法来激发人体正气恢复，迫使邪气外出，以期经脉通畅，气血调和，从而恢复人体正常的生理功能活动。由此看来，平衡针的通经调气的作用，是用于治疗各种疾病，祛除各种不平衡因素的有效大法，也是平衡针治病的根本原理。

头痛穴治疗急性胸锁乳突肌扭伤28例报告

王秀启

（河北省承德市自来水公司卫生所）

急性胸锁乳突肌扭伤是指持重不当或突然跌仆，或牵拉过度和扭伤等原因造成该肌组织损伤，引起筋脉、经脉气血运行受阻，以致气血壅滞局部，而无血管损伤及骨折等症状。其临床主要表现为损伤部位疼痛和颈部活动受限。笔者以针刺头痛穴（太冲）治疗急性胸锁乳突肌扭伤28例，收到了满意效果。

临床资料

一、一般资料

男性10例，女性18例。病程长者3天，短者1小时。发病年龄均为青壮年。其中双侧胸锁乳突肌扭伤12例，均为1次治愈，占42.86%；单侧胸锁乳突肌扭伤16例，1次1针治愈14例，占50%，2例3次治愈，占7.14%。一针治愈率为92.86%。

二、治疗方法

主穴头痛穴（相当于太冲穴），取穴原则交叉取穴。若病程较长，症状较重，可配穴阳陵泉。

典型病例

例 1：张某，男，38 岁，司机，河北省唐山市人。1993 年 8 月 18 日初诊。自述：早晨 4 点从唐山出发，于下午 5 点 40 分到达承德市自来水公司招待所，由于沿途劳累，自觉头晕，不慎跌倒在厕所内，当即颈部不能转侧。查体：血压 14/10kPa，呼吸 18 次/分，心率 88 次/分，瞳孔等大等圆，神经系统未引出病理反射，两侧颈部活动受限，疼痛拒按，被动体位。诊断：急性双侧胸锁乳突肌扭伤。当即针刺双侧头痛奇穴，泻法，快速提插捻转，宣通气血，应手取效，患者颈部立时活动自如，疼痛消失。

例 2：朴某，女，46 岁，承德市自来水公司职工。于 1993 年 9 月 20 日 11 时 30 分，不慎从一米高的台阶上跌下来，致两侧颈部疼痛，不能转侧。查体：血压 12/8kPa，呼吸平稳，脉搏 80 次/分，神经系统未引出病理反射，颈部活动受限，疼痛拒按。诊断：急性双侧胸锁乳突肌扭伤。治疗：取双侧头痛奇穴，泻法，立时见效，颈部活动自如，疼痛消失。

肩痛穴治疗急性腰扭伤 34 例临床观察

董桂敏　刘素梅

（黑龙江省宝清县 852 农场 6 分场 12 连）

急性腰扭伤亦称为“闪腰岔气”，为临床常见的多发病之一。我有幸跟随王文远老师学习平衡针疗法，受益匪浅，先后治疗颈椎病、肩周炎、急性腰扭伤等多种疾病，疗效甚佳，并在当地得到推广。下面将针刺肩痛穴治疗急性腰扭伤 34 例报告如下：

临床资料

一、一般资料

本组 34 例患者，男性 29 例，女性 5 例。年龄最小的 14

岁，最大者65岁。病程最短半小时，最长者8天。

二、治疗方法

①取穴肩痛穴，此穴位于足三里下1.5寸，偏于腓侧。②针刺方法：采用3寸毫针1根，行直刺法，待出现酸、麻、胀、闪电式传导。交叉取穴和男左女右取穴法。

疗效分析

一、疗效标准

1. 痊愈　1个疗程疼痛消失，活动自如。

2. 有效　1个疗程疼痛明显减轻，活动时腰部仍有不适感。

3. 无效　1个疗程症状、体征无改善。

二、治疗结果

痊愈29例，占85.3%。有效4例，占11.8%。无效1例，占3%。总有效率为97%。

三、典型病例

王某，男，30岁，机务工人，于1993年8月12日就诊。自诉1小时前因抬麻袋用力不当扭伤腰部，腰部疼痛难忍，活动受限，两人搀扶就诊。查体：患者呈急性痛苦面容，直腰慢步。两侧腰肌紧张，以右侧为甚，腰部第三横突右侧明显压痛。X线检查无异常，诊断为急性腰扭伤。采用上述针刺法，立即在患者左下肢中平穴针刺，患者当即自感腰部轻松，疼痛大减，并能前俯后仰。继而留针20分钟，并令患者继续活动腰部，20分钟后患者疼痛消失，腰部活动自如，一次治愈。5天后随访未复发。

腰痛穴治疗急性腰扭伤 85 例疗效分析

于见开
（山东省郯城县杨集乡房下村卫生所）

笔者于 1993 年以来运用平衡针疗法，以针刺腰痛穴为主治疗急性腰扭伤 85 例，治愈率 95%，有效率 100%。

验案 1：于某，男，30 岁，本村村民。1993 年 10 月 7 日就诊。主诉：急性腰痛 30 分钟。病人自诉在上树时不小心摔倒在地，将腰部跌伤。病人痛苦面容，不敢直腰，腰 4、5 部位压痛明显。取穴腰痛穴，局部常规消毒，采用 28 号毫针 2 寸 1 根，沿骨膜向印堂穴直刺 1 寸，手法用泻法，同时令患者活动腰部，疼痛显著减轻，留针 30 分钟，病人疼痛消失。

验案 2：李某，男，45 岁，前沫崖村，因推车不慎，用力过猛致腰部扭伤。主诉：腰痛 3 天。在当地卫生室打针服药无效，来我所求诊。病人痛苦面容，检查时呈后仰，下蹲受限，临床诊断为急性腰扭伤。采用平衡针疗法，取穴腰痛奇穴，一次即愈。

平衡针法治疗内科常见病 850 例

于见容
（山东省郯城县杨集乡房下村卫生所）

自 1993 年 8 月参加青岛举办的整体平衡一针疗法学习班以来，确实收获不小，为广大患者带来了福音。通过临床内科常见病治疗 850 例疗效统计，治愈率达 85%，有效率达 100%，特别对腰部扭伤、急性胃炎、神经性头痛、支气管哮喘、过敏性休克、慢性咽炎、关节炎等有速效，起到立竿见影的效果。

验案 1：双膝关节炎

张某，男，58 岁，郯城县杨集乡教师，1994 年 2 月 12 日就诊。主诉：双膝关节疼痛 3 月，行走非常困难，经杨集医院传统的针灸疗法治疗，效果不佳，后来我所，用平衡针疗法针刺膝痛穴。用3寸毫针直刺2寸，针感酸麻胀并向手面放射，经1个疗程10次治疗，达到临床治愈，至今未再复发。

验案2：慢性咽炎

刘某，男，46岁，郯城县杨集乡唐庄大队书记，患有慢性咽炎2年余，口干，咽部有异物感，时时作痒，平时说话、吃饭均受影响，工作极不方便。经许多医院治疗效果不佳，1994年3月来我所就诊，用整体平衡一针疗法针刺咽痛穴，当场见效，经治疗10次痊愈。

急腹症穴治疗术后腹胀100例疗效分析

张玉晶　余英玉　关玉书　李建华

（黑龙江省穆棱县第一人民医院）

腹胀是外科消化系统疾病术后常见症状之一，病人十分痛苦。本文给予针刺急腹症穴（足三里）治疗100例，疗效显著。应王文远专家之邀，将此文报告如下：

治疗方法与效果

一、治疗方法

取穴急腹症穴，此穴位于犊鼻穴下3寸。常规消毒，进针1.5～3寸。针感传至足背及足趾或腹部，快速捻转，提插30秒或留针20分钟。如病人惧针，可嘱其家属按摩足三里30分钟。

二、治疗效果

本组100例病人中有60例2～3天未排气腹胀者针后2～6小时排气；8例因缺钾引起腹胀，经补钾，每日针刺此穴痊愈；30例术后用力按摩此穴4小时排气；2例惧针术后三日未排气按摩5小时后排气。有效率100%。

病例介绍

例1：赵某，男41岁，胃穿孔行胃大部切除术，术后持续胃肠减压，排气后拔管。进流食两日后，出现腹胀，腹痛，辗转不安，先后两次肌注新斯的明无效，插胃管病人拒绝。针刺急腹症穴，10分钟后，腹痛，腹胀消失，病人安静入睡。

例2：孙某，男，10岁，因肠梗阻二次手术，术后腹胀，腹痛不能缓解。针刺此穴，加胸痛穴2小时后腹胀逐渐减轻，10小时排气（该病人因缺钾而延长排气时间）。

例3：王某，男，30岁，因肠破裂急诊入院。给予肠修补术后5天腹胀，腹痛逐渐加重。针刺此穴，当日有效，次日如前，补钾后，再针维持疗效至痊愈。

例4：孙某，女，36岁，病人阑尾切除术后腹胀，惧针，嘱其家属用力按摩双侧穴位，4小时排气。

按急腹症穴（足三里）属于足阳明胃经穴，主治以消化系统疾病为主。如：上腹部发闷或疼痛，消谷善饥，肚腹胀满等。由于手术时麻醉剂的作用，抑制肠蠕动。易引起肠麻痹而致腹胀，腹痛；或因病重禁食水，因钾离子未及时补充也同样引起腹胀，心跳加快等。临床经验证明，针刺足三里有促进肠蠕动，可防肠粘连，肠梗阻的重要作用。术后病人卧凉床，又懒于下床活动也可导致肠蠕动恢复缓慢，引起腹胀，腹痛。个别病人发生肠粘连梗阻现象，需再次手术。其损失甚为严重。针刺此穴，可避免上述情况发生；对于缺钾病人，针刺仅能短时有效，必须补钾方能治愈。

平衡针法临床应用86例分析

段世田

（江苏省丰县赵庄镇中心卫生院）

1993年11月参加中国中医研究院举办的《王文远整体平衡一针疗法》专题讲座班后，受到很大启发，开阔了视野，学习了很多新技术新知识，收获很大。经过两个月的临床应用及对86例各类病人的临床统计，证明此疗法确实具有选穴少，痛苦小，疗效高，见效快的特点。对部分病人起到了立竿见影，手到病除之效果。现将资料完整的9种疾病86例报告如下：

临床资料

本组中，男性53例，女性33例，年龄最大者74岁，最小者5岁。其中20岁9例，21～40岁26例，41～60岁34例，60岁17例。

治疗方法

本组患者在用平衡针治疗期间停用其他治疗方法及药物。治疗前均做三大常规检查和各种必要的特殊检查，以明确诊断。

急性咽炎取穴咽痛穴，肩周炎取穴肩痛穴，坐骨神经痛取穴臀痛穴（配穴腰痛穴）；肋间神经痛取穴胸痛穴，神经性头痛取穴头痛穴，青光眼取穴明目穴，胃下垂取穴升提穴（配穴胃痛穴），骨性膝关节炎取穴膝痛穴，下颌关节炎取穴牙痛穴。

疗效分析

一、疗效标准

1. 痊愈　经过治疗，一切症状消失，两个月内未复发者。

2. 好转　经过治疗后，症状及体征明显减轻，两个月内未复发者。

3. 无效　经过治疗后，症状及体征无明显改善者。

二、治疗效果

运用平衡针法治疗疑杂病疗效统计：

病名	例数	痊愈		好转		无效	
		例数	%	例数	%	例数	%
急性咽炎	21	19	90.48	2	9.52		
肩关节周围炎	27	22	81.48	4	14.81	1	3.71
坐骨神经痛	15	11	73.33	3	20		6.67
肋间神经痛	3	3	100			1	
神经性头痛	8	6	75	2	25		
老年性青光眼	1	1	100				
胃下垂	1	1	100				
骨性膝关节炎	8	7	87.5				12.5
下颌关节炎	2	1	50	1	50	1	
合计	86	71	82.56	12	13.95	3	3.49

典型病例

例1：肩关节周围炎

李某，男，53岁，农村干部，1993年12月24日就诊。主诉：右肩关节疼痛半年余。近一个月因天气寒冷而加重，夜晚痛甚，状如针刺难以入睡，曾在山东某医院检查诊断为“肩关节周围炎”。经口服炎痛喜康、保泰松，肌肉注射当归注射液、抗风湿灵，针灸理疗等治疗效果不佳，故转本院就医。

检查：右肩关节、冈上肌、冈下肌压痛（+++），活动受限，上举90°，外展30°，后伸10°。

临床诊断：右肩关节周围炎。治疗采用平衡针法。取穴肩痛穴。取穴原则交叉取穴。经1次性治疗，肩痛骤然消失，肩关节功能恢复正常，为巩固疗效，次日又针刺1次。3月后随访，功能正常。

例2：急性扁桃腺炎

段某，女，5岁，1993年11月28日就诊。其母代诉：2天前因着凉，发热39℃，伴咽痛，吞咽困难，经肌注复方氨基比林后热退，喉部疼痛不减。

检查：体温37.4℃，脉搏92次/分，心肺（－），颈部可触及2个黄豆大淋巴结，两侧扁桃体充血Ⅱ度肿大，无脓性分泌物，咽部充血。

诊断：急性扁桃体炎，急性咽炎。治疗原则：平衡针法。取穴咽痛穴。取穴原则交叉取穴。经1次性治疗，咽痛消失，吃饭已无任何不适。

例3：急性青光眼

齐某，男，62岁，农民，1994年1月3日就诊。患者自诉：两眼突然视物不清20余天，在某县医院五官科诊断为"老年性青光眼"，服中药10余剂效果不明显，要求针灸治疗。

检查：两眼外观无异常，左眼0.1，右眼0.1，治疗采用平衡针法。取穴明目穴，取穴原则交叉取穴。经连续治疗6次，患者感到症状好转，视物较前清晰，针刺15次后，右眼视力提高到0.7，左眼提高到0.8，能阅读书报，为巩固疗效，继续针灸治疗7次。

例4：坐骨神经痛

朱某，男，64岁，农民，1994年1月4日就医。主诉：腰痛3、4年，伴左侧腿痛2月余。咳嗽、打喷嚏时疼痛加剧，行走困难。疼痛剧烈时自感髋关节到足底呈一条线状剧痛。

检查：关节无畸形，生理反射存在，未引出病理反射，直腿抬高试验（＋＋）。

临床诊断：坐骨神经痛。治疗采用平衡针法。取穴腰痛穴，配穴臀痛穴。强刺激，留针45分钟，5分钟行针1次。同时配合红外线照射。经1次性治疗，疼痛缓解，又连续治疗12次，临床治愈。

尾　语

平衡针法突出了针感效应，强调强刺激，强调针感。正如《标幽赋》云："气速至而速效，气迟至而效迟，气不至而不治。”只有强烈的针感出现，得气强，疾病才能恢复得快。

平衡针法操作简便，实用性强，特别适用于农村基层医疗单位及生活条件较差的老、少、贫困地区，无须复杂的设备条件，靠一根银针就可治病，不但减轻了病人的痛苦，也减轻了病人的经济负担，值得进一步推广普及。

肩痛穴的临床应用

吴振英　崔月蓉

（秦皇岛市中医医院）

取穴：肩痛穴，此穴位于足三里穴下1.5寸，偏于腓侧，相当于《内经》中的足阳明胃经线。

操作：局部常规消毒，选用28号3寸针灸毫针1根，直刺2寸左右寻找针感，有闪电式放射感传至足二三下即可，此为得气。若无得气，可将针提上向四周稍改不同方向慢慢探找，手法以泻法为主。若病人体质虚弱可用平补平泻。一般不留针或留针10～20分钟。

主治：胸背部、头项部及面部的各种疼痛。如肩周炎、颈肩痛、头痛、牙痛、三叉神经痛、后背痛，为治疗这些疾病的特效要穴。

1. 肩周炎　单纯性肩周炎，病程在一个月以内者，一般一次即愈。

2. 颈肩痛　颈肩部疼痛明显而功能障碍不明显，而对功能障碍明显者常配颈痛穴及肩三针效果较好。

3. 头痛　常配头痛穴。

4. 牙痛　常配牙痛穴效果更佳。

5. 背痛　常配颈痛穴效果更佳。

尾语体会

1. 肩痛穴对治疗肩周炎、颈肩综合征有特效。但对治疗头痛、牙痛、背痛、胸胁部，带状疱疹疼痛效果也很好。必须有闪电样针感传至足是取得疗效的关键。肩痛穴确有调整虚实，疏通经络，显著镇痛之功。

2. 临床观察到对颈肩病、肩部疼痛明显，甚则夜眠痛醒，不敢触碰者，若用传统疗法采用局部取穴加配曲池、合谷、外关治疗几乎无效。若改用肩痛穴为主加配肩三针治疗，效果立竿见影。对颈肩病疼痛不明显而功能障碍明显者单用肩痛穴效果不理想，若采用以肩痛穴为主加配传统疗法效果较为理想。

3. 对胸脊头面颈肩部的急性疼痛，一般单用肩痛穴一次即可奏效；对这些部位的慢性疼痛，可配合传统取穴疗法效果较好。

4. 人以气血为本，气血不和则为痛，阳明为多气多血之经，肩痛穴位于足阳明胃经的循行线上，故肩痛穴具有调和气血、疏通经络之功。气血和，经络通，则病除矣。

腰痛穴治疗腰椎后关节紊乱32例临床分析

李维伍

（辽宁省大石桥市百寨镇医院）

腰椎后关节紊乱，亦称腰椎后小关节半脱位，椎骨错缝等，是伤科临床中的一种常见病，多发病，也是引起急性腰痛的常见原因之一。笔者采用王文远老师传授的“平衡一针疗法”，以针刺腰痛穴为主，治疗腰椎后关节紊乱32例，取得了满意效果。现报告如下：

临床资料

一、一般资料

本组32例，男性20例，女性12例。年龄最小者15岁，最大者63岁。

二、诊断要点

①有腰部闪、挫等病史。②腰肌痉挛，腰部后伸活动严重受限。③棘突侧偏、腰骶部后关节压痛明显。④X 线片无阳性发现。

三、治疗方法

取穴腰痛穴，此穴位于前额正中。取穴原则：交叉取穴，手法：泻法。针刺参数每日 1 次。

疗效分析

一、疗效标准

1. 痊愈　临床症状和体征消失，功能活动正常。
2. 显效　临床症状和体征基本消失，功能基本正常。
3. 进步　临床症状和体征缓解，功能活动改变。
4. 无效　临床症状和体征无变化。

二、治疗结果

32 例经 3 次治疗痊愈 22 例，占 68.75%。显效 8 例，占 25%。进步 2 例，占 6.25%。

体　会

腰椎是躯体运动的中轴，支负着人体的重量。但腰部的关节比较松弛，活动范围又相对较大，加上慢性劳损、局部着凉和脊柱的退行性变，导致腰部肌力下降，关节韧带松弛，使关节的稳定性下降，腰部肌肉收缩不协调，失去了对椎骨两侧后关节的牵拉作用。或由于自身的体位变化或突然的外力作用使椎间关节正常位置关系遭到破坏。

腰椎后关节紊乱的治疗关键是使痉挛的腰肌放松，疼痛缓解，从而达到迅速治愈的目的，故在各种治疗方法中以针刺腰痛奇穴收效最快，是临床最为理想的特效治疗穴位。

针刺腰痛穴治疗腰痛12例报告

张秀兰
（北京房山区琉璃河水泥厂职工医院）

笔者于1993年3月有幸参加了中国研究院举办的第八期王文远整体平衡一针疗法专题讲座班之后，将学习的内容用于临床，取得了令人满意的效果。现就治疗腰痛病人情况报告如下：

临床资料

一、一般资料

本组12例中，男性8例，女性4例。年龄最小20岁，最大58岁。病程最短2天，最多3年。其中3例有明显外伤史，余者9例为风寒、疲劳所致。

二、治疗方法

1. 取穴　腰痛穴（神庭与印堂的中点）。结合临床可根据疼痛的部位、性质、配穴1～3个，辅助疗法再加TDP局部照射30分钟至60分钟。

2. 操作　患者取坐位，局部采用2%碘酊消毒，75%酒精脱碘，用1寸毫针平刺1寸，提插捻转泻法，强刺激，得气后留针（留针期间再给予1至2次强刺激）。效果不满意时可选用1～3个配穴。然后将提前预热10～15分钟的TDP辐射仪头垂直于疼痛部位，辐射板与患处皮肤距30～35厘米，以患者冷热感觉适宜为度，每次30分钟～60分钟，每日1次。

三、注意事项

①患者体位要舒适，避免针刺时乱动。②针刺时避开浅表血管。③TDP辐射板与皮肤距离要适宜，不可过低，避免灼伤。

疗效分析

一、疗效标准

1. 痊愈　全部症状消失，遇劳累或天气变化无任何反应。

2. 好转　症状大部分消失，遇劳累或阴雨天时有不适感。

3. 无效　治疗后症状无改善者。

二、治疗结果

临床治愈 11 例，占 91.67%。显效 1 例，占 8.73%。治愈针刺参数，1 次治愈者 2 例，3 次治愈者 2 例，其余均为 7 ~ 10 次治愈。

三、典型病例

例 1：马某，女，21 岁，学生，1993 年 5 月 12 日初诊。该患者于诊病前一日俯身抱小孩起身时不慎将腰扭伤，当即腰部不能活动，动时疼痛难忍，其家人给予按揉、热敷，效果均不佳。于次日来院门诊，经 X 线拍片检查未见异常。治疗原则平衡针法，主穴腰痛穴，手法泻法，行强刺激后令患者活动腰部，缓慢行走疼痛减轻，但仍有轻度疼痛，配穴 2 个和用 TDP 局部照射 40 分钟，一次临床治愈。

例 2：付某，男，55 岁，干部，于 1993 年 7 月 6 日因用力过度将腰部扭伤，次日疼痛难忍，曾外敷止痛膏，口服止痛片，效果不显。后因工作需要去东北出差，在当地医院针刺 3 次，疼痛有所减轻，但疼痛未止，后又来我院诊治，即采用上述方法治疗，一个疗程临床治愈。

平衡针法治疗肩周炎腰扭伤胆石症 88 例临床研究

孟凡廷

（内蒙古呼市第二电力建设工程公司卫生所）

笔者学习运用王文远老师创立的平衡针法，对肩周炎急性腰扭伤与胆石症进行了临床研究，经 88 例（肩周炎 50 例急性腰扭伤 35 例胆石症 3 例）统计，治愈率 72.73%，有效率 100%。现简要报告如下：

临床资料

一、一般资料

1. 肩周炎　50例。男性21例，女性29例；年龄最大66岁，最小20岁，平均年龄45岁，多以40~49岁年龄组为多，占发病总数的75%。病程1~6个月12例，7~12个月31例，1~2年7例。

2. 急性腰扭伤　35例。男性24例，女性11例。年龄最小25岁，最大60岁。病程1天66例，2天10例，大于3天9例。

3. 胆石症　3例。男性1例，女性2例。年龄最小27岁，最大54岁。

二、治疗方法

1. 肩周炎　主穴肩痛穴，此穴位于足三里下1.5寸，偏于腓侧。患者取坐位，局部常规消毒，采用3寸毫针1根，行直刺法。

2. 急性腰扭伤　主穴指麻穴。

3. 胆石症　主穴胸痛穴，配穴肩痛穴。

疗效分析

一、治疗效果

1. 肩关节周围炎　50例。临床治愈32例，占64%；显效11例，占22%；好转7例，占14%；总有效率100%。最少1次，最多8次，平均每例3次，1次治愈16例，占32%；3次治愈18例，占36%；大于5次16例，占32%。

2. 急性腰扭伤　35例。临床治愈29例，占82.86%；显效6例，占17.14%。其中1次治愈21例，占60%；2次6例，占17.14%；3次以上8例，占22.86%。

3. 胆石症　3例。临床治愈3例。

二、典型病例

例1：杨某，女，49岁，工人，1993年8月23日初诊。主诉：左肩疼痛7月余。疼痛不能上举、后伸，影响梳头、洗脸及穿脱衣服，夜间疼痛加剧。临床诊断肩周炎。经抗风湿药物治疗和局部针刺均无明显好转，后来我处诊治。选穴肩痛穴，行直刺法，针感为闪电式的向足趾传导，不留针。当时患者即感疼痛减轻，肩周活动明显好转，又经3次治疗痊愈，随访至今未见复发。

例2：罗某，女，29岁，工人，1993年9月6日初诊。主诉：因劳动时不慎将腰部扭伤2天，疼痛难忍，行走困难，咳嗽时疼痛加剧，腰部肌肉僵硬。曾在县医院检查，腰部X线拍片未见异常，诊断为急性腰扭伤，对症治疗未见好转，后来我处诊治。治疗采用平衡针法，取穴指麻穴。局部常规消毒，采用28号毫针3寸1根，针尖向合谷方向直刺，手法为泻法。令患者活动腰部，病人疼痛消失，活动自如起针，1次治愈。随访至今未见复发。

例3：张某，女，27岁，1992年8月16日初诊。主诉右上腹阵发性疼痛剧烈3天，伴有恶心，呕吐，右胁痛，发作频繁，一个月左右发作1次。近一年疼痛逐渐加剧，心烦意乱，体温正常，脉搏78次/分，血压14/10kPa，B超显示为泥沙状胆石症。治疗原则平衡针法，取穴胸痛穴、胃痛穴、治疗3次症状完全消失。5次治疗后B超检查，泥沙状胆结石消失，临床症状、体征消失。一年后随访未见复发。

平衡针法治疗急性腰扭伤梨状肌损伤30例分析

宫利华

（内蒙赤峰平庄镇毛家村卫生院）

急性腰扭伤、梨状肌损伤，在我区比较多见，如治疗不彻底可造成长期不愈或反复发作，形成慢性腰肌劳损，这种病俗称“闪腰”、“闪髋”等。主要是外力致伤或突然用力过猛过大，引起肌肉、筋膜或韧带部分撕裂乃至全部断裂所致。本病通常是在劳动过程中用力过猛或在不良姿势下突然用力，亦可由于突然的外力所致。从1993年7月笔者有幸参加了王文远教授在北京举办的整体平衡—针疗法学习班以后，改变了过去传统的针灸按摩方法，采用平衡针法治疗急性腰扭伤、梨状肌损伤。简要报告如下：

临床资料

一、一般资料

男性24例，占80%；女性6例，占20%。年龄分布在19~62岁之间，其中>30岁最多，17例，占56.7%。急性腰扭伤16例，梨状肌损伤11例，腰椎韧带撕裂剥离3例。

二、治疗方法

1. 平衡针法治疗组　急性腰扭伤主穴：腰痛穴。取穴原则：定位取穴（此穴位于前额部，即神庭与印堂穴连线的中点）。患者取坐位，局部消毒，采用28号2寸毫针1根，针尖沿皮下骨膜外透刺印堂穴。手法泻法。梨状肌损伤主穴：臀痛穴。取穴原则交叉取穴（此穴位于肩外陵处）。患者取坐位，局部常规消毒，针尖沿腋后纹头上2寸处呈45°角斜向极泉穴方向斜刺，手法泻法。

2. 传统取穴对照组　主穴阿是穴（压痛点）。取穴方法：压痛点取穴。腰部采用28号1寸毫针，臀部采用28号3寸或3.5寸毫针1根，局部常规消毒，配穴取双侧委中穴、后溪穴。留针30分钟，15分钟捻针1次。

3. 按摩疗法对照组　主要是按肌肉纤维，采用分筋、理筋、按压等手法。方法：用单手拇指或拳头用力剥离肌肉纤维，左右按推3~4次，再用力顺纤维理法按推4~5次，然后用力按压30秒钟。这样主要是缓解肌肉痉挛，松解局部肌肉，起到舒筋活血通络止痛作用。

疗效分析

一、治疗结果

	治愈	显效	减轻	无效	合计
平衡针法	25	4	1	0	30
%	83.33	13.33	3.34	0	100
按摩	8	12	5	2	27
%	29.62	44.44	18.52	7.42	100
传统针法	2	4	13	6	25
%	8	16	52	24	100

对以上三组数据作统计学处理，治愈率存在显著差异。平衡针组 > 按摩对照组 > 传统针灸对照组。

二、典型病例

病例 1：衣某，男，46 岁，本村做豆腐专业户，于 1993 年 7 月 20 日初诊。主诉：抬一麻袋黄豆时不慎扭伤，左髋部剧烈疼痛，左髋关节及下肢活动受限，患者家属要求出诊。检查患者神志清，面色苍白，大汗伴有虚脱症状，疼痛难忍。左臀部形成一个 10cm 左右包块，压痛（+++），诊断：梨状肌急性损伤。当即给予平衡针治疗，取穴臀痛穴，患者取坐位，局部常规消毒，采用 28 号 3 寸毫针 1 根，斜刺 3 寸，病人针感除有放射到肘关节、颈面部外，还感到患侧大腿及足趾有一种电传感，经反复捻针 1 分钟，患者当时自觉疼痛明显减轻，可做下蹲运动，下肢活动自如，随即出针。为巩固疗效加配穴腰痛穴。连续治疗 4 次，症状完全消失，功能恢复正常，临床治愈。第 5 天可参加劳动，半年随访未见复发。

病例 2：罗某，男，29 岁，平庄矿务局制材厂工人。于 1993 年 8 月 5 日就诊。主诉：半年前劳动时不慎造成腰部扭伤，经多次中药、按摩、针灸治疗，效果不理想，常反复发作，这次搬运木材时诱发腰部剧烈疼痛，呼吸浅促，不敢直腰行走，动则腰痛加剧，咳嗽、打喷嚏时疼痛更甚。检查：两侧腰肌隆起，腰肌紧张压痛（++），腰部活动受限，临床诊断：急性腰扭伤，采用平衡针法，取穴腰痛穴，手法泻法，产生针感后嘱病人活动腰部，两分钟后患者诉疼痛减轻，5分钟起针时患者能做弯腰、下蹲动作，为巩固疗效，先后治疗5次，症状消失，临床治愈。3个月随访未复发。

讨　论

平衡针法就是激发人体自控系统内反馈的调节恢复与增强，依靠患者自身治疗疾病的方法，改善机体血液循环，减少血液与淋巴系统的瘀滞，缓解腰肌、梨状肌的痉挛，促进局部的血液循环和渗出物的吸收，通过神经系统的调节作用达到缓解局部肌肉紧张，恢复软组织损伤和功能活动。笔者体会到，平衡针法是治疗急性腰扭伤和梨状肌损伤的最佳方法。

肩腰痛的平衡针法临床验察

崔松虎　朴君成
（黑龙江鸡西市矿务局总院
黑龙江密山县人事局残疾人联合会）

肩关节周围炎治疗案

宫某，女性，38岁，个体饮食业主，1994年3月28日就诊。主诉：左肩关节痛半年，近一个月加重，影响梳头、洗脸。左臂不能上举，遇寒冷、劳累后加剧。查体见左肩胛冈上窝明显压痛（++），上举80°，外展45°，诊断：左肩关节周围炎。

取穴：右侧肩痛穴。患者取正坐位，局部常规消毒后，采用28号毫针1支，行直刺法，病人有酸麻胀针感时，出现电样传导至足背乃至足趾，隔日1次，3次左肩疼痛完全消失，功能恢复正常。

急性腰扭伤治疗案

朱某，男，39岁，机关干部，1944年3月26日就诊。主诉搬运米袋时用力过猛致腰痛2天，疼痛难忍，活动受限。查体：左侧腰大肌压痛明显，右侧腰大肌亦有轻度压痛，腰椎无压痛。诊断：急性腰扭伤。

取穴：腰痛穴，此穴位于神庭与印堂连线的中点，用28号毫针一根，针尖向下，沿皮下骨膜外，直刺1.5寸，出现局部酸胀痛针感后，行针约20秒后出针。患者当即能活动腰部，腰痛明显减轻，第二天按上述取穴，行针治疗，腰痛症状消失，3次后临床治愈。

平衡针法在骨伤科的应用

苏正初
（贵州省遵义县新蒲镇卫生院）

为了总结、提高、尽快推广和使用，遵照王文远老师整体平衡一针疗法的具体方法，兹将在本部门本地区普及推广的体会心得举例如下：

例1：陈姓患者，因肩周炎曾在某大医院内服与外用中药、电疗、红外线都无显效，生活依然不能自理。后来我处求治，我不用常规针法取穴于患部，而是随左右取穴于下肢的肩痛穴。待有针感时，让患者慢慢举起双手，一上一下按自己的年龄数数，不一会儿，患肢越举越高，基本达到原功能位。在场亲眼所见的人，无不拍手称快。大声喜呼：神针！神针！我说这神针来自北京王文远整体平衡一针疗法的宝库。

例2：庚姓患者，左侧胸肋损伤后，由于自己不重视，在家一拖再拖，用过不少民间药方，均无明显效果。后来我处求治，时已一月有余。我运用王老师一针疗法，随左右取穴于丘墟穴，待有针感后，速令患者深呼吸，右手在患部做旋转式轻按摩，不到10分钟，针到病除。收到了立竿见影之效。慕名前来求医的人越来越多，在这偏僻的地方，北京王文远整体平衡一针疗法确实成了“神话”。

例3：衣姓腰扭伤患者，临床症状只是隐痛，曾在本地四大医院治过，不见多大效果。后经别人介绍来我院求治，我照王老师一针疗法理论取穴于后溪穴，并让患者活动腰部，不到10分钟，患者居然活动自如，在场的人见到之后，都感到这种针法不可思议，太神了！

像以上这些能使患者口服心服的实际例子真是举不胜举。

平衡针法简便易行，具有取穴少、针感强、见效快、痛苦小的独特优点，值得大面积推广。

我学习王老师的一针疗法，仅仅是开始，还有待于不懈努力，方能更快提高自己的解除患者疾苦的水平，并以诲而不倦的精神，将所学到的王文远整体平衡一针疗法传给同仁，使这一针法，迅速在本部门本地区得到普及和运用，使它在我们贵州高原开花结果。

胸痛穴治疗踝关节扭伤30例临床研究

王建华

（山西省临汾铁路医院）

应王文远主任之邀将近年来，运用针刺胸痛穴（外关）治疗踝关节扭伤30例，取得一定疗效，现介绍如下：

临床资料

一、一般资料

本组病例男性13例，43.33%；女性17例，占56.67%。年龄16~40岁21例，>70岁9例。病程最长者达2年，最短者为10周内。

二、治疗方法

取穴胸痛穴（外关），取穴原则交叉取穴。针具选用28号1.5寸毫针，局部常规消毒，快速将针刺入皮下1寸，针感以病人所能承受为度。留针期间行针 2 ~ 3 次，在留针过程中，让患者自动或协助患者做旋转踝关节动作，使患者自感轻松。每天治疗 1 次，6 次为 1 疗程。治疗参数一般不超过 2 个疗程，两疗程间休息 1 ~ 2 天。

疗效分析

一、疗效评定

1. 痊愈　踝关节肿痛消失，足行走恢复正常功能。
2. 显效　踝关节肿痛基本消失，功能障碍明显改善。
3. 有效　踝关节肿痛减轻，功能障碍有所改善。
4. 无效　踝关节痛及行走障碍均无改变。

二、治疗结果

痊愈 14 例（占 46.67%）。显效 10 例（占 33.33%）。有效 5 例（占 16.67%）。无效 1 例（占 3.33%）。总有效率为 96.7%。

三、病案举例

例 1：张某，男，23 岁，工人，1989 年 9 月 3 日初诊。

现病史：患者左踝关节扭伤 10 天，足着地时关节部疼痛明显加重，行走不能自如。

检查与诊断：左踝关节两侧压痛明显且感针刺痛，X 线检查显示左踝关节无异常现象，诊断为踝关节扭伤。

治疗：疏经活络，行气活血，止痛消肿。取穴胸痛穴，留针 30 分钟，10 分钟行针 1 次。在留针过程中，让患者自动或协助患者做旋转左踝关节动作。经 1 次治疗，患者左踝关节肿痛明显减轻，足跟着地时关节微有胀痛感。经第 2 次治疗后，症状完全消失，临床治愈。

例 2：贾某，女，46 岁，干部，1990 年 4 月 15 日初诊。

现病史：患者右踝关节痛 1 年，行走过多时右踝关节疼痛加重。

检查与诊断：踝关节周围无明显肿胀，外踝前下侧压痛明显，且感针刺痛，较健侧稍肿，僵硬，X 线检查显示无异常。临床诊断踝关节疼痛综合征。取穴胸痛穴。取穴原则交叉取穴，手法泻法。留针 10 分钟后患者自述右踝关节疼痛明显减轻。经第 2 次治疗右踝关节疼痛基本消失，足行走趋于正常。经第 3 次治疗踝关节疼痛完全消失，足行走自如，功能恢复正常。

平衡针法治疗腰部急慢性损伤性疼痛 98 例分析

张建敏

（内蒙古自治区包头第二热电电厂职工医院）

运用平衡针法，以针刺腰痛穴为主，治疗腰部急慢性损伤性疼痛 98 例，治愈率达 80.61%，有效率达 100%。此法选穴少，见效快，省时省力，是值得推广的一种新型疗法。病人多系本厂职工，因工作用力关系多伤及腰部，加之受风寒、疲劳等因素，故为多发病之一。

临床资料

一、一般资料

本组 98 例病人，男性 78 人，占 79%；女性 20 人，占 21%。年龄 18 ~ 29 岁 43 例，占 44%；30 ~ 39 岁 45 例，占 46%；40 岁以上 10 人，占 10%。

二、诊断要点

①外伤史（个别也无明显诱因）。②腰痛剧烈，前屈、后伸、侧弯、旋转等功能受限。③受凉及劳累史。以上均除外腰椎骨折。

三、疗效标准

1. 临床治愈　自觉症状及体征完全消失。

2. 显效　自觉症状及体征基本消失。

3. 进步　自觉症状及体征部分消失或减轻。

4. 无效　自觉症状及体征无明显变化。

疗效分析

一、治疗方法

①取穴：腰痛穴，此穴于前额部，即传统穴位神庭与印堂之中点。②针法：针尖向下沿皮下骨膜透刺印堂穴，用 28 号 2 寸毫针刺入 1～1.5 寸。如交叉取穴，左侧腰痛向右侧平刺 1 寸，右侧腰痛向左侧平刺 1 寸。③针感：以局部酸胀痛为主。④功能：镇痛清热。⑤疗程：每日 1 次，10 次为 1 疗程。

二、治疗效果

临床治愈 79 例，占 80.61%。进步 9 例，占 19.39%。

三、典型病例

匡某，男，35 岁，1993 年 12 月 25 日来诊。原有腰肌劳损病史，昨日干活受凉，觉腰痛难忍不能直腰，活动受限。查：局部肌紧张，压痛（+++）。治疗原则平衡针疗法，取腰痛穴。局部常规消毒，用 2 寸 28 号毫针，行直刺针法，局部感酸胀后取针。片刻，病人述腰部疼痛减轻，左右侧弯及前屈后伸范围加大，基本恢复正常，次日再针 1 次巩固疗效。

讨　论

人体是一个整体，具有自身的调节功能。在正常情况下，依靠机体自控系统所发出的各种信息以及反馈系统来保持人体内环境相对稳定。平衡针法就是将内因、外因、不内不外因破坏了的机体平衡，通过针灸作用于穴位的外来刺激，也就是通过传统医学的经络系统和现代医学的神经系统的信息反馈技术原则，激发调动病人体内的抗病潜力，调整脏腑及营卫气血，达到防病治病，自身平衡的目的。

腰部疼痛的病因很多，但总的讲，都是破坏了人体自身平衡所致。平衡针法就是利用经络与神经的反馈系统改善机体的血液循环，减少血液及淋巴系统的瘀滞，解除腰肌痉挛等，促进局部水肿及渗出物的吸收，达到镇痛的目的，使腰肌恢复正常功能。

肩痛穴治疗落枕72例疗效分析

罗建伟

（湖北省咸宁市永安卫生院）

落枕为骨伤科常见病多发病。笔者自1992年9月学习王文远老师发明的整体平衡一针疗法后，根据其原理用于治疗落枕72例取得了良好的临床疗效。现报告如下：

临床资料

一、一般资料

本组病例全部来自门诊病人，其中男性48例，女性24例；年龄最大68岁，最小16岁；病程最长5天，最短1小时。

二、治疗方法

患者取端坐位，采用交叉取穴方法，即左侧颈部发病取右侧下肢肩痛穴，右侧颈部发病取左侧下肢肩痛穴，两侧发病取双下肢肩痛穴。暴露膝关节以下，选准穴位，局部皮肤常规消毒，用28～30号3～4寸毫针，行直刺法快速刺入穴内，反复提插捻转，以出现酸、麻、胀感为宜，留针10～15分钟，每5分钟行针一次，以保持强针感。一般在出现针感后颈部疼痛立即减轻甚至完全消失，功能恢复正常。针刺的同时可用手法按摩患处2～3分钟，以增加患者的舒适感。若1次未愈，可在次日再治疗1次。治疗过程中不使用药物及其他方法。

疗效分析

一、治疗结果

本组72例，针刺1次疼痛完全消失，功能恢复正常者63例，占87.5%；针刺2次获效者9例，占12.5%，全部治愈。

二、典型病例

郭某，男，53岁，咸宁市商业局干部，于1993年8月20日就诊。患者自晨起后觉右颈部疼痛不适，不能左转。检查右颈部肌肉僵硬、压痛，诊断为落枕。治疗按前述方法针刺左下肢肩痛穴，当针感出现后颈部疼痛立即消失，10分钟后起针，颈部功能恢复正常，1次治愈。

随访至今颈项部无不适。

讨 论

落枕多因睡眠时姿势不当引起颈部肌肉拉伤，使颈椎小关节扭转，局部气血运行受阻或因感受风寒导致颈背部寒邪凝滞，瘀阻络脉出现僵硬疼痛，活动不利而致病。治疗原则活血化瘀，宣痹止痛。十二经脉，奇经八脉在人体内纵横交错，网布全身各个部位，它们在生理功能中相互依存，在病理上相互影响，在治疗时则相互作用，因此，《素部·太阴阳明论》指出："阳病者，上行极而下；阴病者，下行极而上……"故在治疗疾病时则可遵循《灵枢·终始》之"病在上者，下取之……"同时《素问·缪刺论》还指出"邪客于经，左盛则右病，右盛则左病……"，治疗时亦可采用"病在左者取之右，病在右者取之左"。肩痛穴位于人体下部，为奇穴，针刺患处对侧肩痛穴后，可通过人体内各个经脉的自我调节作用达到平衡阴阳，治愈疾病之目的。该穴具有调和气血、祛风散寒、通经止痛之功效。落枕多为实证，故针刺手法以泻为主。

许多研究证明，人体大脑皮层机能定位运动分析器有着左右交叉支配的“倒人形”现象，通过巨刺方法针刺肩痛穴后命名局部神经产生兴奋并传导于大脑，使疼痛感觉发生转移；同时针刺穴位后还能促使大脑释放内啡肽等物质，增加镇痛效果，因而针刺肩痛穴可立即使颈部疼痛消失，恢复正常功能。

临床证实，本疗法对落枕具有迅速的治疗作用，方法简便，无副作用，可重复使用，具有临床推广价值。

平衡针法治疗足跟痛88例临床分析

王建华

（山西省临汾铁路医院）

足跟痛是由于年龄的增长，骨质退行性变及骨质钙化等所致。多发于50岁左右的成年人，尤以女性多见。近年来，笔者针刺大钟穴治疗足跟痛88例，取得一定疗效。

临床资料

一、一般资料

本组88例，男性20例，占22.73%；女性68例，占77.27%。年龄最小30岁，最大68岁。病程都在两年以内，其中最短者为一周。单纯性疼痛者60例，占68.18%；骨质增生者28例，占31.82%。一侧疼痛者66例，占75%；两侧疼痛者22例，占25%。

二、治疗方法

取大钟穴。令患者仰卧位，针具选用28号1.5寸毫针，直刺大钟穴，进针约0.3~0.5寸，局部产生麻胀感，然后行针6分钟，患者足跟可有热胀感，留针30分钟，每日1次，6次为一疗程。

疗效分析

一、治疗结果

治愈（足跟痛症状完全消失）48 例，占 54.55%。显效 20 例，占 22.73%。进步 16 例，占 18.18%。无效 4 例，占 4.54%。总有效率为 95.46%。最少治疗一个疗程，最多治疗四个疗程。

二、典型病例

张某，女，58 岁，退休工人。1993 年 3 月 8 日来诊。自诉足跟痛行走不便一个月。一个月前因重体力活动行走过多，引起足跟疼痛，此后足跟疼痛日渐加重，曾服中药，局部外敷膏药连续治疗近一个月不见好转。检查足跟底部无明显肿胀，跟骨前下内侧压痛明显，且针感刺痛，较健侧稍肿，僵硬，X 线检查显示骨质增生。取穴大钟穴，留针 10 分钟后患者自述按压足跟痛明显减轻。经第一个疗程治疗足跟痛基本消失，行走趋于正常。经第二个疗程治疗足跟痛完全消失，行走自如，功能恢复正常。

平衡针法治疗肩周炎、牙痛疗效研究

李梅英

（河北省正定县河北一洲医院）

于 1993 年 5 月以来，运用王文远老师研究的平衡一针疗法，针刺肩痛穴、牙痛穴为主治疗肩周炎 20 例，牙痛 8 例，取得了显著效果，现报告如下：

临床资料

一、一般资料

本组 20 例，男性 10 例，女性 10 例。年龄分布在 35 ~ 55

岁之间。18 例病人发病 <6 个月，其中 2 例发病 >1 年以上。

二、治疗方法

治疗采取平衡针法，取穴肩痛穴、牙痛穴。取穴原则交叉取穴。针刺参数肩周炎每日 1 次，10 次为 1 疗程，牙痛每日 1 次。

疗效分析

一、治疗结果

1. 肩周炎　临床治愈 19 例，占 95%；进步 1 例，占 5%；有效率 100%。

2. 牙痛　8 例全部治愈。其中 1 针治愈 6 例，最多 4 次治愈。

二、典型病例

周某，女，55 岁，农民。主诉双侧肩关节疼痛 1 年半，以右侧疼痛为重，酸痛、钝痛为主，尤以夜间为甚，入睡后时而痛醒。曾在当地医院治疗给予中西药物和针灸理疗按摩等无好转。于 1993 年 5 月 15 日来我所就诊。查：双侧肩部无红肿，右侧三角肌轻度萎缩，肩峰、冈上肌、冈下肌、小圆肌压痛（+++），右侧上肢上举 90°，外展 <30°，后伸 <15°，内旋 <45°，肩关节活动受限，穿衣取物困难，生活不能自理。

X 片检查：可示有肩部骨质疏松，临床诊断为肩周炎。

取双侧肩痛穴，患者取坐位，局部常规消毒，用 28 号毫针 3 寸 1 根，行直刺法，患者自述疼痛明显减轻，肩关节活动轻松，右上肢上举 150°，外展 140°，后伸 60°，内旋 90°，并局部按摩三角肌，肱二头肌等以促进肌肉恢复。留针 30 分钟后起针，经 1 个疗程功能恢复正常，随诊至今未见复发。

平衡针法治疗网球肘验案介绍

蒋卫东

(北京卫戍区五一一一五部队卫生队)

赵某，男，55 岁，北京兆龙饭店职工宿舍传达室职工，于 1994 年 3 月 26 日就诊，主诉：右肘部无原因疼痛两天，无外伤，不能持物，夜间疼甚。未经任何治疗。检查：右侧肱骨外髁伸肌群附着处压痛（+ + +），肘部无肿胀，腕伸肌紧张试验阳性。临床诊断：右侧网球肘。

治疗原则：平衡针法，取穴臀痛穴。取穴原则同侧取之，局部常规消毒，取 28 号毫针 3 寸 1 根，行直刺法，强刺激。局部感到酸胀。病人疼痛即感消失，活动正常，随即出针。嘱其三日不要活动。随访月余，未复发。

按：网球肘即肱骨外上髁炎。常见右侧肘关节部，多因扭伤或拉伤引起。祖国医学认为是由于气血虚弱，承袭风寒湿邪而致瘀阻伤筋，流注关节引起。急慢性无菌性炎症，日久而致的肉芽组织形成和粘连、出血、激化、肥厚组织病变，使关节僵滞疼痛，功能障碍和受限，属劳损性病变。平衡针法认为人体是一个整体，具有自身调节功能，针刺臀痛穴就是利用神经与经络系统的信息反馈原理，改善机体的血液循环，减少血液及淋巴系统的瘀滞，以达到镇痛的效果，利用人体自身的调节功能，促进机体的修复，从而达到治疗的目的。

针药结合治疗颈肩肘膝关节病 50 例疗效分析

李伟

(四川省南部县垭乡卫生院)

笔者是中国中医研究院举办的第 21 期整体平衡一针疗法学习班的学员，运用王文远老师传授的平衡针法，配合外用洗药，治疗颈肩综合征、膝关节、肘关节病 50 例疗效显著。现报告如下：

临床资料

一、一般资料

本组50例均为门诊病人。其中男性39例，占78%；女性11例，占22%。年龄在36~60岁之间。病程最长十年，最短20余天。

二、治疗方法

1. 平衡针法　穴肩痛穴、膝痛穴，肘痛穴，取穴原则交叉取穴。每日1次，10次为1疗程。壁虎桃红浸液每天2次擦洗，同时配合。针刺参数，治疗参数同上。

2. 外洗药组方　壁虎1只，桃仁15g，红花15g，川芎15g，赤芍15g，乳香12g，没药12g，威灵仙15g，白酒50ml浸泡24小时后擦洗患处。

疗效分析

一、治疗结果

针刺3次痊愈20例，占40%。针刺5次痊愈9例，占18%。

二、典型病例

例1：颈肩综合征。刘某，男，51岁，垭乡工农村农民。主诉右上肢疼痛1周，伴有手指麻木，活动受限。检查肱二头肌腱压痛（+++），临床诊断颈肩综合征。治疗采用平衡针法，主穴肩痛穴，取穴原则交叉取穴，手法泻法。经1次治疗疼痛缓解，同时配合中药外用洗剂每日两次。经3次治疗临床治愈。

例2：膝关节滑囊炎。江某，女，48岁，农民，系大坪镇五一村二社。自诉膝关节疼痛三年余，近来病情加重。欣闻我处开展平衡一针疗法前来就诊。检查膝关节肿胀，压痛，活动受限，屈曲疼痛加剧。经西医骨科诊断为膝关节滑囊炎。治疗采用平衡针法，取穴膝痛穴，取穴原则交叉取穴，针刺参数每日 1 次，同时配合外用中药洗剂局部擦洗。经 1 个疗程临床治愈。

例 3：网球肘。刘某，女，42 岁，系垭乡群峰村二社农民。主诉：左肘关节疼痛 2 周。临床诊断网球肘。治疗原则平衡针法，取穴臀痛穴，配肘痛穴。每日 1 次，同时配合中药外洗。针药合用两次而愈。

学习平衡针法的体会

吴琳

（河北省石家庄华能上安电厂卫生所）

一、不平衡的客观因素存在才是平衡针产生的必要条件

中医学认为，人体各个脏腑组织之间，以及人体与外界环境之间，既是对立的又是统一的，它们在不断地产生矛盾，而又不断地解决矛盾，维持着相对的动态平衡，从而保持人体正常的生理活动。当这种动态平衡因某种原因遭到破坏，而又不断立即自行调节恢复时，人体就会发生疾病。疾病的发生关系到两个方面：一是人体本身的功能紊乱，正气相对虚弱（七情所伤）；二是邪气对人体的影响（六淫外侵），这些因素影响干扰了人体的稳定。因有不平衡的因素存在，所以有了平衡针。

二、平衡针法突出了人体自我平衡

平衡针法是一个部位治疗另一个部位的疾病的取穴方法，它是以病或部位来定穴位名称。在临床中因治疗不是患处，用巨刺疗法，所以病人易接受。治疗疾病时，要采取宏观的角度，整体的角度，全局的角度，利用针刺为手段，主要利用人体信息系统的反馈针刺效应原理，将术者的信息能量，反馈于

病人大脑，然后在大脑的中枢调节下，依靠病人自己达到自我修复、完善、调整而治病。现将学习平衡针法在临床运用中取得的疗效报告如下：

（一）肩痛穴治疗肩周炎效果统计

肩周炎11例，病程短者3次治愈，每次只扎1针。病程长者，指针风池、大椎、肩髃、曲池、外关等穴。所以说：发病时间越短，疗效越好，针刺次数越少；时间越长，肩关节形成粘连，针刺时间也越长。

（二）臀痛穴治疗坐骨神经痛、腰痛统计

坐骨神经痛11例，病程短者3例，针后立即见轻，3次即愈。其余1个疗程治愈。腰痛及急性腰扭伤18例，针刺后有明显的减轻，再配合腰痛穴效果更好，一般1~5次即可治愈。

（三）臀痛穴治疗网球肘效果统计

用臀痛穴治疗网球肘2例，1次局部出现明显针感，疼痛立即减轻，经3次即愈。

腰痛穴配合中药离子导入治疗颈椎病60例分析

任学生

（山东省冠县中医院）

笔者自1993年开始试用腰痛穴为主，辅以中药离子导入，治疗颈椎病60例，治愈48例。现简介如下：

临床资料

一、一般资料

本组60例中，男性42例，女性18例。年龄最小38岁，最大82岁。病程最短3天，最长15年。所有病例均经X片或CT片证实颈椎均有骨质改变。根据临床分型，其中颈型15例，神经根型30例，椎动脉型9例，混合型6例。

二、治疗方法

患者取坐位，两目平视。取穴腰痛穴，此穴位于前额部，神庭与印堂穴连线的中点。局部常规消毒，取 30 号 2 寸不锈钢毫针 1 根，沿皮下骨膜外透刺印堂穴，进针 1.5 寸左右。手法为捻转泻法，针感以局部酸胀沉为主。得气后活动颈肩部，不留针。个别病人亦可留针 10 分钟，隔日 1 次，6 次为 1 疗程。为巩固针刺效果，辅以骨质增生治疗仪（各地产均可）进行中药离子电导入疗法，每日 1 次，每次 30 分钟，12 次为 1 疗程。不愈者，停 1 周，进行第 2 个疗程治疗。

疗效分析

一、疗效标准

1. 临床治愈　症状完全消失为临床治愈。
2. 好转　症状明显减轻，不影响工作和休息为好转。
3. 无效　症状无改善为无效。

二、治疗结果

临床治愈 48 例，占 80%。好转 12 例，占 20%，有效率为 100%。其中 1 个疗程治愈 30 例，两个疗程治愈 18 例。治疗时间最短 4 次，最长 3 个疗程。

三、典型病例

林某，女，48 岁，1993 年 9 月来诊。症状项强，头沉，眩晕，右侧颈肩部疼痛，伴有活动受限 2 个月，曾在外院按颈椎病针刺、按摩、服西药等方法治疗无明显改善。X 线拍片检查：颈椎 4、5、6 椎体骨质增生，4～6 椎间隙变窄，曲度变直，4、5、6 颈椎处项后韧带钙化。治疗采用上述方法，以捻转为主，强刺激，得气后活动颈部及右肩，即感症状明显减轻，起针后进行中药离子导入 30 分钟。1 个疗程痊愈，半年后随访未复发。

尾语与体会

1. 本方法具有简单易行、易于操作、痛苦小、见效快之优点。

2. 腰痛穴定位于督脉循行部位，手、足三阳经均与督脉交会于大椎穴，颈椎督脉所过，针刺腰痛穴能够调节督脉及三阳经的功能而扶正祛邪，故能取效。

3. 针刺后，颈部复用中药离子导入，能够改善骨质周围的组织血运，消除局部充血水肿及无菌性炎症，调节恢复神经功能，起到通经活络，祛瘀活血的作用，进一步巩固提高疗效。

平衡针法治疗腰椎间盘脱出250例临床研究

王文远
杨若时　王辉　（北京军区二九二医院）
郭兰　（北京中医药大学附属临床医院）
张以杰　（北京武警六支队卫生队）
祝自江　（北京怀柔县中医医院）

腰椎间盘脱出症多因腰椎间盘纤维环破裂或髓核脱出刺激或压迫脊髓神经根所致。亦属中医“痹症”、“腰腿痛”之范畴。笔者于1988年以来，运用针点导入综合疗法治疗腰椎间盘突出症250例，临床治愈率63.2%，总有效率95.2%。现简要报告如下：

临床资料

一、一般资料

本组患者为我院门诊及住院病人，其中男性159例（63.6%），女性91例（36.4%）。年龄最小31岁，最大62岁，平均年龄44.4岁。发病时间最短2天，最长21年。病人与临床表现，其中有腰部外伤史 67 例（26.8%），伴有腰痛 185 例（74.0%），伴有单侧下肢放射性痛麻 198 例（79.2%），伴有双侧下肢痛麻 52 例（20.8%），伴有腰臀部软组织病变 165 例（66%），伴有马尾神经损伤症状 49 例（19.6%）。250 例病人有 70 例作 X 线拍片检查，有 112 例做了腰椎管 CT 扫描检查，有68 例做了脊髓造影检查，全部证实为腰椎间盘突出。

二、诊断要点

1. 常有外伤史或慢性腰痛史，多发生于青壮年。

2. 腰痛向一侧或两侧下肢放散至小腿或足背外侧，活动或腹压增加时加重，卧床则减轻。可有脊柱侧弯畸形，腰部活动受限，压痛及叩击痛多发生于腰 4 ~5 或腰 5 骶 1 间棘突旁，并向患肢放射。直腿抬高试验阳性，部分病人抬健腿时可引起患侧痛。多有小腿前外，后外、足背或足外侧感觉障碍。

3. 中央型椎间盘突出可见一侧或两侧下肢放射痛，可有大小便、性功能及鞍区感觉障碍。马尾受压可有两下肢感觉丧失及瘫痪（严重者）。

4. 椎管狭窄症多继发于腰椎间盘突出症、骨性关节炎等，多有间歇性跛行。蹲下、卧床可缓解。侧隐窝狭窄常有单侧神经受压症状，腰 4 ~5 多见。必要时可作椎管造影。

5. X 线拍片一般无明显改变，可有脊椎侧弯，腰椎生理弧度消失，偶有椎间隙变窄或椎体骨质增生。CT 检查有助于椎管狭窄症的诊断及定位，必要时作椎管造影。

三、治疗方法

1. 康复综合疗法治疗组（简称治疗组）　①针刺取穴臀痛穴：此穴位于肩外侧腋外线的中点。患者取坐位，局部常规消毒，采用28 号毫针 3 寸 1 根，向腋窝中心斜刺约 1.5 ~2 寸，手法为泻法，交叉取穴，隔日 1 次，10 次为 1 疗程。②点穴强化疗法：主要运用拇指与食指指腹点压醒脑穴、痤疮穴、疲劳穴。每穴10秒钟，治疗参数与针刺同步。③中药导入辅助疗法：采用骨质增生治疗仪，中药以当归、川芎、独活、羌活、寄生、秦艽、刘寄奴、桃仁、红花、延胡索30多味活血化瘀、通络止痛的中草药组成，每次30分钟，参数与针刺同步进行。

2. 推拿按摩疗法对照组（简称对照组）　病人取俯卧位，术者立于患侧，用肘尖点环跳穴、秩边穴，用拇指点压承扶、风市、承山穴。然后术者抱住患侧臀部，用力由内向外转动按揉，致使局部出现发热感，继用捏拿法沿大腿后侧顺序捏拿至小腿部。10次为一疗程。

疗效分析

一、疗效标准

1. 临床治愈　临床症状消失，功能恢复正常，并能参加正常工作。

2. 显效　临床症状基本消失，功能基本恢复正常，亦可参加原工作。

3. 进步　疼痛减轻，症状改善，功能好转。

4. 无效　临床症状、体征、功能无变化。

二、治疗效果

1. 治疗组　临床治愈158例（占63.2%），显效47例（占18.8%），进步33例（占13.2%），无效12例（占4.8%）。

2. 对照组　180例临床治愈67例（占37.22%），显效38例（占21.11%），进步51例（占28.34%），无效24例（占13.33%）。

临床治愈率经统计学处理存在显著差异（$P<0.01$）。治疗组>对照组。

经对90例随访，<6个月31例，7~12个月27例，1~2

年21例，>2年11例。稳定55例（占61.1%），基本稳定29例（占32.2%），复发6例（占6.7%）。

三、典型病例

案1：赵某，男，51岁，干部，1990年7月4日就诊。主诉右下肢活动受限3个月。追述病史腰部有摔伤史，经某部总院检查诊断为腰椎间盘突出症。检查腰肌紧张，呈板状，沿坐骨神经通呈放射性疼痛，小腿外侧感觉障碍。直腿抬高试验阳性，屈颈试验阳性，内收内旋髋试验阳性，CT检查腰4～5椎间隙狭窄。采用平衡针法，取穴臀痛穴。患者取坐位，局部常规消毒，采用28号毫针3寸1根，行斜刺法。同时配合指针疗法，点压风池穴、大椎穴、肩井穴。令病人活动患肢，患者感到疼痛基本消失，临走时已不用公务人员搀扶和拄拐杖，自行走出诊室，经治疗一个疗程症状消失，临床治愈。

案2：李某，男，41岁，北京某工厂工程师。1989年6月15日就诊，主诉腰腿痛3年。检查：腰5骶1椎间棘突旁压痛，并向左下肢放射。腰部活动受限，直腿抬高试验阳性，经椎管造影检查诊断为腰椎间盘突出。采用平衡康复综合疗法。取穴臀痛穴强刺激，交叉取穴。指点醒脑穴、痤疮穴、疲劳穴。中药离子导入30分钟，经治疗两个疗程，临床治愈。

讨　论

1. 腰椎间孔的解剖特点在腰段中上腰部的椎间孔最大，至下腰部则变小，但神经根却逐渐增粗。有人报告上腰段神经根与椎间孔截面大小之比为1∶1.9，而下腰段神经根与椎间孔截面的大小之比为1∶1.5。腰4～5椎间孔的长度约为5mm，而腰5骶1椎间孔的长度达10mm。腰5神经根在硬膜外腔内，常经过一狭长的沟槽（即侧隐窝），其前面为腰4～5的椎间盘，其后为同节段椎体的上关节突，其间的宽度约为7.5mm

左右。腰5神经根很粗，而通道又窄，加之椎间孔较长，当其周围发生病变时，较其他的神经根容易受损害。

2. 腰痛与腰腿病是腰椎间盘突出症的主要症状。椎间盘突出逐渐由小到大，突出物从开始压迫、刺激后纵韧带，继而压迫刺激椎窦神经、神经根或硬脊膜囊的过程中，临床首先出现腰痛（占70%）。当腰椎间盘突出继续发展而侵害背神经根及神经根鞘袖时，疼痛向坐骨神经的走行方向放射。

3. 康复综合平衡疗法是对腰椎间盘脱出治疗的理想方法，从针刺单穴，到强化点穴，及辅助中药导入，完全是从整体平衡的角度来进行治疗。针刺肩外陵主要以信息传递与反馈自控原理，取穴少，见效快。点穴疗法主要作用于醒脑穴、痤疮穴、疲劳穴，起到疏通经络之作用。中药离子导入取于药物的渗透作用。

4. 人体具有一个巨大的自动控制系统，其控制过程就是通过各层次的子系统所发生的各种信息反馈来进行保持人体内环境的相对稳定。通过以上手段去减少或消除疾病的信息源促进人体自控系统内员反馈的调节恢复或增强。依靠病人自己来治愈自己的疾病。

肩奇穴治疗足跟痛

于成好

（山东省即墨市瓦戈庄医院）

足跟痛一症，是指跟骨面的疼痛，多发生于形体肥胖的中年人，一侧或两侧同时发病。多因长途跋涉、长时间站立或久居湿地和经期淋雨涉水等因素，造成跟腱膜受到长期持续牵拉，导致与跟骨结节附着处发生骨膜或纤维组织慢性损伤而发为此病。其病史常有几个月以致数年不等。

笔者针刺肩奇穴治疗足跟痛症。效果满意，兹介绍如下。

取穴方法：患者取坐位，裸露上身。于大椎穴与肩峰连线的外四分之一交界点向下五分处是穴。交叉取穴，以28号

1.5 寸毫针向前下方进针一寸，用泻法重刺激，得气后留针 30 分钟，每 10 分钟运针 1 次，3 天针 1 次，3 次为 1 疗程。一般 1 疗程即可取得临床治愈。

典型病例

1. 赵某，女，42 岁，职工，于 1978 年 5 月 23 日就诊。因经期淋雨涉水，而患右足跟痛年余，服药打针只获即刻之快，过后疼痛如初。曾拍 X 线片，抗“O”、“血沉”等均正常。诊为足跟痛症。后求针刺治疗，予取左侧肩奇穴针刺两次而愈，随访至今无复发。

2. 王某，男，37 岁，车工，于 1984 年 8 月 9 日初诊。因长期站立工作，近二、三年来两足跟疼痛，有时不能坚持工作，曾拍片检查无异常。服消炎痛、强的松等抗风湿药取效不明显，随转针灸治疗。经查诊为足跟痛症，予针刺双侧肩奇穴，3 天 1 次，1 疗程后其症若失。为巩固疗效又坚持针刺 1 个疗程。随访 5 年未复发。

按：足跟痛一症，为临床上常见多发疑难症之一，男女皆能发病，服药效果常不明显。古籍《内经》中有“巨刺者，左取右，右取左”和《素问·阴阳应象大论》中已有“气之盛衰左右倾移，以上调下，以左调右”的九针中巨刺针法之记载，顿时心中了然而有所悟。于是，视肩为足，肩奇穴为足跟的中点。凡遇患此症者，即取此穴针刺，屡用屡验。因其穴在肩，治足跟痛奇效，故名肩奇穴。

腰痛穴治疗急性腰扭伤一例报告

王晓辉　张修夫

（山东省临沂市盛庄卫生院）

笔者采用王文远老师独创平衡穴位治疗急性腰扭伤，疗效非凡，现将一例报告如下：

患者男性，系山东省临沂市农民，于 1993 年 9 月 8 日来诊。主诉：腰痛1小时，伴活动受限，1小时前曾扭伤腰部。查体：心肺肝脾无异常。双侧腰肌紧张，压痛（+++），脊柱无弯曲、压痛。X线示：未见异常。诊断：急性腰扭伤。

治疗：取腰痛穴，3寸毫针直刺。提插捻转手法，局部酸麻胀感觉。有针感后令患者活动腰部，即感疼痛减轻，留针半小时，5分钟行针1次。出针后患者腰部活动如常，症状消失，临床治愈。随访无复发。

讨　论

急性腰扭伤是常见病、多发病，但临床尚无特殊疗法在很短时间内治愈。王文远教师自创平衡针体系，利用人体的自身来调节、治愈疾患。而且时间短，临床疗效可靠。

平衡针法在临床外科应用86例分析

段世田

（江苏省丰县赵庄镇中心卫生院）

1993年11月参加中国中医研究举办的王文远整体平衡一针疗法专题讲座后，受到很大启发，开阔了视野，学到了新技术、新知识，受益匪浅。经过两个月的临床应用及对86例各类病人的临床统计，证明此疗法确实具有选穴少、痛苦小、疗效高、见效快的特点，对部分病人起到了立竿见影、手到病除之效。现将资料报告如下：

临床资料

一、一般资料

本组中男性53例，女性33例。年龄最大者74岁，最小者5岁。其中<20岁9例，21～40岁26例，41～60岁34例，>60岁17例。

二、治疗方法

本组患者在用平衡针法治疗期间停用其他治疗方法及其药

物。治疗前均做三大常规检查和各种必要特殊检查，以明确诊断。

例1：赵某，男，41岁，胃穿孔行胃大部切除术，术后持续胃肠减压，排气后拔管，进流食两日后，出现腹胀、腹痛、辗转不安，先后两次肌注新斯的明无效，插胃管病人拒绝。针刺急腹症穴10分钟后，腹痛、腹胀消失，病人安静入睡。

例2：孙某，男，10岁，因肠梗阻二次手术，术后腹胀，腹痛不能缓解，针此穴加胸痛穴2小时后腹胀逐渐减轻，10小时排气（该病人因缺钾而延长排气时间）。

例3：王某，男，30岁，因肠破裂急诊入院。给予肠修补术后5天，腹胀、腹痛逐渐加重，针刺此穴当日有效，次日如前，补钾后再针刺此穴后疗效显著。

例4：孙某，女，36岁，病人阑尾切除术后腹胀，惧针，嘱其家属用力按摩双侧穴位，4小时排气。

三、尾语

急腹症穴（足三里）属于足阳明胃经穴，主治以消化系统疾病为主，如：上腹部发闷或疼痛，消谷善饥、肚腹胀满等。由于手术的麻醉剂的作用，抑制肠蠕动，易引起肠麻痹而致腹胀、腹痛，或因病重禁食水，因钾离子未及时补充也同样引起腹胀、心跳加快等。临床经验证明针刺足三里有促进肠蠕动，预防肠粘连、肠梗阻的重要作用。术后病人卧凉床，又懒于下床活动也可导致肠蠕动恢复缓慢，引起腹胀、腹痛。个别病人发生肠粘连梗阻现象，需再次手术，其损失甚为严重。针刺此穴，可避免上述情况发生。对于缺钾病人，针刺仅能短时有效，必须补钾方能治愈。

腰痛穴治疗急性腰扭伤35例临床报告

王　飞

（天津武警医学院本科系）

腰扭伤较常见，常由于外力或用力过猛而造成肌肉、筋膜或韧带的急性损伤，临床症状常见腰部肌肉痉挛，活动受限，局部疼痛，压痛，常可根据外伤史，临床症状及体征进行诊断，必要时进行X线片除外其他部位疾患而确诊。

根据“整体平衡”理论，笔者以针刺腰痛穴为主治疗腰扭伤5例，收到了很好的效果，现报告如下：

临床资料

35例中，男性26例，女性9例；年龄最大46岁，最小18岁；发病1天以内就诊者19例，3天以内就诊者16例。

治疗方法

一、取穴

腰痛穴，为神庭至印堂穴连线的中点。

二、针刺方法

取2寸毫针平刺1.0寸左右，单侧腰扭伤则在针刺时，针尖偏于健侧。不讲求手法，以局部出现“胀”为宜，不留针。

疗效分析

35例均为临床治愈，症状消失，功能恢复正常，能进行正常的工作和学习，其中1次治愈26例，占74.28%；2次治愈6例，占17.14%；3次以上治愈3例，占8.58%。

典型病例

孙某，男，19岁，战士。1993年7月在一次篮球赛中受伤，腰部疼痛，活动受限，当即诊治，针刺腰痛穴，进针后疼痛逐渐减轻半小时后，可逐渐进行活动，1小时后活动自如，一周后随访未复发。

讨　论

对于急性腰扭伤，针灸有不少穴位都可治疗，笔者认为，腰痛穴治疗本病具有简便、见效快、效果好的特点，是为腰扭伤的特定穴位。根据“整体平衡理论”，人体是一个有机的平衡体，但由于各种因素的作用，这种平衡可遭到破坏，于是可出现各种疼痛和生理功能障碍，针刺“平衡穴位”，是通过人体的信息系统，通过自身调节，而不是直接去治疗病人的患处，而使人体恢复自身平衡状态，疼痛消失，生理功能恢复正常。针刺“腰痛穴”就是根据这一原理而治愈急性腰扭伤的。

肩痛穴致月经超前一例报告

王文远
（北京卫戍区医院）
童　丽
（南京军区门诊部）

患者李某，女，35 岁，南京军区某部军官家属，1991 年 6 月 13 日就诊。主诉患有血管性头痛 3 年，时轻时重，发作时影响工作。伴有胸闷心烦，失眠多梦，脉搏弦细，舌质淡红苔薄黄。中医辨证气滞血瘀性头痛。治则疏肝理气。活血化瘀。取穴右下肢肩痛穴，患者取坐位，暴露膝关节以下，局部常规消毒，采用 28 号毫针 2.5 寸 1 根，行直刺法，进针 1.5 寸左右，行大幅度提插捻转，立即产生向大踇指闪电式传导，头痛显著减轻，其他症状消失。6 月 14 日复诊，病人自述 13 日针刺后晚上月经突然来潮，提前 20 天，（过去月经周期一直正常，均都按期来潮，无任何不适），量多，伴有血块，色呈暗红色，小腹轻度疼痛，腰部伴有酸困痛。经十二医院妇科检查未见其他异常，临床诊断为针刺月经超前症。

肩痛穴位于胫骨、腓骨之间，内有胫前动脉，胫前静脉，腓深神经分布，可能在针刺实施中手法太重，泻得太狠；加上患者机体气血不虚；或气滞郁久致巅顶血瘀引起头痛。从下治疗，引瘀下行，因为女子，故瘀从经血排出，头痛自愈。此外患者发病多年，气滞血瘀日久必伤中州——脾胃，此穴虽为经外奇穴，但分布于足阳明胃经线上（注：指《内经》的经络分布）。针刺此穴，尤以泻法为主，活血之重，引瘀（血）下行所致。

平衡针法对32例中期妊娠引产疗效研究

刘元福
（云南省宾川县中医院）

近年来，在基层开展计划生育工作中，中期妊娠引产者甚多。现代医学运用注入羊膜腔利凡诺，终止妊娠，使胎儿自然娩出。但临床中常有滞产者（系指注入羊膜腔利凡诺72小时后无宫缩者），一般采用第二次注入羊膜腔利凡诺加静滴催产素的方法。笔者将针灸疗法运用于中期妊娠引产的滞产者32例，效果较好。应王文远老师之邀报告如下：

临床资料

本组均为宾川县妇幼保健站住院引产孕妇，年龄18～42岁，其中妊1胎2例，妊2胎9例，妊3胎20例，妊4胎1例。32例孕期为5～8个月，均为注入羊膜腔利凡诺72小时后无宫缩者。

引产方法

1. 针刺咽痛穴（合谷双，补）、肾痛穴（三阴交双，补）、头痛穴（太冲双，泻），留针20分钟，每隔4～5分钟捻针1次。

2. 隔盐灸神衰穴（神阙），以食盐少许敷于此穴小艾炷灸9壮。

疗效统计

除1例因前置胎盘，流血过多转院外，其余31例全部有效。分别于针后15分钟～2小时内顺利分娩，一般行针中就有宫缩，分娩时流血少，无副作用。

典型病例

李某，女，30岁，妊3胎，孕6月，于1989年8月20日14时第1次注入羊膜腔利凡诺，23日15时用针灸疗法引产。先用30号毫针刺咽痛穴（双，补）。肾病穴（双，补）、头痛穴（双，泻），留针20分钟，每隔4~5分钟捻针1次。针毕隔盐温灸神阙9壮。行针中分别于针后第5、第9、第12、第18分钟有宫缩4次，针灸完毕后15分钟死胎顺利娩出。分娩时流血约150ml。

体 会

中医学运用针灸引死胎早在《后汉书·华佗传》中就有记载："……佗曰：'脉里如前，是两胎，先生者去血多，故后儿不得出也，胎既已死，血脉不复归……乃为下针'……"《千金方》曰："催生催产及死胎，刺太冲八分，百息，合谷并补之。"《针灸大成》用合谷、三阴交、太冲治难产。

笔者认为："中期妊娠引产"的滞产，虽中医古籍中未记载，但注入羊膜腔利凡诺72小时后胞中胎儿已死，可视其为死胎不下，故可借鉴古人运用针灸引死胎之法。由于中期妊娠引产者多数是经产妇，临床中以气滞血瘀及气血虚弱者多见，故冲任不调，产力不足乃是滞产的主要原因，三阴交为足太阴脾经，足少阴肾经及足厥阴肝经之交会穴，《铜人经》云"妊娠不可刺。"太冲为足厥阴肝经之原穴、输穴，脉气盛大，泻其能调冲理血，配合谷则有明显的收缩子宫作用。神阙即神气通行之门户，有培元固本。扶正复苏之功。温灸神阙，能益气，扶正固本，产力得以充实则死胎自然娩出。

平衡针法临床验案举隅

张捷增
（陕西省渭南市正康雄诊疗所）

平衡针疗法，集中了传统针法的精华，起到了药力所不及的一种独特疗法，取穴少。痛苦小，在农村实用性很强，可用于治疗各科疾病，如高热，昏迷、高血压、低血压、头痛、腹痛、颈肩腰腿痛、面神经麻痹、乳腺增生，外阴炎，子宫脱垂，阑尾炎等。疗效快捷，无副作用。从临床统计来看急症病人约占70%，慢性患者约占30%，从年龄分布来看，最小者不满周岁婴儿，最大者77岁。治疗时间最短者1次，最长者两个疗程，均获临床治愈。

急性子宫脱垂治疗案

安某，女，32岁，市郊农民，1993年5月22日初诊。自述产后25天感觉腹部胀痛，阴道下垂，伴有腰腿痛，经卫生院检查诊断为急性子宫脱垂，治疗未见好转，证见腹部胀痛，子宫脱出阴道。据经曰“胸腹满痛刺内关”和玉龙歌“腹中气块痧难当，穴法宜向内关防”急取胸痛穴（相当于内外关），强刺激3分钟，患者腹平如常，子宫缩入阴道内，连续治疗三次，临床治愈，半年后随访未见复发。

急性阑尾炎治疗案

张某，女，38岁，市郊农民。于1993年6月17日在菜地浇水时突感右下腹疼痛难忍，不能直立，汗出如雨，故其扶急诊来求，经检查诊断为急性阑尾炎。取急腹症穴，胸痛穴，当时疼痛消失。为巩固疗效，连续治疗3次，临床治愈。

急性腹痛治疗案

朱某，女，54岁，市西郊丰阳村农民。主诉右上腹疼痛。

检查压痛（+++），腹肌紧张，临床诊断可疑胆囊炎。取穴右下肢急腹症穴，配胃痛穴、胸痛穴。针1次疼痛即缓解，3日复针1次，临床治愈。

急腹症穴对人流32例止痛疗效观察

李文华　牛玉玲　韩风珍

（河南省开封市妇产医院）

为寻求一个简单的无痛性人工流产方法，根据针刺止痛的原理，我们采用针刺急腹症穴（足三里）治疗人工流产所致疼痛32例，取得良好效果。今应王文远主任之邀将此文报告如下：

临床资料

一、一般资料

选择对象以妊娠6～14周需做人工流产而无禁忌证者。年龄最大40岁，最小21岁。6～12周26例，12～14周6例。并随机设对照组32例。

二、治疗方法

受术者取膀胱截石位。准备1寸半针1根，取右侧急腹症穴（足三里）（有利于手术操作）。局部常规消毒，进针1寸深，得气后开始人工流产术。术中用提插法或捻转法强刺激行针，至人工流产术毕，术毕出针，不再留针。

疗效分析

一、治疗结果

术中观察病人血压，脉搏、呼吸，面部表情，并询问病人有无痛苦来判定结果。

1. 对照组　32例全部有剧烈腹痛，18例出现人工流产综合征，占56%。

2. 针刺组　2例出现腹痛，10例出现轻微腹痛，19例完全无痛。有效率为91%，1例病人伴有人工流产综合征，余均未出现呼吸、血压、心率等明显变化。

3. 针麻对子宫收缩的影响　术前术后测量宫腔深度，针麻组宫腔缩小均数为1.95cm，对照组宫腔缩小均数为2cm。经统计学处理，差别无显著性。

4. 出血量的观察　针麻组均数为21.64ml，对照组均数为23.5ml。经统计学处理，差别无显著性。

二、典型病例

例1：范某，女，40岁，农民。孕4产2孕60⁺天。针刺急腹症穴（足三里）得气后行吸宫术，术前宫腔10.5cm，术后宫腔8.5cm，出血量20ml。术中以提插法强刺激行针至手术结束。病人手术始终未痛。

例2：高某，女，28岁，工人。孕2产0。孕50⁺天。针刺急腹症（足三里），得气后行人工流产术，术前宫腔9.5cm，术后宫腔8cm，出血量约20ml。手术结束后出针，病人诉下腹部感酸沉，不痛。

体　会

1. 针刺可引起脑内吗啡样物质的含量增高　此穴为足阳明胃经之穴，主胸腹。用于人工流产镇痛，效果良好，使疼痛减轻，从而也减轻了迷走神经自身反射，降低了因迷走神经兴奋而产生的人工流产综合征的发生率。术中以捻转法强刺激行针，如肌纤维缠针可提插，针感如能达小腹，则止痛效果更好。

2. 针刺镇痛的特点　①简单、快速、不需任何药物。②术前不需禁食。③对血压，脉搏，呼吸无影响，术后不需观察生命体征。④不需宫腔内注药，可减少感染机会，并不留后遗症。总之，针刺此穴对人工流产术镇痛效果好，不影响宫缩，不增加出血量，简单、易行、无副作用，适用于在基层卫生单位开展。

利产正胎穴纠正臀先露35例临床研究

扬芳娥
（陕西中医学院妇产科）

臀先露，常称为臀位。是临床最常见的异常胎位。因胎臀小于胎头，故经阴道分娩时，常发生出头困难。胎儿死亡率比枕前位高3~8倍。笔者应王文远主任之邀，将采用灸法纠正35例臀先露报道如下：

临床资料

一、一般资料

35位孕妇中，年龄最小23岁，最大30岁。1胎者30例，2胎者5例。孕32周11例，34周20例，36周4例。35例均经产科检查或经B超确诊为臀先露者。

二、治疗方法

孕妇排空膀胱，取坐或卧位，松解腰带，用艾卷悬灸利产正胎穴（至阴穴,）以局部感觉温热为宜。每日早晚各1次，每次灸10~20分钟。随后做膝胸卧位，即取腹卧位，胸部紧贴床铺，抬高臀部，双腿屈曲，使臀与双下肢呈45°，每次10~15分钟。一周后复查胎位，纠正为头位者，常规产前检查；仍呈臀位者，继续重复上述方法，直至胎位纠正或临产。

三、疗效分析

（一）疗效标准

有效：胎儿以头位娩出者。无效：胎儿未以头位娩出者。

（二）治疗结果

35例孕妇中，有效者31人（1周呈头位者3人，2周呈头位者8人，4周呈头位者2人），占88.6%。无效4人（经治6周未成功），占11.4%。均未发生胎膜早破和早产。

（三）典型病例

刘某，24岁，工人，住院号9573。第1胎，孕34周时，B超提示为臀位，经采用上述纠正胎位方法，两周后转成头位。足月产时，胎儿以右枕前位娩出。

体　会

该穴属足太阳膀胱经，与肾经、任脉密切相关，任主胞胎与冲脉同起于胞宫，艾灸取其温通经脉，振奋阳气，调整肾的功能，改变子宫的活动，促使胎儿活动增加；艾灸至阴穴可使肾上腺皮质系统兴奋，诱发子宫收缩和胎动增强；膝胸卧位可改变子宫位置，使胎臀退出盆腔，并在上述胎儿活动增强、增加的基础上，借助胎儿重心的改变，增加了胎儿转臀位为头位的机会。

艾灸此穴纠正臀先露的成功与否，主要和孕妇是否真正了解臀位分娩的后果及对此纠正方法的正确操作和信任程度有关，4例无效者均属操作方法不正确。与胎次，年龄无明显关系。

纠正时间以妊娠32～38周最佳。因在孕28周以前胎位多不固定，38周以后，胎臀入骨盆较深，不易退出则不易纠正。

阳痿穴治疗功能性子宫出血75例分析

张玉璞　张志芬

（黑龙江省牡丹江市中医院）

功能性子宫出血为妇科常见病之一。笔者采用灯芯灸阳痿穴（大敦）治疗此病75例，临床治愈70例（占93.33%）。应王文远主任之邀将此文报告如下：

本组75例功能性子宫出血患者，均经妇科确诊。年龄为25～40岁之间，出血30天者14例（占18.67%），40天者32例（占42.67%），出血45天者29例（占38.66%）。

取穴阳痿穴。此穴位于大趾端三毛中，相当于传统腧穴大敦穴。治疗方法令患者坐位，两足放平，将灯芯草 2.3 根合并一起，蘸豆油（或香油）燃着，对准穴点灸之。1 次不破再点灸 1 次，以皮肤起泡为度。7 天再行下次治疗。

临床效果：治愈 70 例（随访 2 个月未复发），占 93.33%，其中 1 次治愈 29 例，占 38.67%；2 次治愈，41 例，占 54.66%；未愈者 5 例，占 6.67%。

按经络讲，此穴为足厥阴肝经之井穴。肝为血海，与冲，任二脉关系密切。冲脉，任脉均起于胞宫，有调节经血之功能，故点灸大敦可调整冲任而止血。笔者体会，运用本法病程短，疗效高。点灸后因皮肤破损，应注意卫生，以避免感染。治愈后应嘱患者注意饮食调养，避免情志不舒和过劳，以利体质的恢复，本法具有简便，经济，见效快，治愈率高特点。其作用机制有待进一步探讨。

产后身痛临床治验二则

吴振英　崔月蓉

（河北秦皇岛市中医医院）

李某，女，27 岁。自述产月正值盛暑，之后引起周身疼痛一年余，经多方针药治疗无效，迁延至今。闻余回家探亲，前来求治。刻下症见：面色萎黄，项背、腰臀、四肢关节酸痛不适，以腰部疼痛尤甚。查：脊柱，四肢关节无畸形、红肿，腰及四肢关节活动度均可。腰椎 X 线片未见异常，类风湿因子（－），抗链“O”（－），血沉 3 毫米/小时。诊为产后身痛。治拟平衡针疗法。取穴：双侧臀痛奇穴，配双侧肩痛奇穴。治法，患者取坐位，先取双侧臀痛奇穴，用 28 号 3 寸针灸毫针与皮肤成 45°角斜刺，使针感传至肘部 2～3 次，然后让病人站立活动腰部，留针 10 分钟，期间行针 2 次，起针后再让病人取坐位屈膝位，取双侧肩痛穴，使针感传至足二三下，留针 10 分钟，嘱病人活动上肢关节及项背部，期间行针 2 次。经一次治疗后。病人感觉浑身很松快，疼痛明显减轻。经同样方法治疗 6 次而告愈。随访一年未再复发。

周某，男，30 岁，自述淋雨后引起背部疼痛不适两年余，时轻时重，有时夜间痛醒，既往体健。查：脊柱，四肢关节无畸形红肿，胸椎 7～12 平面之间背部广泛性压涌，以脾俞，胃俞附近压痛明显。胸椎 7～12 X 线片未见异常，类风湿因子（－）抗链“O”（－），血沉 5 毫米/小时，诊为背肌纤维织炎。治拟平衡针疗法，取穴：双侧中平奇穴、双侧中渚穴，治疗：患者坐位屈膝位。先取双侧中平穴，使针感传至足；再取双侧颈痛穴，使针感传至肘部。留针半小时，嘱病人活动胸背部，留针期间行针 5～6 次。一次治疗后疼痛明显减轻，如法治疗 8 次而愈。随访一年未见复发。

讨　论

1.《素问·阴阳应象大论》曰：“善用针者从阴引阳，从阳引阴，以左治右，以右治左。”《灵枢·终始》“病在上者下取之，病在下者高取之”平衡针疗法的取穴原则符合中医学的上病下取……左病右取……之原理。

2. 平衡针疗法的穴位分布多在神经主干或神经较集中的部位，刺激量大，针感强，故有显著的镇痛效果。

水针疗法预防人工流产出血 400 例分析

申彩霞　康桂兰
（包头医学院第一附院妇产科）

在人工流产操作过程中，有时出血多，造成受术者体质虚弱，恶露不洁，影响正常生活和工作。因此，作者在 1992 年 2～8 月间，采用子宫穴注射催产素，针刺神门和交感穴，有效的预防此症，收到了较好效果，现应王文远主任之邀，将此文报告如下：

临床资料

一、一般资料

选择妊娠40～85天，要求人工流产者400例，随机分成耳穴注射组和对照组，各200例，两组年龄均在19～46岁。其中耳穴组初产妇66例，经产妇134例；对照组初产妇68例，经产妇132例。

二、治疗方法

用1ml注射器，配4.5号针头，抽吸催产素1ml（10U），左侧耳部常规消毒，在子宫、神门、交感穴附近，探测最敏感点。子宫穴注射催产素0.1ml，针刺神门、交感穴，五分钟后施术。对照组不做任何处理。

疗效分析

一、疗效标准

1. 显效　出血少于10ml。
2. 有效　出血10～20ml。
3. 无效　出血多于20ml。

二、治疗结果

	耳穴注射组		对照组	
	例数	%	例数	%
显效	183	91.0	36	18.0
有效	9	4.5	56	28.0
无效	9	4.5	108	54.0
合计	200	100.0	200	100.0

由表可见，耳穴组有效率95.5%，对照组有效率46.0%，经χ^2检查$P<0.01$，差异显著，说明耳穴组出血明显少于对照组。

讨　论

中医认为耳穴与相关脏腑有密切关系，针刺耳穴可调节相应脏腑的生理功能。现代医学认为耳部有包括迷走神经在内的丰富末梢神经网，耳穴注射疗法具有传统针刺及现代药物的双重作用。

针刺子宫穴具有促进子宫收缩的作用，而催产素又可通过耳穴神经传导，进一步促进子宫收缩，抑制因宫缩不佳造成的出血。针刺神门穴具有镇静安神镇痛作用。针刺交感穴可调节植物神经，使受术者紧张度降低，减少病人痛苦，缩短手术时间，减少感染。

本文耳穴组实施人工流产术出血量明显少于对照组，手术操作顺利，无任何副作用，值得推广。

肾病穴治疗席汉氏综合征验案报告

汪向东

（广东省中山市三角镇医院）

刘某，女，23岁，已婚，四川省农民，现住址：中山市三角镇光明砖厂。1994年4月28日初诊。患者两年前曾发生产后大出血一直无月经来潮，多方求治无效，曾经中山市保健院检查诊断为席汉氏综合征，经治疗8个月无明显效果。检查患者精神疲倦，面色苍白，头发稀疏，纳差无食欲，腰膝酸软无力伴有腰痛，小腹隐痛。腹软，脉沉细无力，舌质淡苔薄白。夜间时有遗尿现象。妇科检查子宫轻度萎缩。临床诊断为席汉氏综合征，中医辨证血枯经闭。治疗原则：填精补血，调补肝、肾、脾三脏。治疗方案：平衡针疗法。主穴：肾病穴。配穴：一组：关元、足三里；二组：肾俞、命门。以主穴为主两组配穴交替应用，7次为1疗程。经治疗两个多疗程，患者的面色渐渐呈现光泽红润，脱发现象明显得到控制，头发已稠密起来，纳可眠好，已无腰痛、腹痛和遗尿现象。临床症状有了显著的改善。现正在继续治疗中。肾病穴为平衡针灸学中的一个特定穴位，它相当于传统针灸学中的三阴交穴，此穴可通调肝、脾、肾三脏，根据临床症状适当配穴，从而有效地激发了自身的平衡能力而达到了良好的临床效果。

周围性面神经麻痹与伯氏疏螺旋体感染

刘心莲　韩亚平

（解放军总医院）

王文远

（北京卫戍区医院）

艾承绪

（军事医学科学院）

面神经炎又称 Bell's 麻痹，是茎乳孔面神经管内面神经的急性非化脓性炎症，也是常见的一种神经系统疾病，病因目前尚不清楚，很多学者从不同的角度对其病因进行探讨。近年来报道由硬蜱传播的一种动物源螺旋体病——莱姆病（Lyme. LD），是由伯氏包柔体螺旋体（BB）所致。临床表现为早期皮肤游走性红斑（EM），并常伴有全身症状，数周或数月后，出现神经和关节、心脏病变，其中以面神经麻痹为多见。我们于 1992 年开始，对门诊 47 例面神经炎引起的周围性面瘫进行病因调查，检测患者血清抗 BB 抗体，现将结果报道如下：

一、对象及方法

（1）一般资料：本组 47 例，男性 21 例，女性 26 例，男: 女 =1: 1. 24。最小年龄 14 岁，最大年龄 70 岁，平均年龄 42. 1 岁。病程最短 2 天，最长 16 年，1 年以内 28 例。其中两次发病 3 人，3 次发病 2 例。左侧面瘫 27 例，右侧面瘫 19 例，双侧面瘫 1 例。对照组 27 例为健康人，男性 8 例，女性 19 例，年龄 13～62 岁，平均年龄 40.2 岁。

（2）实验室检查方法：采用间接免疫荧光法测定血清抗伯氏疏螺旋体抗体（抗 BB 抗体）。

抗原制备：用伯氏疏螺旋体标准化株 B_{31} 接种于 Bsk—Ⅱ培养液，培养 5～7 天，将培养物离心，然后用磷酸缓冲液洗涤 3 次，最后一次洗涤的螺旋体沉渣，在暗视野镜下观察，每视野（40K），以磷酸缓冲液稀释至每个视野 100～150 条左右，然后滴于载玻片上，吹干后用冷丙酮固定，放置低温（-25℃）保存备用。

特异性抗体：取病人血清 2ml，以磷酸缓冲液从 1∶16 开始，对倍连续稀释，取各稀释浓度血清 20ml，滴于抗原上，放温盒 37℃半小时后，取出用磷酸缓冲液漂洗 3 次，吹干后加标记 3 异氰酸荧光黄羊——抗人 IgM、IgG 抗体 20U 于抗原上，放温盒 37℃半小时，用磷酸缓冲液漂洗 3 次，吹干在荧光镜下检查，同时用已知阳性血清做对照，以抗体滴度 >1∶64 以上的为阳性。

二、结果

（1）47 例周围性面瘫患者特异性抗体阳性者 22 例（46.81%），男性 9 例，女性 13 例。其中 IgG，IgM 双项阳性者 6 例，单项阳性者 16 例。多次反复发病 5 例中特异性抗体阳性 1 例。对照组 27 例中，单项阳性者 2 例，（7.41%）。经统计学处理两者差别非常显著（$\chi^2 = 22.52116$，$P < 0.001$）。周围性面瘫患者中抗 BB 抗体水平均高于对照组健康人群。

（2）面瘫抗 BB 抗体滴度

分组	特异性抗体	滴度			合计
		1:64	1:128	1:256	
面瘫组	IgM	4	2	3	9
	IgG	3	9	7	19
对照组	IgM				
	IgG		1	1	2

（3）性别与抗 BB 抗体关系

性别	例数	单项阳性	%	双项阳性	%	双项阴性	%
男性	21	8	38. 10	1	2. 13	12	25. 53
女性	26	8	30. 77	5	19. 23	13	50. 00
合计	47	16	34. 04	6	12. 77	25	53. 19

因伯氏螺旋体感染而发病与性别相关不明显，$P>0.55$ ($\chi^2=0.26555$)。

（4）病程与抗 BB 抗体关系

病程	例数	抗 BB 抗体		
		IgM（t）	IgG（t）	双项阳性
<15 天	6	2	5	1
16 天～半年	8	4	6	2
>半年	8	5	8	3
合计	22	11	19	6

随病程延长，抗 BB 抗体阳性率也随之增高，$P<0.01$ ($\chi^2=12.11751$)。急性期 12 例中抗 BB 抗体阳性 7 例，IgM 阳性 2 例，IgG 阳性 5 例；恢复期 19 例中抗 BB 抗体阳性 8 例，其 IgM 阳性 4 例，IgG 阳性 6 例；后遗症 16 例中抗 BB 抗体阳性 8 例，其 IgM 阳性 5 例，IgG 阳性 8 例。

三、讨论

Lyme 病是一种复杂的多系统疾病，系由蜱携带的伯氏疏螺旋体所致。经过3～32天的潜伏期，在蜱叮咬部位出现游走性红斑（EM），通常以不同临床表现分期。约15%的患者发生明显的神经系统异常，包括脑膜炎，颅神经炎及脊髓炎等，尤以单侧面神经麻痹为多见，同时大约8%患者发生心脏受损，早期还可见关节，肌腱、滑囊，肌肉或关节游走性疼痛。实验室检查从抗LD特异性抗体IgM在病后3～6周达高峰，而特异性抗体IgG滴度缓慢上升，一般在几个月以后，当关节炎出现时抗体达高峰。抗体效价高于1∶64有诊断价值。

我们对47例周围性面瘫患者进行抗BB抗体调查，有22例阳性（46.8%）。其中急性期面瘫12例中有6例抗BB抗体阳性；恢复期19例中有8例阳性；后遗症16例中有7例抗BB抗体阳性。本组22例抗BB抗体阳性中，以IgG阳性19例为最多。据施氏报道血清IgM抗体出现早期，IgG抗体升高较慢，高峰通常在神经及关节病变阶段，可是本组有6例IgM及IgG抗体双项阳性。急性期面瘫6例中，抗BB抗体阳性均以IgG抗体阳性5例，说明LD面瘫的出现已不是早期表现。后遗症抗体阳性6例中，IgM阳性4例，是否可以认为抗BB抗体IgM，IgG有相当一段时间在体内并行持续在较高滴度水平，如有一例面瘫病程达10年之久，其抗特异性抗体IgM 1∶256，IgG 1∶128。

根据文献报道认为LD引起周围性面神经麻痹可反复发作，本组病例中有5例反复发病，其中有3例2次发病，2例曾3次发病，而抗BB抗体阳性只有一例。另有一例双侧面瘫抗BB抗体也为阳性。

四、小结

（1）本组47例周围性面神经麻痹抗BB抗体阳性为22例（46.8%），说明周围性面瘫一部分是因感染伯氏疏螺旋体而发病，是Lyme病的临床表现之一。

（2）本组22例莱姆病仅以面神经损害为主要表现，临床及病史缺乏EM，心脏及关节病表现。

（3）本组根据病情分为三期，其抗 BB 抗体 IgM、IgG 滴度规律性不明显，尤以 IgG 阳性为多见，其中有一侧面瘫发病 3 天，血清 IgM1∶64，IgG1∶256，与文献报道早期 IgM 滴度高，IgG 出现阳性较晚的说法不相一致，有待今后进一步观察和研究。

参考文献

1. 王正荣，一种新的蜱传动物源性疾病莱姆病，中华流行病学杂志，1985，6（3）：109。
2. 李松全等，莱姆病 27 例临床分析，解放军医学杂志，1990，15（2）：129。
3. NBaHoB Kc，莱姆病的临床特点，诊断和治疗，国外医学，流行病传染病学分册。1989，16（2）：85。
4. 汪桂清，莱姆病的流行病学研究进展。国外医学，流行病传染病分册，1991，18（3）：97。
5. 史有才，莱姆病的神经系统损害，中华内科杂志，1991，30（5）：305。
6. 施桂英等，Lyme 病 15 例临床及血清学研究，中华内科杂志，1988，27（11）：689。

平衡针法治疗周围性面瘫 229 例临床研究

王文远
陈金銮　何银州　魏素英
（北京军区二九二医院）
王建平（北京包装装潢制品厂卫生科）
崔月蓉（河北秦皇岛市中医医院）

面瘫亦称“口眼歪斜”，为临床常见病多发病之一。一般认为多系外感风寒，侵犯面部经脉阻塞气血而引起的一侧表情肌瘫痪所致。笔者于 1988 年以来，运用平衡针疗法，以针刺面瘫奇穴为主。治疗周围性面瘫病人 229 例，临床治愈率 80.35%，总有效率 100%；现报告如下：

临床资料与诊断要点

一、临床资料

1. 性别分布　男性131例，占57.21%；女性98例，占42.79%。

2. 年龄分布　<9岁5例，占2.18%；10～19岁13例，占5.68%；20～29岁32例占13.97%；30～39岁46例，占20.09%；40～49岁39例，占17.03%；50～59岁49例，占21.4%；>60岁45例，占19.65%。年龄最大76岁，最小1.5岁。

3. 发病时间分布　<15天105例，占45.85%；16～60天68例，占29.69%；61～180天56例，占24.45%（发病6个月以上按后遗症处理）。病程最短者2小时，最长者176天。

4. 就诊次数分布　首次发病220例，占96.07%；第二次发病9例，占3.93%。

5. 病因分布　先天性4例，占1.74%；风寒126例，占55.02%；中耳炎乳突炎39例，占17.03%；外伤13例，占5.68%；莱姆螺旋体感染10例，占4.37%；不明原因37例，占16.16%。

二、诊断要点

1. 临床表现　患侧表情肌麻痹，额纹消失或变浅。眼睑闭合不紧，巩膜外露，流泪。鼻唇沟变浅或消失，偏向健侧。口角低垂，流涎，食物滞留，舌前2/3味觉减退或消失，鼓腮漏气。乳突后压痛，或听觉过敏，耳郭或外耳道带状疱疹。

2. 肌电图检查　患侧运动单位消失或减弱。血流图检查急性期可出现异常。

3. 时间分期　①早期：是指发病15天以内的急性期病人，亦称炎症水肿期。②中期：是指发病16天至60天的缓解期病人，亦称炎症水肿吸收期。③晚期：是指发病时间61天至 180 天的恢复期患者，亦称自我平衡期。超过 6 个月以上即可诊断面瘫后遗症，其诊断标准，不在此阐述。

治疗方法与疗效标准

一、治疗方法

1. 平衡针疗法治疗组　①主穴面瘫奇穴。②取穴部位：此穴位于锁骨外 1/3 斜上 1.5 寸处，相当于斜方肌前侧与颈下纹肌交叉处。即为手阳明大肠经与足少阳胆经两条经络交叉点。取穴原则：交叉取穴，右病取左侧穴位，左病取右侧穴位，双侧针刺双侧穴位。针刺手法：泻法。针刺方法：患者取坐位，暴露肩关节，局部常规消毒，采用 28 号 1 寸毫针，针尖顺颈部方向呈 45 度角斜刺 0.5 ~1 寸。针感：局部麻胀，并向颈面部放射。针刺参数：每周 2 次，每次留针 60 分钟，10 分钟行针 1 次，10 次为 1 疗程。辅助疗法：为了强化针刺的治疗效果，对炎症期的急性患者可配合频谱多功能治疗仪照射，每次 20 分钟，治疗参数同针刺同步。对缓解期的病人可配合指针疗法，取穴：醒脑穴，痤疮穴，明目穴，咽痛穴，指点原则，参数与针刺组同步。对恢复期的患者可配合针刺偏瘫穴、鼻炎穴、牙痛穴、明目穴，针刺手法、取穴原则、针刺参数均与针刺组相同。

2. 电针疗法对照组　取穴：患侧瞳子髎、太阳、下关、颊车、地仓、四白、迎香、翳风，曲池、合谷穴。方法：将以上穴位分为两组，交替使用。采用 C6805 电针治疗仪实施断续脉冲治疗。治疗剂量：主要以能引起面部肌肉轻微抽动，病人耐受为宜。治疗参数：每日 1 次，每次 20 分钟，10 次为 1 疗程。

二、疗效标准

1. 临床治愈　临床症状与体征完全消失，面肌功能恢复正常。

2. 显效　临床症状与体征基本消失，面肌功能基本恢复正常。

3. 进步　临床症状与体征改善，面肌功能好转。

4. 无效　临床症状与体征等基本无变化。

疗效分析与病例介绍

一、平衡针疗法治疗组

临床治愈184例（急性期119例，缓解期44例，恢复期21例），占80.35%（急性期64.68%，缓解期23.91%，恢复期11.41%）。其中一次治愈6例，占3.26%。显效27例（急性期12例，缓解期9例，恢复期6例），占11.79%（急性期44.45%，缓解期33.33%，恢复期22.22%）。进步18例（急性期9例，缓解期6例，恢复期3例），占7.86%。（急性期50%，缓解期33.33%，恢复期16.67%）。

二、电针疗法对照组

临床治愈57例，占51.82%；显效31例，占28.18%；进步15例，占13.64%；无效7例，占6.36%。

两组治愈率经统计学处理存在显著性差异（$P<0.01$）。平衡针疗法治疗组 > 电针疗法对照组。经对治愈1年以上90例随访，稳定87例，占96.67%。

三、病例介绍

例1：任某，男，21岁，北京卫戍区某部车队战士。1989年7月25日就诊，主诉口眼歪斜两天。追问病史，病人自述因天气闷热，夜间睡眠时用电扇吹了一夜，第二天早上感觉右侧面部不适，同屋战友告知才知得了歪嘴风。检查：右侧眼睑闭合不紧，巩膜轻度外露，流泪；鼻唇沟变浅，偏向左侧，鼓腮漏气。肌电图检查为完全性受损，临床诊断周围性面瘫。以平衡针疗法，取穴面瘫奇穴。每周两次，连续6次，临床治愈。肌电图复查运动单位基本恢复。三年后随访未见复发。

例 2：何某，女，48 岁，河北省廊坊市某局干部。1990 年 4 月 3 日就诊，主诉口眼歪斜两个月。检查：额纹消失，眼睑下垂，口角偏向右侧，不能鼓腮，鼻唇沟变浅。病人自述口角流水。滞食，舌前 2/3 味觉减退。追问病史发病前有受凉史。临床诊断为周围性面瘫。治则以平衡针疗法，主穴面瘫奇穴。为了巩固针刺疗效，缩短治愈时间，配合指针疗法。取穴醒脑穴、明目穴、疲劳穴、咽痛穴。禁食鱼虾辛辣食物。每周治疗两次，一个疗程临床治愈，两年后随访未见复发。

例 3：陈某，女，25 岁，工人，1991 年 4 月 11 日就诊。主诉口眼歪斜已有 4 个月。追问病史由感冒引起，经几家医院针灸理疗，打针吃药未见明显好转。检查：额纹变浅，巩膜外露 3 毫米，眼睑活动受限。口角歪向左侧，鼻唇沟消失，鼓腮漏气，乳突后轻度压痛。临床诊断周围性面瘫。治疗以平衡针疗法。主穴面瘫奇穴。辅助穴位有偏瘫穴，鼻炎穴、明目穴。针刺手法、取穴原则，针刺参数同主穴同步。经一个疗程治疗临床症状与体征消失，一年后随访情况良好。

讨　论

平衡针法认为人体是一个整体，具有自身的调节功能。选择健侧的面瘫奇穴等，主要是激发，增强体内的防卫系统调节经气，疏通气血，达到左病治右，右病治左的目的。从西医学讲，通过针刺神经系统的反射作用，增强面部患侧的血液循环，增强新陈代谢，提高局部病变的营养状况，达到整体治疗的目的。

平衡针法源于中医的阴阳整体学说，巨刺针法学说，神经交叉支配学说，生物全息学说。

面瘫奇穴位于手阳明大肠经与足少阳胆经两条经络的交叉点，具有两条经络的双向作用。手阳明大肠经落脚点在迎香穴，足少阳胆经落脚点在瞳子髎，一个穴位负责眼，一个穴位负责口，正巧与面瘫的口眼歪斜相吻合。通过大量临床验证疗效可靠。

发病时间与疗效的关系：从平衡针的角度来看，发病时间与治愈时间是成正比的。发病时间越短，治疗越早，疗效越好。通过治疗发病4小时以内的6例病人，4例一次治愈。发病24小时之内的23例病人，5次内治疗16例。发病6个月的病人治疗均在2～3个疗程之间。平衡针疗法的特点是，以发病时间的长短作为针刺疗程的依据之一。

发病年龄与疗效的关系：从临床统计分析来看，青壮年、儿童较老年人恢复快，同是一个发病，治愈时间相差30～120天。可能老年人气血不足，自我修复自我平衡的能力就差。青中年气血旺盛，自我修复自我平衡的时间就快。

发病病因与疗效的关系：面瘫目前发病病因尚不十分清楚。但从临床分析大部分患者都与寒冷刺激有关，导致血管痉挛，血液循环受到影响，造成面部神经发生缺血性改变，对这类病因引起的面瘫用平衡针疗法可以收到显著效果。由病毒造成的面瘫临床恢复较差。对伯氏疏螺旋体感染的面瘫除针刺外，配合静点抗生素可减少后遗症的发生。特别对早期病人治愈率可达100%，晚期病人治愈率可近60%。

平衡针法治疗面瘫后遗症104例疗效分析

王文远
（北京军区二九二医院）
王翔（北京中西医药大学医师大专班）
祝自江（北京怀柔县中医院）
魏素英　何银州　王健玫（北京军区二九二医院）

面瘫后遗症为临床疑难病症之一，一般指周围性面瘫超过6个月仍未治愈的病人，笔者于1988年以来，运用整体平衡针刺疗法，配合指针、温疗、药疗法治疗面神经炎后遗症104例，临床治愈率54.81%，有效率100%。现简要报告如下：

临床资料与诊断要点

一、临床资料

本组病例均为门诊与住院病人。男性66例，占63.46%；女性38例，占36.54%。年龄分布：<19岁4例，占3.85%；20~29岁6例，占5.77%；30~39岁21例，占20.19%；40~49岁23例，占22.12%；50~59岁22例，占21.15%；>60岁28例，占26.92%。职业分布：工人28例，占26.92%；农民14例，占13.46%；干部45例，占43.27%；其他17例，占16.35%。发病时间分布：6个月以上至12个月37例，占35.58%；1年以上至3年32例，占30.77%；3年以上至5年17例；占16.35%；5年以上至10年7例，占6.73%；>10年11例，占10.57%。其中年龄最大76岁，最小12岁。发病时间最长17年。

二、诊断要点

①多发生于中老年人，②发病时间超过6个月未治愈的周围性面瘫患者。③额纹变浅或消失，眼睑不能闭合，流泪；鼻唇沟消失或变浅，偏向患侧；鼓腮漏气，嘴角歪向患侧，舌2/3味觉消失。④患侧面肌萎缩，或伴有眼肌痉挛。面肌痉挛，肌电图可有助于诊断。

治疗方法与疗效标准

一、治疗方法

1. 平衡针法治疗组　①针刺：选穴鼻炎穴、牙痛穴、明目穴、偏瘫穴、面瘫穴。手法为泻法。取穴原则交叉取穴，左侧取右侧穴位、右侧取左侧穴位。针刺参数，每周2次，10次为1疗程。留针60分钟，10分钟行针1次。②指针疗法：指点醒脑穴、痤疮穴、鼻炎穴、牙痛穴、方法同上。③抗生素静点疗法：对由莱姆螺旋体感染引起的莱姆型面瘫，除上述治疗方法外，静点0.5g先锋V号加入5%葡萄糖盐水500ml，每日两次，20天为1疗程。④局部温热疗法，即配合频谱多功能治疗仪，每周2次，每次20分钟。

2. 电针疗法对照组　①取穴：患侧瞳子髎，太阳、下关、颊车、四白、迎香、医风，曲池，合谷。②方法：将以上穴位分为两组，交替使用。采用C6805电针治疗仪实施断续脉冲治疗，每日1次，每次20分钟，10次为1疗程。

二、疗效标准

1. 临床治愈　临床症状与体征消失，面肌功能恢复正常。

2. 显效　临床症状与体征基本消失，面肌功能大致恢复正常。

3. 进步　临床症状与体征改善，面肌功能好转。

4. 无效　临床症状与体征无变化。

疗效分析与病例介绍

一、疗效分析

1. 平衡针法治疗组　临床治愈57例，占54.81%；显效29例，占27.88%；进步18例，占17.31%。

2. 电针疗法对照组　临床治愈19例，占31.67%；显效21例；占35%；进步20例，占33.33%。

两组经统计学处理，治愈存在显著差异 $P<0.01$。平衡针治疗组>电针疗法对照组。

二、病例介绍

例1：赵某，女，35岁，航天部某公司干部。1991年4月10日就诊。主诉：口眼歪斜10个月，检查：额纹变浅，眼睑下垂，巩膜外露0.3cm以下。鼻唇沟变浅，偏向患侧。口角轻度偏向右侧，舌前2/3味觉减退。乳突后仍有压痛。肌电图检查运动单位低于健侧。经常规针刺，理疗，割治等治疗效果不明显，故前来我院治疗。临床诊断面瘫后遗症。治疗采用平衡针法。取穴健侧偏瘫穴、鼻炎穴，明目穴，每周 2 次，每次留针 30 分钟，10 次为 1 疗程。为了巩固针刺的治疗效果，配合指针疗法，取穴健侧的醒脑穴、痤疮穴、疲劳穴、咽痛穴，治疗参数与针刺组同步。一个疗程病人自述左眼闭合良好，已不再流泪，鼻唇沟基本恢复，说话时嘴角轻度偏向右侧，按上述方法加局部频谱多功能治疗仪每次 30 分钟，每周 2 次，又经治疗一个疗程临床治愈。

例 2：李某，男，50 岁，干部，1990 年 8 月 24 日就诊，主诉面瘫 17 年，经中西医结合治疗效果不明显，故停止治疗数年，失去信心。检查：额纹变浅，鼓腮轻度漏气，鼻唇沟变浅，嘴角偏向右侧；食物轻度滞留，口角流涎，舌前 2/3 味觉正常；面肌萎缩。临床诊断面瘫后遗症。治以平衡针疗法。取穴鼻炎穴，牙痛穴，面瘫穴。每周 2 次，每次留针 30 分钟，交叉取穴。辅助疗法，患侧可配合频谱多功能治疗仪，每天照射 30 分钟，每周 2 次，与针刺同步。经连续治疗二个疗程，临床治愈。

例 3：郎某，男，62 岁，邮电部干部家属。1990 年 8 月 9 日就诊，主诉面神经麻痹 5 年。检查：左侧乳突后压痛（＋＋），面肌轻度萎缩，额纹消失，眼睑闭合不紧，小于 0. 3cm 以下，口角偏向右侧，鼓腮漏气，鼻唇沟消失，舌前 2/3 味觉减退。临床诊断面瘫后遗症，治则平衡针疗法，取穴明目穴、鼻炎穴，牙痛穴、肩痛穴。每周 2 次，每次留针 30 分钟。同时配合指针疗法，穴位取醒脑穴，痤疮穴，明目穴，膝痛穴，咽痛穴。频谱多功能治疗仪每次照射 30 分钟。疗程与针刺同步。经治疗 3 个疗程症状消失，面肌功能恢复正常。

讨　论

面瘫后遗症为临床疑难病之一，虽然治疗方法报道甚多，但特效疗法没有。因此从整体平衡的角度，选择了相应的一组穴位进行临床研究。并同常规电针疗法作为对照组，其疗效存在显著差异。

人体是一个整体，具有自身的调节功能，通过针灸的外因刺激，用信息系统（神经与经络系统）的反馈技术效应原理，依靠病人自己的自我调节修复作用，达到自我平衡的目的。

指针疗法亦指点穴疗法，就是以指代针作用于病人的相应穴位上，促进强化针灸的技术效应。

频谱多功能治疗仪具有疏通经络，活血化瘀，促进局部的新陈代谢，加强病变部位的恢复。

面瘫后遗症患者有一部分是莱姆型面瘫引起。治疗时还需配合抗生素，才能从根本上收到理想效果。

中老年人由于免疫机能下降，气血不足，导致面瘫后遗症最多，从104例统计，中老年人发病率占79%以上。

发病时间与疗程有明显的关系，发病时间越长，自我治愈时间越长，发病时间越短，自我修复平衡的时间也就短。对面瘫后遗症的疗法，治疗最好采用综合效果更为理想。

针药并用治疗莱姆型面瘫20例临床研究

王文远　王辉　刘淑兰（二九二医院）
刘心莲（解放军301医院）
艾承绪（军事医学科学院）
梁美林（北京中西医结合疑难病研治中心）

莱姆型面瘫国内最早见于军科院微生物流研究所艾承绪等专家发表于1989年第1期中华神经精神科杂志。这一发现对提高面瘫治愈率，减少后遗症起到了积极作用。笔者在301医院全军著名针灸专家刘心莲的指导下，于1991年对46例面瘫病人进行了血清莱姆病抗体检测，阳性率为43.48%。并对莱姆型面瘫及后遗症病人，以针刺面瘫奇穴为主，配合静点抗生素——先锋Ⅴ号，先后治疗20例，治愈率85%，有效率100%。现简要报告如下：

临床资料与诊断要点

一、临床资料

1. 性别　男性 10 例（占 50%）女性 10 例（占 50%）。

2. 年龄　<19 岁 2 例（占 10%），30～39 岁 2 例（占 10%）40～49 岁 3 例（占 15%）50～59 岁 1 例（占 5%），>60 岁 3 例（占 15%）。年龄最大 64 岁，最小 16 岁。平均年龄 46.4 岁。

3. 职业　工人 8 例（占 40%），农民 2 例（占 10%），干部 3 例（占 15%），其他 4 例（占 10%）。

4. 发病时间　急性期（15 天以内）4 例（占 20%），缓解期（16～60 天）4 例（占 20%），恢复期（61～180 天）1 例（占 5%），后遗症（181 天以上）11 例（占 55%）。

二、诊断要点

1. 外出到森林、草原地区执行任务，有蜱咬史。

2. 有面神经损害出现的口眼歪斜临床表现与体征。

3. 合并有早期慢性游走性红斑，有的病人合并神经损害的脑膜脑炎，或脊神经炎。个别病人合并膝关节炎，及心脏损害。

4. 化验血清莱姆抗体阳性。

治疗方法与疗效标准

一、治疗方法

1. 针药结合治疗组

（1）针刺疗法：针刺穴位，面瘫奇穴。取穴位置，此穴位于手阳明大肠经与足少阳胆经在肩部的交叉点。即锁骨外 1/3 处斜上 1.5 寸，相当于斜方肌与颈下纹肌交叉处。取穴原则，交叉取穴。右病取左侧穴位，左病取右侧穴位。针刺手法，为泻法。针刺方法，病人取坐位，暴露肩关节，局部常规消毒，采用 28 号毫针 1 寸，针尖向颈部方向呈 45 度角斜刺

0.5～1寸。针感局部酸胀麻，并向颈面部放射。针刺参数：每周3次，每次留针60分钟，10分钟行针1次，10次为1疗程。辅助疗法：可针刺瞳子髎透太阳，颊车透地仓，下关透颧髎，以及翳风、合谷、中平、光明穴。取穴原则、针刺手法、治疗参数与面瘫奇穴同步。

（2）抗生素静点疗法：先锋Ⅴ号1g，上下午各0.5g，加入5%葡萄糖盐水500ml内静脉点滴。20天为1疗程。

2. 电针疗法对照组　取穴患侧瞳子髎、太阳、下关、颊车、地仓、四白、迎香、翳风、曲池、合谷穴。将以上穴位分为两组交替使用。采用C6805电针治疗仪实施断续脉冲治疗。每日1次，每次20分钟，10次为1疗程。

二、疗效标准

1. 临床治愈　临床症状与体征消失，面肌功能恢复正常。化验血清莱姆病抗体阴性。

2. 显效　临床症状与体征基本消失，面肌功能大致恢复正常。化验血清莱姆病抗体阴性。

3. 进步　临床症状与体征改善，面肌功能好转。化验血清莱姆病抗体指数基本正常。

4. 无效　临床症状与体征无明显变化。化验血清莱姆病抗体阳性。

疗效分析与病例介绍

一、疗效分析

1. 针药结合治疗组　临床治愈17例，占85%，显效3例占15%。

2. 电针疗法对照组　临床治愈57例，占51.82%；显效31例，占28.18%；进步15例，占13.64%；无效7例，占6.36%。（此组未做莱姆病抗体检测）。

两组治愈率经统计学处理存在显著差异（$P<0.01$）。针药治疗组>电针疗法对照组。

二、病例介绍

例 1：高某，女，60 岁，北京门头沟区农民。1992 年 10 月 14 日就诊。主诉口眼歪斜 11 天。病人自述 10 月 3 日受凉后发现右侧面部不适，继之感到眼睑闭合不紧，嘴角偏向左侧。追问病史，经当地医院针灸吃药打针治疗效果不明显。发病前好几年就经常犯有头晕、心烦、胸闷、关节痛。检查：额纹消失，眼睑闭合不紧，鼓腮差，漏气。鼻唇沟变浅，偏向左侧，嘴角歪向左侧，流涎，口腔内存食，舌前 2/3 味觉减退，乳突后轻度压痛。化验莱姆病螺旋体抗体阳性。IgG 1∶256。临床诊断莱姆型面瘫。治疗方法针药结合。取穴面瘫奇穴。每周两次，每次留针 60 分钟，10 分钟行针 1 次。静点先锋 V 号 1g，加入 5% 葡萄糖盐水 1000ml，每日分两次滴注，连续 20 天。1992 年 11 月 18 日复查莱姆病抗体阴性 IgM（－），IgG（－）。临床症状显著减轻。停用抗生素，单用针刺疗法，治疗一个疗程临床治愈。

例 2：叶某，男，46 岁，工人，1992 年 5 月 27 日就诊，主诉口眼歪斜 430 天。检查额纹变浅，眼睑下垂，口角歪向右侧，鼻唇沟平坦，口角流水，舌前 2/3 味觉减退，鼓腮漏气。化验莱姆病抗体阳性（IgG256）。肌电图诱发电位检查，左侧口唇方肌、额肌运动单位低于右侧。报告不正常肌电图。脑血流图检查未见异常。临床诊断莱姆型面瘫。治疗方法针药平衡疗法。取穴面瘫奇穴，辅助穴位。瞳子髎透太阳、下关透四白、翳风、中平、光明穴。取穴原则交叉取穴。手法泻法。每周两次，10 次为 1 疗程。同时配合静脉点滴先锋 V 号 0. 5g 加入 5% 葡萄糖 500ml 内，每日 2 次，20 次为一个疗程。7 月 2 日复查莱姆病抗体检测：IgG 1∶128，临床症状明显好转。除继续按针刺上述穴位外，第二个疗程静点滴抗生素。8 月 13 日复查：莱姆螺旋体 IgG（－）。临床症状消失。

讨　论

面神经麻痹病人的病因尚不十分明了，根据艾氏报道莱姆螺旋体感染所致的因素之一，对后遗症病人和面瘫早期病人进行了莱姆抗体检测，发现发病时间与该病因无明显关系。可能感染的时间与面神经的损害时间没有一定规律。

从临床检测病例分析发病例数多在气温最冷一月，占40%。而与多数病人在夏季的7月发病不成比例。因此感染莱姆螺旋体与面瘫的发生没有直接关系，有的病人首先侵害颅神经引起面瘫，有的病人不一定侵害颅神经，可能侵害心脏、脊神经、脑膜脑炎、关节炎（过敏）等脏器。实际上有的病人确实无其他脏器损害，而是以面神经麻痹出现。是由莱姆病引起，还是由其他原因引起还不好定论。针药结合目前还是治疗该病的首选方法。利用针刺消除改善临床症状，静点先锋V号杀灭螺旋体，从根本上得到了治疗，避免了该病的复发。

从流行病学的角度分析，应该到过自然疫原地的人群有被蜱咬感染的可能。其中有50%以上的病人未到过森林、林区、草原等地，是怎么感染的解释不清楚，是否还有遗传因素，或蚊虫叮咬传播所致?

该病的病因、流行病学、治疗转归等有待于进一步研究。

参考文献

艾承绪等，莱姆病面神经麻痹，中华神经精神科杂志 1989：1：41

平衡针法治疗颞下颌功能紊乱35例临床研究

王文远
（北京军区二九二医院）
郭芙蓉　邵亚梅　王　辉（北京军区二九二医院）
王　飞（天津武警医学院）
崔月蓉（河北秦皇岛市中医医院）
郭笑雪（北京中西医结合肥胖证研究中心）

颞下颌关节功能紊乱症又称为颞颌关节功能障碍综合征。

为临床常见病多发病之一。主要临床表现为关节弹响，张口活动受限，颞下颌关节疼痛，压痛或酸胀不适。自 1989 年以来，运用平衡针疗法，以针刺下关穴为主，治疗颞下颌关节功能紊乱 35 例，临床治愈率 94.28%，有效率 100%。现简要报告如下：

临床资料

一、一般资料

本组 35 例病人中男性 16 例，占 45.71%；女性 19 例，占 54.29%。年龄最大 43 岁，最小 21 岁。发病时间最短 1 天，最长 3 年。伴有明显功能障碍。关节弹响 24 例，面痛 6 例，耳鸣 11 例，神经衰弱 9 例，消化系统疾病 9 例。

二、诊断要点

1. 局部关节区疼痛，张口运动异常及关节弹响，常与咀嚼讲话有关。嚼肌局部有压痛点。

2. X 线拍片显示髁状突位置不正常及运动受限。

3. 本病多发生于 20 ~40 岁的青壮年，常为单侧发病。

4. 病因一般认为与咬合错乱，牙齿缺失过多，下颌关节咀嚼肌解剖异常、创伤、寒冷刺激、神经衰弱、肌肉无力及精神紧张有关。

5. 病程长，易于复发。

疗效分析

一、疗效标准

1. 临床治愈　自觉症状完全消失，功能恢复正常。

2. 显效　临床症状基本全消失，功能基本恢复正常。

3. 好转　临床症状，体征改善，功能有一定好转。

4. 无效　临床症状，体征，功能无变化。

二、治疗方法

主穴牙痛穴（下关穴），手法为泻法，方法交叉取穴，右侧病变针刺左侧穴位，左侧病变针刺右侧穴位，辅助穴位为头痛穴。针刺方法与手法与针刺主穴相同。

三、治疗结果

临床治愈32例，占94.28%；显效2例，占5.72%。

四、典型病例

例1：张某，女，23岁，兰州军区某部战士。1991年5月26日就诊，主诉左侧面部张口困难一周，经师医院口腔科检查诊断为下颌关节功能紊乱，吃饭说话时关节弹响，疼痛，伴有轻度头痛。曾用西药封闭效果不佳，正巧在此讲学之机就诊，治用平衡针疗法，取穴牙痛穴，采用28号毫针3寸1根，交叉取穴，手法泻法。经1次治疗疼痛消失。继续用上法巩固3次。

例2：于某，男，31岁，北京某工厂工人。1990年3月14日就诊。主诉颞下颌关节功能紊乱3天。检查局部压痛，张口困难，局部疼痛，X线拍片未见异常。临床诊断颞下颌关节功能紊乱。治疗原则平衡针疗法，取穴牙痛穴，取穴原则交叉取穴，不留针一次即愈。

鼻炎穴治疗鼻炎1840例临床研究

韩军生

（北京中西医结合疑难病研治中心）

笔者在王文远老师指导下，针刺“鼻炎穴”，治疗各类鼻炎1840例，治愈率76.09%，有效率95.76%。现报道如下。

临床资料

一、一般资料

本组慢性鼻炎788例（占42.82%），过敏性鼻炎657例（占35.71%），慢性化脓性鼻窦炎331例（占17.99%），萎缩性鼻炎 64 例（占 3.49%）。性别分布男性 897 例（占 48.75%），女性 943 例（占 51.25%）。年龄最大 63 岁，最小 9 岁。病程 15 天～1 年内 105 例（占 5.7%）。1～3 年内 620 例（占 33.7%），3 年～10 年内 855 例（占 46.47%），10～42 年 260 例（占 14.13%）。

二、治疗方法与分组

1. 鼻炎穴针刺治疗组（简称针刺组）

（1）取穴：鼻炎穴相当于“下关穴”下 1 寸，即颧骨弓最高点下缘的弓形凹陷处。

（2）操作：患者取坐位，局部常规消毒，用 32 号 3 寸毫针 1 根自弓形凹陷中央下方进针，避开骨组织，针尖斜向前上方刺入，直至患者同侧面部产生闪电式传导至鼻内方为得气，用捣法 10～15 次，即可起针；每次针 1 侧，5 天 1 次，左右交替，10 次为 1 疗程，但对萎缩性鼻炎可 3～5 天 1 次，每次针双侧，捣 15～20 次，留针 15～30 分钟，中间行针 2 次。在治疗期间必须停止使用滴鼻药物，包括血管舒缩药物和脱敏药物等，否则影响疗效。

2. 迎香、印堂、通天、合谷针刺对照组（简称对照组）迎香（双）印堂、合谷（双）、通天（双），采用毫针针刺，得气后，留针 30 分钟，每日 1 次，10 次为 1 疗程。

疗效分析

一、疗效标准

1. 治愈　患者自觉症状完全消失，检查鼻腔外观基本恢复正常。

2. 有效　患者自觉症状及检查均有明显改善。

3. 无效　患者自觉症状及检查所见均无明显变化。

二、治疗结果

1. 针刺治疗组　①临床治愈 1400 例（占 76.09%）。②有效362例（占19.67%）。③无效78例（占4.24%）。总有效率95.76%。见表1。

表1：各类鼻炎疗效分析

	治愈	%	有效	%	无效	%	合计
慢性鼻炎	599	(76.02)	181	(22.97)	8	(1.01)	788
过敏性鼻炎	635	(96.65)	7	(1.07)	15	(2.28)	657
慢性化脓性鼻窦炎	149	(45.02)	152	(45.92)	30	(9.06)	331
萎缩性鼻炎	17	(26.56)	22	(34.38)	25	(39.06)	64
合计	1400	(76.09)	362	(19.67)	78	4.24	1840

2. 针刺治疗组　与针刺对照组的疗效差异非常显著（经统计学处理 $P<0.001$），见表2。

表2：针刺治疗组与针刺对照组疗效分析

	治愈	有效	无效	合计
治疗组	1400	362	78	1840
%	76.09	19.67	4.24	100
对照组	156	273	181	610
%	25.57	44.76	29.67	100

3. 随访结果　对153例鼻炎患者随访（停针后超过两年以上的病例，排除部分季节性过敏性鼻炎患者的阴性假象），见表3。

表3：对153例鼻炎患者远期疗效随访结果

	治愈	%	有效	%	无效	%	复发	%	合计
慢性鼻炎	40	(85.1)	5	(10.64)			2	4.26	47
过敏性鼻炎	43	(71.67)	7	(11.67)	1	(1.67)	9	(15)	60
慢性化脓性鼻窦炎	22	(57.89)	8	(21.05)	3	(7.89)	5	(13.16)	38
萎缩性鼻炎	2	(25)	3	(37.5)	2	(25)	1	12.5	8
合计	107	(69.93)	23	(15.03)	6	(3.92)	17	(11.11)	153

三、典型病例

刘某，男，51岁。患者持续性鼻塞11年余，鼻涕呈黏脓性，不易擤出，嗅觉减退，有闭塞性鼻音，经某医院诊断为慢性鼻炎，服鼻炎康，外治，无效，后经两次手术治疗，效果不理想。于1992年4月就诊，针一次，两侧鼻腔开始交替通气，再针9次，症状全部消失，鼻功能恢复正常。

讨论

1. 鼻炎穴的深部是蝶腭神经节，蝶腭神经节是中枢神经系统通过植物神经调节鼻腔血管和腺体的总枢纽，鼻炎的发病主要是植物神经功能紊乱导致平衡功能失调所致；所以针刺鼻炎穴直接刺激蝶腭神经节，使支配鼻腔黏膜及黏膜下层血管和腺体的交感，副交感神经通过中枢神经系统的重新支配发挥其正常调节作用。

（1）鼻炎穴至蝶腭神经节的层次解剖：皮肤→皮下组织→咬肌→颞肌→翼外肌→翼腭窝外口→蝶腭神经节。

（2）进针方向：进针面与额状面（向前）里15°与点状面（向内）呈75°与水与面（向上）呈15°。

（3）进针深度：鼻炎穴至蝶腭神经节的间距深度为50毫米，针刺深度应在50～60mm之间，过短刺不中神经节无效，过深易引起鼻腔出血等意外。

（4）捣法：蝶腭神经节附近血管较丰富，不宜大幅度提插捻转，否则易导致深部及鼻腔出血等意外，故选用捣法。此法见于《金针梅花诗钞》：“捣，捏持针柄，不进不退，但又如进如退，在原处轻出重入，不断提插，有如杵臼亦如雀之啄食。”

（5）注意事项：在针刺面部时，要事先做好工作，消除患者的顾虑，绝对不能咬牙，头部剧烈摇动等，易出现断针或滞针。

2. 在近期疗效中，以过敏性鼻炎疗效最理想，以萎缩性鼻炎效果最差（见表1）。在远期疗效中，96%的病例发病超过两年，半数以上的病例发病超过6年，最长的达40年之久，由此可见，患病时间的长短并不影响治疗效果。其中，慢性鼻炎的治愈率为85.1%，疗效最好，也最巩固，47例中，只有2例复发，而过敏性鼻炎则有15%的复发率，但比针刺前打喷嚏、流清涕、鼻堵等都显著减轻，或三种症状不全出现（见表3）。针灸治疗鼻炎，传统方法多采用迎香、印堂、通天、合谷等穴位，但只能起到暂时通气的作用，而达不到完全治愈鼻炎的目的，针刺鼻炎穴远较其他疗法为佳，是目前治愈率最高的方法（见表2），且无危险，无痛苦，简便易行。

面瘫穴治疗面神经麻痹验案报告

陈华勇
（北京市公安医院）

平衡针疗法是北京军区二九二医院王文远老师发明的一种新的针刺治疗方法，以健侧特定穴位为主，实施破坏性治疗，从而达到治疗疾病的目的。笔者运用平衡针疗法治疗面神经麻痹收到了显著的效果，对早期病人几次就可临床治愈，现将验案报告如下：

例1：张某，男，45岁，农民，1993年8月16日就诊。主诉晨起发现口眼歪斜4小时。检查：口角歪向右侧，左侧面部额纹消失；鼻唇沟平坦，眼睛流泪，闭合不全，鼓腮漏气。诊断为面神经麻痹，治疗采用平衡针疗法。主穴面瘫奇穴。此穴位于肩部锁骨外上沿，即手阳明大肠经与足少阳胆经交叉点，相当于斜方肌与颈下纹肌交叉处。取穴原则交叉取穴。针感向颈后或面部方向传导，同时配合指针点穴睛明穴、鼻炎穴、牙痛穴、明目穴，咽痛穴，再辅以频谱治疗仪照射患侧面部，隔日复诊时，发现病人的口角歪斜，患侧眼睛闭合不全等症状明显好转。经4次治疗，临床治愈。随访至今未复发。

例 2：夏某，女，52 岁，干部，1993 年 10 月 15 就诊，病史及临床表现基本同病例 1，经北京某医院针灸科常规治疗未见好转，故转我处治疗。检查口角歪向右侧，左侧眼睛闭合不全，流泪，左侧不能抬眉，鼓腮等。予以平衡针疗法，方法同上。经两次治疗，病情好转，5 次治疗临床治愈。在病人的要求下，又巩固治疗 2 次，随访半年未复发。

在临床中，笔者发现平衡针疗法简单易行，疗效非常显著，常有病人 1 次就可治愈。确实突破了传统针灸学模式，患者易于接受。由于水平能力所限，只介绍面瘫两例以飨读者。

放血疗法治疗急性扁桃体炎 42 例研究

薄　庆

（河北邯郸峰峰矿务局二院）

笔者自 1989 年 10 月至 1992 年 4 月，采用三棱针放血疗法治疗急性扁桃体炎 42 例，疗效满意。应王文远专家之邀将此文介绍如下：

临床资料

一、一般资料

本组患者均为门诊病人。男 32 例，女 10 例。年龄最小 16 岁，最大 57 岁，平均 32 岁。病程最短 1 天，最长 3 天。体温 37.5℃ ~38℃ 10 例，38.1℃ ~39℃29 例，39.1℃ ~40℃3 例。扁桃体Ⅰ度肿大 11 例，Ⅱ度肿大 29 例，Ⅲ度肿大 2 例。化验室检查：末梢血白细胞计数和中性粒细胞均增高者 39 例。属正常范围者 3 例。

二、治疗方法

取穴尺泽穴（双侧）。治法：伸肘，在尺泽穴处寻找血络，常规消毒后，用 3 号三棱针快速点刺放血，出血量在 3 ~

5ml 为宜。每日 1 次。

疗效分析

一、疗效标准

1. 痊愈 临床症状消失，扁桃体肿大恢复正常。

2. 显效 临床症状消失。扁桃体肿大明显减轻。

3. 进步 临床症状及扁桃体肿大较前减轻。

4. 无效 临床症状及扁桃体肿大均无改善。

二、治疗结果

痊愈 34 例，占 80.95%。显效 5 例，占 11.91%。进步 2 例，占 4.76%。无效 1 例，占 2.38%。其中 1 次治愈 10 例，2～3 次治愈 24 例。

三、典型病例

袁某，男性，25 岁。主诉：咽喉肿痛 1 天，于 1 天前无明显诱因出现咽喉肿痛，吞咽不利，并伴有发热，头痛，鼻塞，神疲懒言，食欲不振，小便黄赤，大便正常，舌质红，苔薄黄，脉浮数。

检查：T 39.3℃，左侧扁桃体Ⅲ度肿大，右侧Ⅰ度肿大，可见有黄白色分泌物，咽喉充血水肿，双侧颌下淋巴结可触及。白细胞 $14.0\times10^9/L$ 中性 80%，淋巴 20%。

诊断为急性扁桃体炎。治疗依上法治疗。一诊后，身热已退，扁桃体肿大及疼痛均明显减轻。二诊后，诸症消失，扁桃体肿大已复原，白细胞 $8.0\times10^9/L$，中性 60%，淋巴 40%。

水针疗法治疗鼻炎 356 例疗效分析

李 荣

（四川省管山县双河中心医院）

人体是一个平衡统一的整体，因受内外因素刺激后，可引起机体生物电产生及电解质变化等，使机体由平衡转为不平衡，或由不平衡转为平衡。结合古今中外之医萃，用唯物辩证法的观点，抓住引起人体失调的主要因素，用各种不同质的方法，治疗各种不同质的疾病，达到机体平衡。我院运用水针疗法治疗鼻炎（单纯性鼻炎、萎缩性鼻炎、过敏性鼻炎及肥厚性鼻炎）356 例，收到了显著效果。现报告如下：

临床资料

一、一般资料

356 例中，单纯性鼻炎 175 例，萎缩性鼻炎 108 例，过敏性鼻炎 45 例，肥厚性鼻炎 28 例，最大年龄 50 岁，最小年龄 6 岁，平均年龄 22 岁。病程最长者 30 年，最短者 6 个月。

二、诊断要点

1. 临床表现　鼻塞、结痂、头痛等症，易感冒，鼻腔流清黄脓性分泌物或鼻衄等。

2. 检查　鼻腔下鼻道有分泌物积蓄，鼻腔黏膜充血水肿等。鼻腔内点麻黄素黏膜消退者系单纯性鼻炎，不消退者系肥厚性鼻炎，鼻腔接触冷空气，花粉，酒类等物质时即出现鼻塞鼻痒、流清鼻涕等系过敏性鼻炎。鼻翼两侧胀痛多见上额窦炎，前额头痛多见额窦炎，脑心痛多见筛窦炎及蝶窦炎。

3. X 线检查　副鼻窦腔隙黏膜增厚，腔隙变小，透光度变浓，鼻翼两侧有时可见液平面。

三、治疗方法

1. 选穴　主穴：鼻炎 1。辅穴：鼻炎 2，鼻炎 3，鼻炎 4，鼻炎 5。

2. 药物选择　根据细菌对药物的敏感性，选用卡那霉素 1g，庆大霉素 16 万 U，维生素 C 200mg，地塞米松 20mg。

3. 注射方法　①局部常规消毒。②取消毒后的 5ml 注射器一具，6 号针头一个，每次选择 1 ~ 3 个穴位，每穴注入 0. 5 ~ 1. 5ml，15 天 1 次，3 次为 1 疗程。儿童药物减量。

疗效分析

一、疗效标准

1. 痊愈　临床症状消失，功能恢复正常；检查鼻腔黏膜炎症消失，下鼻道无分泌物积蓄。

2. 显效　临床症状明显减轻，功能明显恢复正常；检查鼻腔下鼻道有少许分泌物积蓄，鼻腔黏膜有轻度充血水肿。

3. 好转　临床症状减轻，功能有所改善，检查鼻腔下鼻道有较多的分泌物积蓄，鼻腔缩小，通气欠佳。

4. 无效　经过三个疗程的治疗，症状及体征无好转。

二、治疗结果

临床治愈 307 例（单纯性鼻炎 175 例，萎缩性鼻炎 108 例，过敏性鼻炎 24 例。）显效 24 例（过敏性鼻炎 11 例，肥厚性鼻炎 13 例）。好转 21 例（过敏性鼻炎 6 例，肥厚性鼻炎 15 例。）无效 4 例均为过敏性鼻炎。比例数：临床治愈 86. 24%，显效 6. 7%，好转 5. 9%，无效 1. 12%。

疗程与疗效的关系：一个疗程痊愈 185 例，两个疗程痊愈 98 例，三个疗程痊愈 24 例。第一个疗程未愈者间隔一月再行第二疗程，第二疗程未愈者间隔一月再行第三疗程，方法同前。

三、典型病例

彭某，女，55 岁，农民。患者自述前额鼻翼两侧，鼻根部胀痛，长期鼻腔流清黄脓性分泌物 38 年，反复发作，感冒时上述症状加重。经五官科会诊，诊断为副鼻窦炎，采用整体平衡水针注射疗法 9 次症状完全消失，鼻功能恢复正常。随访 10 年未复发。

四、说明

敏感穴位的定位：鼻炎 1 相当于传统腧穴迎香，鼻炎 2 相当于传统腧穴印堂，鼻炎 3 相当于传统腧穴颧髎，鼻炎 4 相当于传统腧穴太阳，鼻炎5相当于传统腧穴头维。鼻炎6相当于传统腧穴上星。

耳背放血治疗麦粒肿226例疗效观察

李风臣
（北京卫戍区新源里门诊部）

麦粒肿又称睑腺炎，是眼科常见多发病之一。笔者自1976～1992年采用耳背上部小静脉点刺放血治疗麦粒肿，效果良好。应王文远主任之邀，将此文报告如下：

临床资料

本组226例均为门诊患者，男114例，占50.44%；女112例，占49.56%。年龄5～76岁之间，以小学生及青年患者为多。病程最短5小时，最长7天。患者麦粒肿数双眼同时多达5个，单侧152例。双侧74例。

治疗方法

先将患侧耳背近耳尖小静脉明显处常规消毒后，再以左手拇指与食指固定血管，右手持消毒三棱针，对准血管快速点刺，深浅适度，使血液自然流出2～3滴，自行止血勿挤压，术后用消毒干棉球胶布固定，每日1次。连续治疗2～3次，3次为一疗程。

治疗结果

经刺血后病灶红肿，疼痛消失而治愈者211例，占93.36%，经1疗程治疗后上述症状明显减轻。硬结未全消失者15例，占6.64%，有效率100%。

典型病例

张某，女，17岁，保姆，1990年9月月经期晨起后双眼有明显胀痛，异物感。查：双眼上下睑缘有黄，绿豆大小之硬结，红肿明显，微热，体温37.8℃，白细胞11300/mm^3，中性细胞78%，淋巴细胞20%，嗜酸性细胞2%。同年4月曾有类似发作，治疗采用上述方法，行双侧耳背上部血管明显处快速点刺，使血液自动流出3～4滴，自行止血，针刺后患者当即疼痛异物感明显减轻。因低热，白细胞偏高。为增强疗效，给抗生素两天，连续治疗2次而愈。随访至今未复发。

体　会

本病多为细菌感染所致。本组病例采用本疗法治疗绝大多数于1～2次后不用任何药物而治愈。提示针刺放血具有退热，止痛，抗炎，消肿，镇静等作用。尤以抗炎，消肿、止痛作用明显。中医认为：本病因气滞血瘀，经络壅塞所致，针刺放血可疏通经络，活血化瘀，消肿止痛，即“通则不痛”。经实践笔者认为：本病早期治疗效果最佳，对24小时以上或破溃流脓者疗效较差。本疗法简单易行，见效快，疗程短，治愈率高，病人痛苦小，易于接受，故值得推广应用。

对出血性疾病及严重贫血者禁用此法。

面瘫穴治疗面神经麻痹76例疗效分析

张成军
（辽宁省普兰店市中医院）

平衡针疗法是把我国西医疗技术和中国的传统医学相结合的一种新型疗法，它具有中医经络学说及传统的巨刺针法的特色，又有西医学的科学性和理论性，是一种独特的针灸方法。其特点是疗效好，治愈率高，疗程短，用针少，安全可靠，无后遗症，减少患者的痛苦，易被患者接受。笔者在临床中运用了传统疗法和平衡一针疗法，治疗了76例面神经麻痹的患者，现将观察结果报告如下：

临床资料

一、一般资料

76例病人，男性30例，占39.47%；女性46例，占60.53%。18岁以内14例，占18.42%；19～45岁42例，占55.26%；大于45岁20例，占26.32%。

二、治愈标准

1. 痊愈：病人恢复正常，五官端正，闭口鼓腮均正常，并能吹响口哨，面肌无其他症状。

2. 好转：病人说话或笑，口角稍微歪斜，阴雨天患侧稍有感觉板滞，生理功能恢复正常。

疗效分析

表1：临床疗效统计

	人数	痊愈		好转	
		例	%	例	%
平衡	38	33	86.84	5	13.16
传统	38	30	78.95	8	21.05

表2：临床疗效与疗程统计

	人数	第一疗程		第二疗程		第三疗程		第四疗程	
		例	%	例	%	例	%	例	%
平衡	38	10	26.22	21	55.26	5	13.16	2	5.26
传统	38	4	10.53	12	31.58	14	36.84	8	21.05

表3：临床疗效与发病时间统计

	人数	一周内		二周内		三周内		四周内	
		例	%	例	%	例	%	例	%
平衡	38	27	71.05	8	21.05	2	5.22	1	2.63
传统	38	28	72.63	8	21.05	2	5.22	0	

一、治疗方法

取穴面瘫奇穴，要求取穴部位一定要准确。常规消毒后，用28号3寸毫针，平刺入穴内。针感一定要强，并且局部要有酸麻胀痛感，要有明显向颈部传导，留针1小时，间隔10分钟行针1次。

二、典型病例

王某，男，33岁，普兰店市沧子乡农民，1993年6月中旬就诊。主诉：口眼向左侧歪斜两天。现病史：两天前出差乘车时在窗口睡觉，醒后周身不适，右侧面部肌肤不仁，活动板滞，翌日晨起，口角向左侧口歪斜，右眼闭合不全，流泪，皱纹消失，人中沟变浅，鼓腮漏气，漱口时口角流水，不能打口哨，脉浮紧，苔薄白。辨证：该患者因睡觉时汗出当风，腠理不密，络脉空虚，风寒之邪乘虚侵入阳明，少阳之经脉，导致气血痹阻，瘀滞不通，气血运行障碍，筋脉失养，肌肉纵缓不收所致，脉象浮紧，舌苔薄白则为寒象证候表现。诊断：面神经麻痹，治以平衡针疗法。取穴：左侧面瘫穴。第一次治疗后，患者感到临床症状缓解。第二次治疗已痊愈，五官端正，生理功能恢复正常，无后遗症。

体　会

中医认为面神经麻痹多因正气不足，络脉空虚，卫气不固，风寒之邪乘虚而入，侵入阳明与少阳两经所致。本病发病急骤，误治或失治可遗留后遗症，甚至反复发作迁延不愈。失治的主要原因就是患者恐惧感，害怕面目上刺许多针，现已运用了平衡一针疗法，并宣传鼓励做好患者的心理工作，经过一段时间，深受患者的欢迎，根据以上76例面神经麻痹的治愈率和疗程的统计结果，两种针法差异很大，平衡针疗法不但治愈率高，疗程短，主要起源于发明此穴的位置，具有一定的科学性，也符合中医的经学说，也是中医两千多年来的精华部分。此穴位于两条阳经的交叉点，两条阳经循行于面部，此穴一针刺两经，疏通两经的筋脉，加强了面部的血液循环。血来荣筋，功能恢复。另外现代医学称为面神经麻痹或面神经炎。多数患者面部有水肿，炎症，如果再用针去刺伤皮下组织，往往加重局部的炎症和水肿，不利于面瘫病人的恢复。

足中趾尖放血治疗麦粒肿 103 例分析

邱云先

（湖北省随州市卫生学校）

笔者近几年来，采用三棱针点刺双足中趾尖端放血，治疗麦粒肿 103 例，均取得比较满意的效果，符合平衡针疗法的取穴原则，应王文远主任之邀，现将此文报告如下：

取穴：双足中趾尖端部位，距爪甲角 0.1 寸处。

操作：中趾尖端部位常规消毒，右手持三棱针点刺双足中趾尖端，放血 2～3 滴，每日 1 次。

效果：病程为 1～3 天的患者 103 例，均经 1～2 次治疗程序，其中大部分 1 次治愈。

注意事项：患者必须是麦粒肿初起，眼睑红肿未溃破流脓者效果最佳，无论是一侧或双侧麦粒肿，都要采用双足中趾尖端放血治疗。对高血压病、心脏病患者及孕妇不宜针刺放血，以免引起不良后果。

1. 足中趾尖端部位属足阳明胃经循行经过之处，也属特定穴位五输穴上之井穴，阳明经多气多血，点刺放血足中趾尖端可激发阳明经之经气，提高机体抗病能力，达到邪去正复之目的。足中趾尖端是五输穴之井穴，井穴泻热的作用很强，对各种实证、热证均有比较好的疗效，根据以上原理，针刺足中趾尖端可取到消肿止痛，清热通络的作用，笔者根据以上原理治疗脸部痤疮，也有一定效果。

2. 根据腧穴的远治作用，尤其是十二经脉在四肢肘膝关节以下的穴位，不仅能治疗局部病症，还可治疗远端部位组织器官或脏腑的病证，有的甚至有全身的作用及中医上病下取，下病上取等治疗特点，笔者故采用此法治疗麦粒肿而取得了比较好的疗效。

头痛穴治疗面瘫105例临床研究

马　英
（辽宁中医学院附院）

笔者于1994年1期《中国针灸》发表了《议太冲泻唇以速愈》一文，符合平衡针疗法的取穴原则。此文以针刺头痛穴（太冲）为主治疗周围性面瘫105例，治愈率90.48%。应王文远主任之邀现将此文报告如下：

临床资料

一、一般资料

本组男性66例，占62.86%；女性39例，占37.14%。

年龄最小12岁，最大65岁；以23～55岁的最多，占69.2%。病程1周以内34例，占32.38%；1月以内31例，占29.52%；3月以内27例，占25.71%；6月以内25例，占23.81%；大于6个月15例，占14.28%。左侧面瘫70例，占66.67%；右侧面瘫35例，占33.33%。伴有乳突疼痛者太冲穴组32例，占30.48%。

二、治疗方法

主穴头痛穴（太冲穴）。配穴咽痛穴（合谷）。手法泻法。

治疗结果

一、疗效标准

1. 痊愈　面容及面肌运动完全恢复正常，无不适感觉。

2. 显效　面容及面肌运动基本恢复，但蹙额、闭目、示齿三项指标有部分未恢复正常。

3. 好转 面容及面肌运动均较以前好转，但蹙额、闭目、示齿三项均未恢复正常。

4. 无效 症状无改善。

二、疗效分析

表 1：临床疗效统计表

分组	例数	痊愈	（%）	显效	（%）	好转	（%）	无效	（%）	总有效	（%）
太冲穴	105	95	(90.48)	9	(8.57)	1	(0.95)	0		105	(100)
阳明经穴	56	45	(80.36)	9	(16.07)	1	(1.79)	1	(1.78)	55	(98.2)
合计	161	140	(86.95)	18	(11.18)	2	(1.24)	1	(0.62)	160	(99.4)

以上两组治愈率经统计学处理 $P > 0.05$，没有显著意义。

表 2：两组疗效与疗程关系统计表

疗程	太冲穴组		阳明经穴组		合计	
	例数	（%）	例数	（%）	例数	（%）
~2 周	35	(33.33)	13	(23.64)	48	(30)
~3 周	56	(53.33)	24	(43.64)	80	(50)
~4 周	12	(11.43)	14	(25.45)	26	(16.25)
4 周~	2	(1.91)	4	(7.27)	6	(3.75)
合 计	105	(100%)	55	(100%)	160	(100%)

经统计学处理 $P < 0.05$，两组疗效与疗程关系比较有显著差异。

三、典型病例

张某，女，23 岁，北方航空公司翻译，住院号 84972，1993 年 11 月 25 日入院。

主诉：右侧口眼歪斜 5 个半月，经中西医治疗，不见好转。因职业要求不能上班，故来我院治疗。查体：右眼裂闭合不全，露白 2mm，示齿动作右侧不能完成，舌红，苔薄白，脉沉细，中医诊断面瘫（后遗症），西医诊断面神经炎（后遗症期）。治疗取头痛穴（太冲），提插泻法，留针 20 分钟。经治 22 次临床痊愈。

讨　论

1. 通过 161 例临床观察可以看出，以头痛穴（太冲）为主治疗面瘫治愈率 90.48%。虽然略高于传统的以阳明经穴为主治疗面瘫（80.36%），但二者无显著差别（$P>0.05$），总有效率更为接近，说明两种取穴方法在疗效上是一致的。

2. 通过此穴组与阳明经穴组疗程与疗效统计学表明二者有显著差异，可以看出头痛穴（太冲）为主治疗面瘫能减少针刺次数，缩短疗程，进而在短期内提高疗效。

面瘫穴治疗面神经麻痹 20 例体会

祝自江

（北京怀柔县中医院）

面瘫亦称面神经麻痹，为临床常见病之一。可分为周围性和中枢性两大类。在临床中笔者采用平衡针结合多功能频谱仪局部照射治疗周围性面瘫 20 例，疗效满意，现报告如下：

临床资料

一、一般资料

本病 20 例中，女性 14 例，男性 6 例。年龄最小 9 岁，最大 67 岁。右侧发病 5 例，左侧发病 15 例。发病时间最短 3 天，最长两个月。

二、治疗方法

①选穴：面瘫奇穴，此穴位于肩部锁骨外 1/3 斜上 1.5 寸处。②取穴原则：交叉取穴。③取穴方法：患者取坐位，局部常规消毒。选用 28 号 2 寸毫针 1 根，针尖向颈部方向斜刺 1 寸，当出现针感并向颈面部传导时为宜。留针 60 分钟。④同

时采用多功能频谱仪强挡照射患侧面部，距离 30 厘米，照射时间 30 分钟，⑤针刺参数：每日 1 次，10 次为 1 疗程。

疗效分析

一、疗效标准

1. 治愈　临床症状消失，眼睑闭合良好，面肌功能恢复至正常。

2. 显效　临床症状基本消失，眼睑闭合较好，其他面肌功能基本恢复至正常。两侧面部肌肉对比无明显变化。

3. 好转　临床症状改善，面部肌肉对比基本正常，但笑时嘴角稍偏向健侧。

4. 无效　临床症状无任何变化，面肌功能未见改善。

二、治疗效果

经采用上述方法治疗后，结果 16 例痊愈，显效 2 例，好转 1 例，无效 1 例，治疗时间最短 1 个疗程，最长 3 个疗程。

典型病例

例 1：赵某，男，26 岁，冲压厂工人，1993 年 2 月 9 日就诊，主诉左侧面瘫 3 天，伴耳后乳突疼痛，追问病史：经服中药 3 剂未效，即来我科就诊。检查左眼不能闭合，嘴角偏向右侧，鼓腮漏气鼻唇沟变浅。漱口时流口水，左侧额纹消失。舌质淡，苔薄白，脉弦紧。三天前曾有洗头受凉史。证属外感风寒，经筋失养所致左侧面瘫。治疗采用平衡针疗法，取穴面瘫奇穴，取穴原则交叉取穴。同时结合频谱仪患侧照射疗法。手法为泻法，留针 60 分钟。频谱仪强挡照射患侧，距离 30 厘米，时间为 30 分钟。经用上述方法治疗 1 个疗程，临床症状消失，眼睑闭合自如，额纹恢复，其余症状完全消失，两侧面部对比无变化，临床治愈。

例 2：郭某，女，32 岁，北京密云县农民，1993 年 10 月

4日就诊。主诉左侧面瘫1周。患者自述1周前发病感到左侧面部不适，有木胀之感，随后家人发现口角向右侧明显歪斜。当天到乡卫生院针灸治疗，经治疗1周，患者自感无明显好转，后经人介绍来我科就诊。检查：左眼不能闭合，鼓腮漏气，口角明显偏向右侧，鼻唇沟消失，不能吹口哨，进食后患侧齿颊间有滞留，额纹已消失，再追问病史得知，三年前曾有本病病史1次，同是左侧。舌淡苔白，脉弦细。证属脉络空虚，外感寒邪所致的左侧面瘫。治疗方法采用针刺右侧面瘫奇穴，结合频谱仪患侧照射进行治疗。针刺得气后针感向颈面部传导时留针30分钟，同时用频谱仪强挡位照射患侧30分钟。经用上述方法针2个疗程，临床症状消失，面肌功能恢复正常，临床治愈。

明目穴治疗咽喉炎112例疗效分析

张　瑛

（兰州市甘肃中医学院附属医院）

本病属中医学风热咽痹喉范畴。主要表现为：咽部灼热干痛，吞咽困难，咽黏膜弥漫性充血，肿胀，咽后壁淋巴滤泡和咽侧索红肿，有黄白色黏稠分泌物，会厌及软腭水肿，伴有发热，声音嘶哑或无声。多年来，笔者以针刺明目穴112例，治愈率82.25%。简要报告如下：

临床资料

一、一般资料

本组112例患者，均为门诊患者。其中男性34例占30.36%，女性78例占69.64%。年龄最小6岁，最大55岁，平均年龄26.5岁。病程最短一天，最长五天。经过药物治疗疗效不显著的48例，未经其他治疗的54例。体温最低36.8℃，最高41℃；多数患者在38℃～39℃之间。

二、治疗方法

取穴：明目穴（定位相当于传统腧穴翳风穴）。具体操作：采用1.5～2.5寸毫针1根，避开耳后动脉和静脉，颈外浅静脉，向对侧下方斜刺，针感达喉部即可。小幅度提插捻转，留针5～10分钟，对伴有高热患者，配合三棱针点刺腧穴少商放血，每日1次，3次为1疗程。

疗效分析

一、疗效标准

1. 痊愈　发热及咽部黏膜炎症消失，疼痛及临床症状消失。

2. 显效　咽痛消失，发热或咽部黏膜水肿和炎症改善。

3. 无效　临床症状无变化。

二、治疗结果

痊愈91例，占81.25%。显效14例，占12.5%。好转4例、占3.57%。无效3例，占2.68%。

三、典型病例

郭某，女，16岁，学生，1992年2月27日初诊。主诉：咽痛，吞咽困难一天。查体：体温37.8℃。咽黏膜弥漫性充血，肿胀。咽后壁淋巴滤泡和咽侧索红肿，舌质微红，苔薄白脉浮数，临床诊断急性咽喉炎，取穴双侧明目穴，1次即愈。

讨　论

明目穴，按经络讲属于手少阳三焦经穴，也是手足少阳之交会穴。此两经穴均有治疗咽喉病及热病之功。《素问·厥论》曰：“手阳明，少阳厥逆发喉痹，嗌肿痓”。又因此穴位于咽喉附近，既有相对的特异性，又有对症取穴之意，此可谓通过自身调整达到整体平衡，最终疏通经络，消肿止痛，清热利咽。

水针疗法治疗面肌痉挛198例疗效观察

曲淑华　张新德
（海军青岛401医院）

面肌痉挛是一种病因不明难以根治的疾患。我们采用水针平衡疗法，面肌痉挛198例治愈率97.98%。现简要报告如下：

临床资料

一、一般资料

本组198例，男性86例，占43.43%；女性112例，占56.57%。年龄20~69岁。患病时间1~34年，平均10年。既往接受针灸治疗者184例，手术者24例，服药者196例。抽搐部位：左侧88例，右侧108例，双侧2例，半面抽搐者170例，眼轮匝肌抽搐者20例，口角抽搐者8例。

二、治疗方法

患者取坐位，取穴明目穴（相当于翳风穴），位于耳屏间切迹与耳垂根连线的中点，即面神经干（为穿刺点）。局部常规消毒取6号注射针头，垂直进针约2~3cm，刺中面神经干时可有轻微的麻、痛感，然后注入0.5%布比卡因5ml。地塞米松5mg。654~210mg，注药3~5分钟后即出现半侧面瘫，标志是患侧额纹消失，鼻唇沟变浅，不能皱额，闭目、示齿，然后注入安定10mg隔日1次。注药初期可有头昏、口干、思睡等症状，继续治疗症状逐渐减轻。所需的治疗次数最短1次，最长11次，平均5次治愈。口服苯海拉明25mg，氯喹250mg，每日2次，1个月为1疗程，停1周后继续服下1疗程。

疗效分析

一、疗效标准

1. 治愈　抽搐停止。

2. 显效　抽搐次数较治疗前减少 80% 以上，抽搐的范围明显局限于一处。

3. 好转　抽搐次数较治疗前减少 50% 以上。

4. 无效　抽搐次数、范围无变化。

二、疗效结果

治愈 194 例，占 97.98%。显效 4 例，占 2.02%。有效率 100%。因治疗所致的面瘫，多在 3～4 个月后恢复。回访或信访 68 例，随访时间半年至 2 年半，有 10 例复发，复发率 14.71%，复发多在 4～7 个月后开始，3 例复发者经复治而愈。

讨　论

面肌痉挛发病机理是由多种原因使面神经受到损伤，岩骨内段中的面神经水肿受压致神经鞘变薄或缺损，神经鞘的绝缘功能消失，从面部向脑传入的本体感觉，通过短路而刺激传出的运动神经，引起面肌抽搐。故采用面神经阻滞治疗是有效的。布比卡因是一种长效的酰胺类局麻药，其药物的弥散力与利多卡因相似，而麻醉效果却比利多卡因大 3～4 倍，其作用时间长，不易产生快速耐药性。地塞米松能稳定溶酶体膜，减轻脱髓鞘病变组织炎症和水肿；654－2 能扩张血管而改善微循环，增加组织局部血流量和供氧量。保护神经细胞功能，促进神经细胞功能的恢复；安定则提高机体对局麻药的耐受能力，减轻局麻药的毒性反应，提高神经细胞兴奋阈，抑制神经兴奋性；苯海拉明具有抗过敏、镇静作用。氯喹有特异性抗炎作用，并可降低血管渗透性，延长横纹肌不应期而解除肌痉挛。以上各药联合，可增强疗效。

成功的关键是刺中面神经干。面神经由茎乳孔出颅，多数在乳突根部前缘露出，与皮肤的垂直距离平均2～3cm，主干长1～1.5cm，向前进入腮腺实质分支到面肌和颈阔肌。我们选择耳屏切迹与耳垂前连线中点为穿刺点。是因为该点靠面神经分叉点最近，而且，其周围无重要的血管神经，也最安全。

水针疗法治疗面部色素沉着97例分析

黎晓娟

（河南省罗山县中医院）

面部色素沉着包括蝴蝶斑及黄褐斑，多发于青年女性，亦见于成年男性，影响面部美容；其中少部分患者伴有其他慢性疾病。笔者于1987年以来，运用穴位封闭疗法治疗97例患者，效果甚佳，应王文远主任之邀，将此文报告如下：

临床资料

一、一般资料

97例患者均为女性。年龄最小者19岁，最大者36岁，以24岁至28岁女性最多。病程最短者半年，最长者4年。1例患者曾患有慢性乙型肝炎，16例有月经不调，其余均无明显的慢性病史。

二、治疗方法

①取穴：膈俞、肝俞。药物：复方丹参注射液2ml。②治疗方法：用2ml注射器配5号半针头，抽取复方丹参注射液2ml，患者取坐位，身体稍向前倾，垂直刺入膈俞和肝俞穴，当有沉胀感时，快速注入药物各1ml。膈俞肝俞为双侧四穴，采取交叉注射方法，隔日1次，10次为一疗程，疗程间隔3天。③注意事项：治疗期间防止太阳曝晒，不使用任何祛斑霜及化妆品。

疗效统计

一、疗效标准

1. 治愈　面部色素沉着消失，随访半年无复发。

2. 有效　面部色素沉着明显变淡、减少。

3. 无效　经过 3 个疗程治疗，面部色素沉着未见明显好转或不能坚持治疗者。

二、疗效分析

治愈 88 例，占 90.72%。有效 7 例，占 7.22%。无效 2 例，占 2.06%。有效率 97.94%。

三、典型病例

李某，女，27 岁，售货员，产后 1 年半，面部色素沉着 2 年。曾使用多种祛斑霜效果不佳，于 1989 年 7 月来诊。经用本方治疗 3 个疗程，面部色素沉着消失。随访半年无复发。

讨论及体会

中医学的基本特点之一是整体观念，面部色素沉着，不能单纯认为是局部病变，而是人体全身的生理，病理变化所致。《素问·调经》说："血气不和，百病乃变化而生。"面部色素沉着多因血虚血瘀所致，血虚面部失其濡养，瘀血阻滞经脉不能上达于面，致使面部抵御外邪能力降低。"邪之所凑，其气必虚"。气血不和，搏结于面，故应以养血活血为本。膈俞穴为八会穴之一，血会膈俞。肝脏具有藏血功能，其背部俞穴为肝俞。二穴合用具有养血活血之特效。丹参为活血化瘀通络之良药，复方丹参注射液现代医学表明是改善血液循环的首选药。因此，临床应用穴位注射治疗面部色素沉着有显著疗效，此法值得推广应用。

平衡针法临床应用三则

荣银香
（山东省东营市石油大学校医院）

近来，通过对平衡针法的学习，应用于临床，深受广大患者欢迎。现将典型病例三则报导如下：

案一：神经性牙痛

刘某，女，48 岁。本校职工，既往有神经衰弱病史，多年时轻时重。1993 年 9 月的一个夜晚，我值夜班时，12 点左右病人突然来院就诊。主诉牙痛难忍，不能入睡。查原因是两天前她的一个同事因车祸突然去世，精神上受到了极大刺激，致心神不宁，失眠多梦。今晚突发牙痛，连半侧面部都感不适。当时给予安痛定 2ml 肌肉注射，安定片 25mg 口服。观察半小时后病情不见好转，疼痛加重，我随之采用平衡一针疗法给予治疗。

取穴：牙痛穴，选用 28 号 3 寸毫针一根，进针 1 寸左右，强刺激，两分钟后疼痛逐渐减轻，留针 10 分钟，疼痛消失。

案二：坐骨神经痛

李某，男，45 岁。本校职工，自述左侧腰腿痛半年，无外伤史，阴雨天加重，由外科诊断为坐骨神经痛。

取穴：肩背穴。嘱病人侧卧位，患肢向上选用 4 寸毫针 1 根，常规消毒后，行平补平泻手法进针 3 寸左右。患者感觉局部有触电感，且向大腿后侧及小腿外侧放射，强刺激 5 秒钟左右，留针 30 分钟，并同时用 TDP 局部照射半小时，病人站起后感觉疼痛减轻，经连续治疗 6 次而愈。半年后随访未见复发。

案三：急性腰扭伤

尚某，男，20 岁，大学生。主诉帮老师搬家时不慎腰部扭伤，疼痛剧烈，活动受限，由同学扶着前来就诊。取穴；颈痛穴。针刺方法：病人取立位，手握空拳，掌心向下。局部常规消毒后，选用 28 号 2 寸毫针 1 根，向上平刺 2 寸，行捻转补泻手法。待产生针感后，以病人的耐受程度给予不同的刺激量。留针 30 分钟。在留针期间，让患者倒退行走 2 ~ 3 分钟，再做俯仰转侧，踢腿下蹲等活动，以患部出汗为适度，逐渐加大活动量和幅度，病人疼痛即得缓解，且能行走。第二天，患者自述，腰部还有轻度不适感，故采用频谱治疗仪照射 30 分钟，临床治愈。